补益中药
养生精华

蔡向红 ◎ 编著

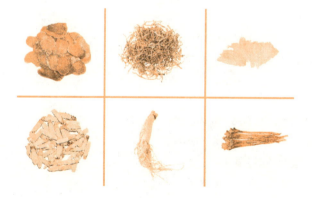

陕西出版传媒集团
陕西科学技术出版社

图书在版编目（CIP）数据

补益中药养生精华/蔡向红编著. —西安：陕西科学技术出版社，2014.6
ISBN 978－7－5369－6099－2

Ⅰ. ①补… Ⅱ. ①蔡… Ⅲ. ①中草药—养生（中医） Ⅳ. ①R212②R243

中国版本图书馆 CIP 数据核字（2014）第 122838 号

补益中药养生精华

出 版 者	陕西出版传媒集团　陕西科学技术出版社
	西安北大街 131 号　邮编　710003
	电话（029）87211894　传真（029）87218236
	http：//www.snstp.com
发 行 者	陕西出版传媒集团　陕西科学技术出版社
	电话（029）87212206　87260001
印　　刷	北京建泰印刷有限公司
规　　格	710×1000 毫米　　16 开本
印　　张	25.75
字　　数	400 千字
版　　次	2014 年 10 月第 1 版
	2014 年 10 月第 1 次印刷
书　　号	ISBN 978－7－5369－6099－2
定　　价	35.00 元

版权所有　　翻印必究

前言

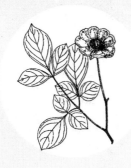

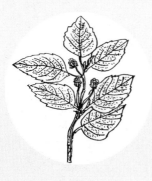

养生（又称摄生、道生）一词最早见于《庄子·内篇》。所谓生，就是生命、生存、生长之意；所谓养，即保养、调养、培养、补养、护养之意。养生就是根据生命发展的规律所采取的能够保养身体，减少疾病，增进健康，延年益寿的保健活动。

传统的中医、中药养生因其悠久的文化底蕴，一直在广大群众中拥有广泛的认同性。中药养生祛病有它独特的优势，除了安全又廉价的优势，很多西医无法根治的疑难杂症，在中药的治疗下也能取得意想不到的神奇功效。在延年益寿方面，中药的作用更是不可估量。近年来，随着人们自我保健意识的增强，更多的人开始在中医、中药中探求养生保健之道。

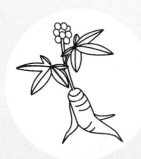

为了更好地继承和发扬祖国医学遗产，满足现代人养生保健的需求，发挥中草药在防治疾病、增强健康方面的重要作用，我们参考了数十本中医典籍，精心编著了这本《补益中药养生精华》。书中从养生的角度出发，悉心撷取了237种最常见、最安全、最健康的补益中药，详细而科学地介绍了每味药材的形态特征、性味归经、采集加工、功效主治，并为您推荐最实用的药方和养生秘方。

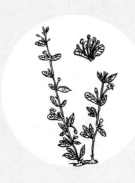

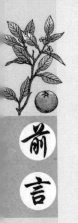

补益中药养生精华

前言

　　为了让人们有一个更轻松、更直观的了解，本书还根据具体功效对这些补益中医进行了详细的划分，将它们分为解表药、清热药、泻下药、理气药、温里药、安神药、补益药、驱虫药、祛风湿药、化湿药、消食药、开窍药、止血药、止咳平喘药、平肝熄风药、利水渗湿药、收涩药、活血化瘀药18类，力求深入浅出，方便读者快速、准确地进行识别与使用。

　　由于编者水平有限，书中难免存在遗漏和不当之处，希望广大读者不吝赐教，提出您的宝贵意见，以便我们在再次修订时做出改进。

编　者

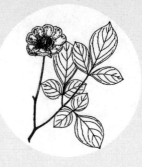

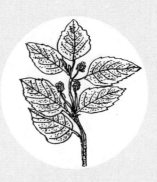

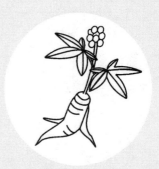

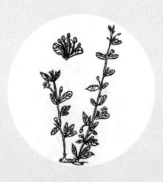

目录

第一章 解表药

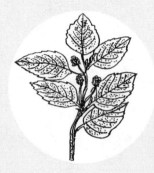

- 麻黄 …………………………………… 一
- 紫苏 …………………………………… 三
- 防风 …………………………………… 四
- 白芷 …………………………………… 六
- 桂枝 …………………………………… 八
- 荆芥 …………………………………… 九
- 葛根 …………………………………… 一一
- 薄荷 …………………………………… 一二
- 桑叶 …………………………………… 一四
- 升麻 …………………………………… 一五
- 牛蒡子 ………………………………… 一七
- 菊花 …………………………………… 一九
- 生姜 …………………………………… 二一
- 羌活 …………………………………… 二二
- 细辛 …………………………………… 二四
- 柴胡 …………………………………… 二六
- 木贼 …………………………………… 二七
- 浮萍 …………………………………… 二九
- 豆豉 …………………………………… 三〇
- 藁本 …………………………………… 三二
- 蝉蜕 …………………………………… 三三

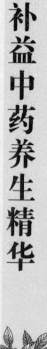

补益中药养生精华

第二章 清热药

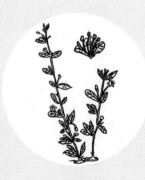

- 决明子 ………………………………… 三五
- 知母 …………………………………… 三七
- 黄柏 …………………………………… 三八

栀子	四〇
黄连	四二
连翘	四三
金银花	四五
牡丹皮	四七
半枝莲	四九
苦参	五〇
地黄	五二
龙胆	五三
鱼腥草	五五
马齿苋	五七
地骨皮	五九
黄芩	六〇
淡竹叶	六二
板蓝根	六四
紫花地丁	六五
夏枯草	六七

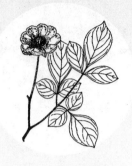
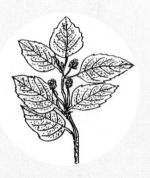
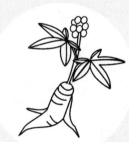

第三章 泻下药

大黄	六九
番泻叶	七一
芦荟	七二
火麻仁	七四
巴豆	七六
郁李仁	七七
牵牛子	七九
芫花	八〇

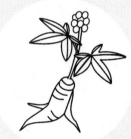

商陆 …………………………………… 八二
甘遂 …………………………………… 八三

第四章 理气药

木香 …………………………………… 八五
佛手 …………………………………… 八七
沉香 …………………………………… 八八
陈皮 …………………………………… 九〇
香附 …………………………………… 九一
枳实 …………………………………… 九三
檀香 …………………………………… 九五
川楝子 ………………………………… 九六
荔枝核 ………………………………… 九八
玫瑰花 ………………………………… 九九
刀豆 …………………………………… 一〇一
柿蒂 …………………………………… 一〇三
薤白 …………………………………… 一〇五
香橼 …………………………………… 一〇七

第五章 温里药

花椒 …………………………………… 一〇九
茴香 …………………………………… 一一一
肉桂 …………………………………… 一一二
丁香 …………………………………… 一一四
干姜 …………………………………… 一一五
吴茱萸 ………………………………… 一一七
附子 …………………………………… 一一九

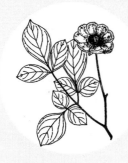
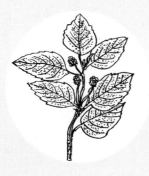
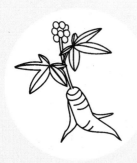
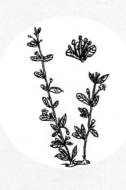
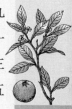

高良姜	一二〇
荜茇	一二二
胡椒	一二四

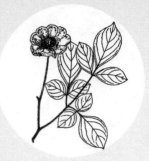

第六章　安神药

酸枣仁	一二七
合欢皮	一二九
朱砂	一三〇
柏子仁	一三二
远志	一三四
珍珠	一三六
灵芝	一三八

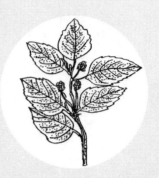

第七章　补益药

黄芪	一四一
白术	一四三
西洋参	一四四
太子参	一四六
山药	一四七
人参	一四九
党参	一五二
扁豆	一五三
甘草	一五五
大枣	一五七
刺五加	一五八
黄精	一六〇
何首乌	一六一

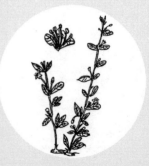

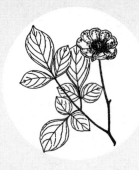
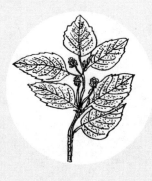

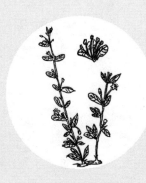

熟地黄	一六三
当归	一六五
龙眼	一六七
阿胶	一六九
白芍	一七一
冬虫夏草	一七三
菟丝子	一七四
鹿茸	一七六
杜仲	一七八
益智仁	一七九
巴戟天	一八一
仙茅	一八三
肉苁蓉	一八五
淫羊藿	一八七
补骨脂	一八九
蛤蚧	一九〇
续断	一九二
锁阳	一九四
海马	一九五
龟甲	一九七
女贞子	一九八
麦冬	二〇〇
百合	二〇二
石斛	二〇三
枸杞子	二〇五
黑芝麻	二〇七
桑葚	二〇九
玉竹	二一一
沙参	二一三

补益中药养生精华

目录

第八章　驱虫药

槟榔 …… 二一五
使君子 …… 二一七
南瓜子 …… 二一八

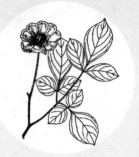

第九章　祛风湿药

威灵仙 …… 二二一
独活 …… 二二二
木瓜 …… 二二四
五加皮 …… 二二五
秦艽 …… 二二八
乌梢蛇 …… 二二九
豨莶草 …… 二三一
川乌 …… 二三三
徐长卿 …… 二三四
防己 …… 二三五
狗脊 …… 二三七
桑寄生 …… 二三八
千年健 …… 二四一

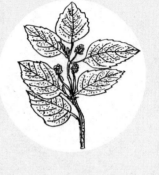

第十章　化湿药

草豆蔻 …… 二四三
广藿香 …… 二四五
苍术 …… 二四七
砂仁 …… 二四八
白豆蔻 …… 二五〇
佩兰 …… 二五一

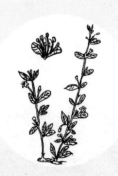

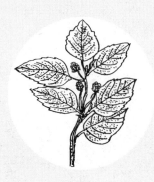
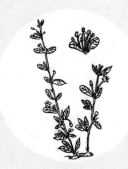

第十一章 消食药

麦芽 …………………………… 二五三
鸡内金 ………………………… 二五五
山楂 …………………………… 二五七
莱菔子 ………………………… 二五九
神曲 …………………………… 二六〇

第十二章 开窍药

石菖蒲 ………………………… 二六三
冰片 …………………………… 二六五
麝香 …………………………… 二六七

第十三章 止血药

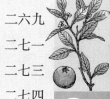

槐花 …………………………… 二六九
白茅根 ………………………… 二七一
小蓟 …………………………… 二七三
三七 …………………………… 二七四
大蓟 …………………………… 二七五
侧柏叶 ………………………… 二七七
地榆 …………………………… 二七八
茜草 …………………………… 二八〇
白及 …………………………… 二八一
仙鹤草 ………………………… 二八三
蒲黄 …………………………… 二八四
藕节 …………………………… 二八五
艾叶 …………………………… 二八七
炮姜 …………………………… 二八九

第十四章　止咳平喘药

款冬花 …………………………… 二九一
白果 ……………………………… 二九二
苦杏仁 …………………………… 二九四
百部 ……………………………… 二九六
枇杷叶 …………………………… 二九七
桔梗 ……………………………… 二九八
胖大海 …………………………… 三〇〇
竹茹 ……………………………… 三〇二
川贝母 …………………………… 三〇三
天南星 …………………………… 三〇五
浙贝母 …………………………… 三〇六
半夏 ……………………………… 三〇七
白附子 …………………………… 三〇九
紫菀 ……………………………… 三一〇
紫苏子 …………………………… 三一二
马兜铃 …………………………… 三一三

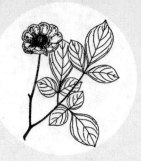

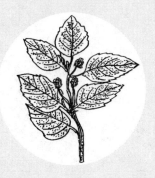

第十五章　平肝熄风药

石决明 …………………………… 三一五
珍珠母 …………………………… 三一六
罗布麻 …………………………… 三一七
牡蛎 ……………………………… 三一九
天麻 ……………………………… 三二〇
羚羊角 …………………………… 三二二
地龙 ……………………………… 三二四
钩藤 ……………………………… 三二五
僵蚕 ……………………………… 三二六

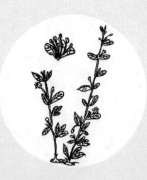

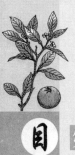

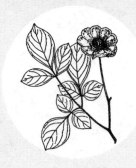
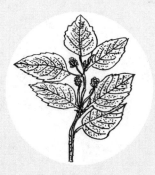

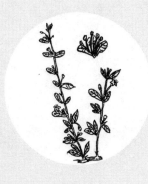

全蝎 …………………………………… 三二八
蜈蚣 …………………………………… 三二九

第十六章　利水渗湿药

泽泻 …………………………………… 三三一
红小豆 ………………………………… 三三二
茯苓 …………………………………… 三三四
薏苡仁 ………………………………… 三三六
玉米须 ………………………………… 三三七
金钱草 ………………………………… 三三八
冬瓜 …………………………………… 三四〇
车前草 ………………………………… 三四一
茵陈 …………………………………… 三四三
瞿麦 …………………………………… 三四四
木通 …………………………………… 三四六
灯心草 ………………………………… 三四七
石韦 …………………………………… 三四八
海金沙 ………………………………… 三五〇
通草 …………………………………… 三五一

第十七章　收涩药

五味子 ………………………………… 三五三
乌梅 …………………………………… 三五五
山茱萸 ………………………………… 三五六
肉豆蔻 ………………………………… 三五八
芡实 …………………………………… 三六〇
五倍子 ………………………………… 三六二
覆盆子 ………………………………… 三六四

金樱子 …………………………… 三六五
莲子 ……………………………… 三六七

第十八章　活血化瘀药

郁金 ……………………………… 三六九
延胡索 …………………………… 三七〇
没药 ……………………………… 三七二
川芎 ……………………………… 三七三
姜黄 ……………………………… 三七五
乳香 ……………………………… 三七六
益母草 …………………………… 三七七
红花 ……………………………… 三七八
桃仁 ……………………………… 三八〇
牛膝 ……………………………… 三八二
王不留行 ………………………… 三八三
鸡血藤 …………………………… 三八五
丹参 ……………………………… 三八七
泽兰 ……………………………… 三八八
苏木 ……………………………… 三九〇
月季花 …………………………… 三九一
凌霄花 …………………………… 三九三
刘寄奴 …………………………… 三九四

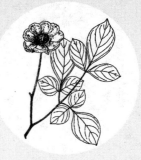
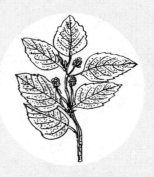

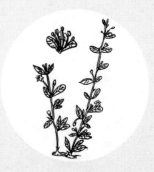

第一章 解表药

麻黄 Ma Huang

【别　名】草麻黄、川麻黄、哲里根。

【源　属】为麻黄科植物草麻黄、中麻黄或者木贼麻黄的干燥草质茎。

【地域分布】分布于华北以及辽宁、吉林、河南西北部、新疆、陕西等地。

形态特征 药材呈细长圆柱形,分枝少,直径1~2毫米。表面淡绿色至黄绿色,有细纵脊,节明显,节间长2~6厘米,节上有膜质鳞叶,长3~4毫米,裂片2(稀3),锐三角形,先端灰白色,反曲,基部联合成筒状,红棕色。体轻,质脆,易折断,断面略呈纤维性,周边黄绿色,髓部红棕色。

性味归经 辛、微苦,温。归肺、膀胱经。

采集加工 秋末采割绿色的草质茎,晒干。

功效主治 发汗解表,宣肺平喘,利水消肿。用于伤寒恶寒,发热无汗,头痛身痛,咳嗽气喘,风湿水肿,风疹。

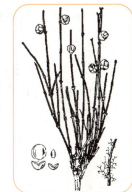

药理偏方

❶ 头痛,鼻塞:麻黄、生姜各3克,牛蒡子、防风、荆芥各10克,甘草6克,水煎服。

❷ 小儿腹泻:麻黄2~4克,前胡4~8克,水煎后稍加白糖频服,每日1剂。

③ 冻疮：麻黄、附子、细辛各25克，大黄、生姜各15克，桂枝10克，制成酊剂，用棉签蘸药，小心涂于患处。

④ 哮喘：麻黄、白芥子各3克，茯苓12克，皂角子、半夏、紫苏子各6克。加水煎沸15分钟，滤出药液，再加水煎20分钟，去渣，将2次煎好的药液对匀，分服，每天1~2剂。

⑤ 肾炎水肿：麻黄8克，石膏15克，生姜5克，白术12克，甘草3克，水煎服。

⑥ 小儿肺炎：麻黄4克，再配生石膏、杏仁各10克，甘草5克，每日1剂，水煎3次，口服。

⑦ 风湿性关节痛：麻黄8克，羌活12克，甘草3克，水煎服。

⑧ 产后腹痛，恶露不净：麻黄去节，研为末，酒服1匙，每日2~3服，恶露净即止。

⑨ 肺寒咳喘：蜜麻黄8克，苦杏仁6克，细辛3克，干姜10克，水煎服。

养生秘方

麻黄葛根豆豉粥

原料 麻黄2克，淡豆豉、生石膏末各30克，荆芥6克，葛根20克，山栀3克，生姜3片，葱白5克，粳米100克。

做法 各味药同入沙锅水煎沸5~10分钟，去渣取汁，入米煮稀粥，服食。

功效 发汗，清热。适用于感冒引起的高热不退，头痛无汗，肺热喘急，烦躁，咽干口渴，病毒性感染所引起的高热无汗。服后汗出热退即停服。

麻黄连翘红小豆汤

原料 麻黄、连翘、杏仁、甘草、生姜各6克，大枣12克，梓白皮、红小豆各18克。

做法 各味加水一起煎汤，温服。

功效 宣肺利气解表，清热利湿和中。适用于湿热郁蒸发黄，恶寒发热等表证者。

陈皮麻黄炖猪肺

原料 陈皮10克，麻黄8克，猪肺1具。

做法 将猪肺灌洗净，备用；将麻黄、陈皮、猪肺放入锅内，加适量清水，炖至肺熟即可。

功效 温肺补虚，止咳平喘，化痰，对中老年支气管哮喘有特效。

紫苏 Zi Su

【别　名】赤白、白苏、尖苏、苏叶、紫菜。

【源　属】为唇形科一年生草本植物紫苏的叶和茎。

【地域分布】全国各地广泛栽培。

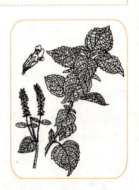

形态特征 一年生草本植物。紫苏叶长约4~11厘米，宽约2.5~9厘米，多褶皱、卷曲，完整者呈椭圆形，边缘有圆锯齿。紫苏叶有两面都呈紫色的，也有上面绿色，下面紫色的，具有特异的芳香。

性味归经 辛、甘，温。归肺、脾经。

采集加工 春夏季剪采嫩枝，切片阴干备用。

功效主治 解表散寒，行气和中，解鱼蟹毒。用于感冒风寒，发热无汗，鼻塞头痛，胸闷呕吐，咳嗽痰喘，腹痛胎动，中鱼蟹毒，以及感冒引起的脾胃气滞，胃纳欠佳等。

药理偏方

❶ 肠燥便秘：紫苏子、火麻仁、栝楼子各10克，水煎服。

❷ 宫颈出血：将紫苏叶制成提取液，每毫升含生药2克，消毒后以此液浸润棉球或纱布，贴敷宫颈出血处。

❸ 鱼蟹食物中毒：紫苏叶10克，甘草5克，生姜5片，水煎服。

❹ 阴囊湿疹：紫苏叶适量（研细粉），苦参、蛇床子、葱头各30克。水煎，洗患处，再将紫苏叶细粉撒于患处。

❺ 感冒：紫苏叶、薄荷、甘草各6克，葛根10克，麻黄5克，生姜2片，水煎服。

❻ 带状疱疹：将新鲜紫苏叶捣烂，取汁外搽患处，每日6次，每2个小时1次。

❼ 下肢水肿：紫苏梗25克，老姜皮15克，冬瓜皮30克，大蒜10克，水煎，分2次服，每日1剂，连用3~5日。

养生秘方

紫苏茄子

[原料] 茄子300克，鲜紫苏叶10克，葱、蒜、精盐、辣椒、植物油、酱油各适量。

[做法] 茄子洗净，切为3～4厘米的条，加入适量精盐拌匀；葱、蒜洗净切碎；紫苏叶择洗干净；辣椒洗净剁碎备用。将腌好的茄子条放入锅中大火蒸制。锅中放入适量油烧热，下入蒜末爆香，放入辣椒、紫苏叶、葱末和和适量精盐翻炒入味，然后加入少许水煮沸，淋入少许酱油调味。茄子蒸熟后装盘，将煮好的汤汁浇在菜上即可。

[功效] 本菜可有效改善便秘，皮肤松弛，腰痛等证，还有减肥的作用，故肥胖者可适量多食。

紫苏肉末粥

[原料] 猪瘦肉200克，紫苏叶10克，酱油、植物油、精盐、白糖、胡椒粉、粥底各适量。

[做法] 猪肉洗净剁碎，加入适量白糖、胡椒粉、精盐、植物油、酱油拌匀。紫苏叶用小火炒香备用。粥底煮沸，下入炒香的紫苏和调好的肉末，转小火继续煮至肉熟即可。

[功效] 本粥有养胃润肠之功效，对咳嗽、风寒感冒有一定的食疗作用。

防风 Fang Feng

【别　名】铜芸、回云、屏风、川防风、云防风。

【源　属】为伞形科多年生草本植物防风的干燥根。

【地域分布】分布于黑龙江、吉林及辽宁等地。

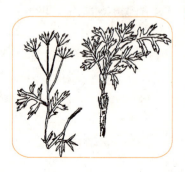

[形态特征] 多年生草本，高30～80厘米。根粗壮，细长圆柱形或圆锥形，直径5～20毫米，表面淡黄棕色，根头处有纤维状叶残基和明显密集的环纹。茎单生，无毛，自基部分枝较多，有扁长的叶柄，基部有宽叶鞘。叶互生，长1.5～3厘米，宽2～7毫米，边缘全缘，两面均无毛；茎生叶与基生叶相似，8～9月开花，9～10月结果。

性味归经 辛、甘，微温。归膀胱、肝、脾经。

采集加工 春、秋季将根挖出，除去杂质，干燥。

功效主治 解表祛风，胜湿，止痉。主治感冒头痛，风湿痹痛，风疹瘙痒，破伤风。

药理偏方

❶ **流感**：防风、荆芥、川芎、白芷、薄荷（后下）、羌活、广藿香各9克，细辛、辛夷、冰片各3克，雄黄1.5克，共为细末，由早晨开始，每隔3个小时闻1次，至睡前止，用2日即可见效。

❷ **眩晕**：以苍术、白术、茯苓、白芍各10克，防风6克，组成升阳除湿防风汤，临证加减。

❸ **破伤风**：防风、荆芥穗（炒，制成粗末）各30克，鱼鳔（炒，为粗末）、蜜蜡各12克，黄酒1000毫升，放入坛中，重汤炖4个小时，饮酒100毫升，每天1~3次。服后取汗。

❹ **破伤风，苦笑面容，牙关紧**：防风、天南星各5克，麝香0.1克。一起制成末，黄酒送服。

❺ **跌打损伤，风湿性关节痛，周身神经痛症**：防风12克，当归15克，白芷、天南星、红花各9克，以上5味，酒洗焙干，研磨成细末。成人每次服3克，热黄酒送下，早、晚各服1次，病情严重的，每次服7克。

❻ **风寒感冒**：荆芥、防风、白芷各9克，羌活、甘草各3克，生姜3片，葱白1段，水煎服。

❼ **破伤风**：防风、南星、白芷、天麻、羌活、白附子各等份，共为末，每服6~9克。每日2~3次，黄酒送服。

养生秘方

松叶防风酒

原料 防风、麻黄、独活、生地各30克，松叶（10月初采）160克，制附子15克，肉桂、秦艽各20克，牛膝36克，醇酒1500毫升。

做法 上药捣碎细，和匀，纱布包盛，酒浸净器中封口，春秋7天，冬14天，夏5天，天满开取，去渣备用。每温饮1杯（约10毫升），每天3次。

第一章 解表药

功效 祛风散寒,温经通络。适用于因风湿侵袭的关节疼痛,步履艰难,四肢麻木。

防风粳米粥

原料 防风10～15克,葱白12根,粳米100克。

做法 防风、葱白煎煮取汁,去渣;粳米按常法煮粥,待粥将熟时加入药汁,煮稀粥食。

功效 散寒止痛,祛风解表。适用于发热,畏冷,自汗,恶风,身痛,头痛,外感风寒等证。

四时甘和茶

原料 防风、陈皮、稻芽、藿香、山楂、厚朴、紫苏叶、柴胡、乌药、薄荷叶、荆芥穗各3克,茶叶35克。

做法 将上述药材以沸水冲泡或者煎煮。每次6～12克,每天1～2次,代茶饮。

功效 散寒,消食。主治食滞饱胀,感冒,冒暑,泄泻,呕吐,醉酒。

白芷 Bai Zhi

【别　名】香白芷。

【源　属】为伞形科植物白芷或者杭白芷的干燥根。

【地域分布】东北和华北各省区有产,四川、湖北、湖南、河南、河北、山西、安徽等地有栽培。

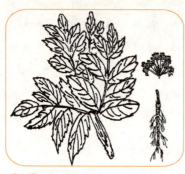

形态特征 多年生高大草本,高1～2米。根圆柱形或圆锥形,有分枝,表面黄褐色。茎中空,有纵长沟纹,基部粗大,无毛,通常紫色。叶互生,呈羽状分裂,先端尖急。边缘有不规则形锯齿。7～8月开花,8～9月结果,果实长圆形或卵圆形,近海绵质,侧棱翅状。根可入药。

性味归经 辛,温。归肺、胃经。

采集加工 夏秋间叶黄时采挖为佳,除去泥沙和杂质,晒干备用。

功效主治 解表,祛风燥湿,消肿排脓,通窍止痛。用于感冒头痛,眉棱骨痛,鼻塞,鼻渊,牙痛,白带,疮疡肿毒。

药理偏方

❶ **感冒，头风，头痛**：白芷100克，研细粉，制成水丸，每服6克。主治感冒头风头痛。

❷ **下肢溃疡**：白芷、白及、硫黄、枯矾、炉甘石各15克，月石（硼砂）10克，共研细粉，桐油调匀涂患处，涂药前用干葛煎水洗。

❸ **颜面神经麻痹**：白芷、白僵蚕、白附子、荆芥穗各10克，川芎、全蝎各6克。水煎服。

❹ **半边头痛**：白芷、细辛、石膏、乳香、没药（去油）。上味各等份，为细末，吹入鼻中，左痛右吹，右痛左吹，可缓头痛。

❺ **手足脱皮症**：白芷、金钱草、苍耳子、苦参、五倍子、当归各14克，狗脊30克，加水煎，熏洗于患处，每天2~3次。

养生秘方

川芎白芷炖鱼头

原料 鲢鱼头250克，大枣（干）80克，川芎、白芷各12克，生姜、精盐各3克。

做法 将川芎、白芷、大枣和生姜洗净；大枣去核；生姜去皮，切片；鲢鱼头冲水洗净，洗去血污、斩件。将川芎、白芷、大枣、生姜、鲢鱼头放入炖盅，加适量水，盖上盖，放入锅内，隔水炖约4个小时。加入精盐调味，即可食用。

功效 此汤可行气活血、祛风止痛。日常用此汤佐膳，可以活血，预防头晕、头痛、妇女月经、骨痛不适。身体虚弱的妇女洗头之后头痛、头晕、妇女产后头痛，都可以用此汤佐膳作食疗。身体燥热的人不宜多食。

白芷茯苓薏苡仁粥

原料 白芷、陈皮各10克，茯苓30克，薏苡仁50克，精盐3克。

做法 将白芷、茯苓、陈皮洗净；薏苡仁洗净，清水浸半小时。把白芷、茯苓、陈皮放入锅内，加清水适量，武火煮半小时，去渣，放入薏苡仁，文火煮至粥成，加精盐调味或淡食，随量食用。

功效 祛风化痰，降浊止痛。适于神经衰弱属脾湿聚痰浊上犯者，证见头痛，头晕，时有恶心，胸脘痞闷，痰多吐涎沫。

桂枝 Gui Zhi

【别　名】	柳桂、桂树枝、肉桂枝。
【源　属】	为樟科植物桂的嫩枝。
【地域分布】	分布于广东、广西、云南等地。

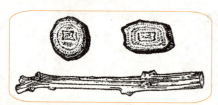

形态特征 常绿乔木，高可17米。树皮赭黑色，有香气。单叶互生，近枝梢处交互而生；略革质；长椭圆形或椭圆形，先端钝，基部锐形，全缘，上面深绿色，有光泽，下面稍淡；叶柄平滑。花5~6朵，呈伞形花序，生于新枝的叶腋；花小，基部筒状，花被6裂，广椭圆形或椭圆形，发育雄蕊9枚，雌蕊1枚，子房上位，花柱细小。浆果球形，暗紫色，基部有宿存萼筒。花期6月，果熟期12月。

性味归经 辛、甘，温。归心、肺、膀胱经。

采集加工 肉桂定植2年后，采折嫩枝，去叶，晒干。

功效主治 抗炎，解热，镇痛，抗病毒，抗菌，镇静，抗惊厥等。

药理偏方

❶ **子宫外脱症**：补中益气汤加桂枝、白芍、黄芩，适用于阴挺而寒冷、发热汗出，小便黄者。

❷ **原发性低血压**：桂枝20克，炙甘草10克为基本方，血虚者加当归，阴虚者加五味子、麦冬。

❸ **皮肤瘙痒**：干姜9克，桂枝6克，大枣10枚，水煎服。

❹ **脚气，肿痛**：汉防己、木瓜、牛膝各15克，桂枝2.5克，枳壳5克，水煎服。

❺ **痰饮咳嗽**：桂枝6克，茯苓12克，白术9克，炙甘草3克，水煎服。

❻ **冻疮未溃**：桂枝15克，草乌、川乌、樟脑、小茴香各30克，红花20克。一同制成细末，白酒浸泡1周，去渣，涂于患处，每天2~3次。

养生秘方

桂枝大枣汤

原料 桂枝10克,大枣（干）、山楂各15克,红糖30克。

做法 将桂枝、大枣、山楂,水煎取汁,加红糖煮沸后趁热饮服。

功效 温经散寒,活血止痛。适用于经前或经期小腹疼痛。

桂枝当归羊肉汤

原料 羊肉500克,桂枝、当归、生姜、葱各10克,料酒10毫升,吴茱萸、木通、芍药各9克,炙甘草、细辛各6克,精盐4克,味精、胡椒粉各3克,高汤800毫升。

做法 将前7味药物炮制后,洗净,装入纱布袋内,扎紧口。羊肉洗净,切2厘米宽、4厘米长的块;生姜拍松,葱切段。将药袋、羊肉、生姜、葱段、料酒同放炖锅内,加入高汤,置武火上烧沸,再用文火煮45分钟,加入精盐、味精、胡椒粉即成。

功效 温经散寒,活血养血。适用于伤寒阴缩,腹痛,痛经,手足厥冷等证。

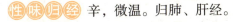

荆芥
Jing Jie

【别　　名】	香荆荠、线荠、四棱杆蒿、假苏、姜芥。
【源　　属】	为唇形科植物荆芥的干燥地上部分。
【地域分布】	分布于黑龙江、辽宁、河北、河南、山西、甘肃、陕西、四川、青海、贵州等地。

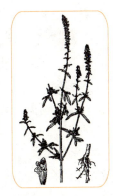

形态特征 一年生草本,高60~90厘米。茎直立,四棱形,基部稍带紫色,上部多分枝,全株有短柔毛。叶对生,有柄,心状深裂,线形或披针形,全缘,两面均被柔毛,下面具凹陷腺点。初夏间梢端形淡红色唇形花,穗状轮伞花序,多轮生于梢端,形成穗状,芳香如樟味;花期夏季。小坚果成卵形或椭圆形,棕色;果期秋季。

性味归经 辛,微温。归肺、肝经。

采集加工 夏末、秋初开花时采收,除去杂质,晒干。

第一章 解表药

补益中药养生精华

功效主治 祛风解表，透疹止痒，炒炭则止血。用于感冒发热，头痛，咽喉肿痛。

药理偏方

❶ 风气头痛，目赤，咽喉肿痛：荆芥穗100克，研成细粉，每服10克。

❷ 感冒，头痛，麻疹：芦根、金银花、连翘、牛蒡子、淡豆豉各9克，荆芥穗、薄荷、淡竹叶、桔梗、甘草各6克，水煎服。

❸ 疔疮肿痛：荆芥煮水，洗患处。

❹ 大便下血：荆芥、槐花各30克。炒为末，清茶送服，每次3克。

❺ 皮肤瘙痒：荆芥、苦参各15~20克，煎水，洗患处。

❻ 感冒，麻疹：升麻、葛根、桔梗、枳壳、荆芥、防风、木通各3克，淡竹叶、生甘草各2克，前胡、牛蒡子、连翘各5克，苦杏仁6克，水煎服。

❼ 局限性湿疹：荆芥、防风、细辛、白芷各等份，为细末，先以花椒煎水熏洗患处，继以醋调外敷，每日2次。

养生秘方

荆芥生姜粥

原料 鲜荆芥8克（干品5克），淡豆豉6克，薄荷3克，生姜10克，粳米70克，白糖适量。

做法 粳米洗净，鲜荆芥（或干荆芥）、淡豆豉、薄荷、生姜洗净。将粳米入锅，大火熬至八成熟，改小火继续熬。再取1个沙锅，放鲜荆芥（或干荆芥）、淡豆豉、薄荷、生姜大火煮6分钟，去渣取汁。将取出的汁倒入粥锅中熬9分钟，加入适量白糖即可食用。

功效 此药膳可以祛风，解表，退热，治鼻塞。适用于风寒感冒。

石神汤

原料 荆芥、苏叶、生姜各10克，茶叶6克，红糖30克。

做法 将荆芥、苏叶洗净，与茶叶、生姜一同放入盅内，备用。把红糖放入另一盅内，水煮至红糖完全溶化为止。将备用的药物盅，放在火上煮沸，取下加红糖水服用。

功效 发汗解表。适用于风寒感冒出现的畏寒、身痛、无汗等证。

葛根
Ge Gen

【别　名】干葛、甘葛、粉葛、葛麻菇、黄葛藤根、葛子根、葛条根。

【源　属】为豆科植物野葛的块根。

【地域分布】主产于浙江、四川、湖南、河南等地。

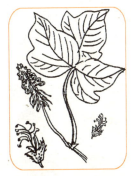

形态特征 葛根又叫干葛、甘葛、粉葛，多呈纵切的方形厚片或方块状，外皮有皱纹，多为淡棕色，肉质韧，含较多的纤维，呈黄白色，无明显纹理，味甜，有生津止渴之功效。

性味归经 甘、辛，凉。归脾、胃经。

采集加工 春、秋季采挖，除去杂质，洗净，润透，切厚片，晒干。

功效主治 升阳解肌，透疹止泻，除烦止渴。治伤寒，温热，头痛，项强，烦热消渴，泄泻，痢疾，癍疹不透，高血压，心绞痛，耳聋。

药理偏方

❶ 痢疾：葛根15克，鲜凤尾草30克，水煎服。

❷ 冠心病，心绞痛：葛根60克，桃仁、郁金各15克，红花30克，水煎服。每日1剂，分2次服，连服20日为1个疗程。

❸ 麻疹透发不畅：葛根、夏枯草、紫草各10克，薄荷3克，水煎服。

❹ 中心性视网膜炎：葛根、毛冬青各30克，枸杞子20克，菊花15克，水煎，分2次服。每日1剂。

❺ 糖尿病：葛根、黄芪、山药各30克，天花粉60克，茯苓20克，玄参15克，白术9克，苍术6克，水煎服。

❻ 脑血管意外：葛根30～50克，红花15～25克，地龙25～40克，水煎服。每日1剂。

❼ 癍疹初发，壮热，点粒未透：葛根、升麻、桔梗、前胡、防风各5克，甘草2.5克，水煎服。

养生秘方

葛根桂枝酒

原料 葛根、炒白芍各 50 克，桂枝、丹参各 30 克，甘草 10 克，白酒 500 毫升。

做法 将前 5 味粗碎，置容器中，加入白酒，密封。浸泡 5~7 日后，过滤去渣即成。

功效 祛风通络，舒筋缓急。适用于风湿性关节疼痛。

葛根饮

原料 葛根、麦冬各 9 克，牛奶 5 克。

做法 把葛根、麦冬洗净，用 100 毫升水煎煮 25 分钟，滗出汁液，再加入 50 毫升水煎煮 25 分钟，除去葛根和麦冬。把药液与牛奶搅匀，上中火烧沸即成。

功效 滋阴补肾，生津止渴。

薄荷 Bo He

【别　名】苏薄荷、南薄荷。

【源　属】为唇形科植物薄荷的干燥地上的部分。

【地域分布】分布于华北、华东、华中、华南及西南各地。

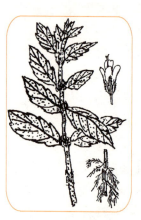

【形态特征】生于水边湿地或山野湿地，或栽培。多年生草本，高 80 厘米，气味清凉浓香。根状茎细长。地上茎向上直立，四棱形，被微柔毛。叶对生，长圆形或长圆状披针形，先端锐尖，基部楔形，边缘具尖锯齿，两面有疏微柔毛。花小，腋生轮伞花序；花冠淡紫色或红色。小坚果长圆形。花期 8~10 月，果期 9~11 月。

【性味归经】辛，凉。归肺、肝经。

【采集加工】夏季和秋季茎叶茂盛或花开三轮时采割，晒干或阴干备用。

【功效主治】宣散风热，清头目，透疹。用于风热感冒，风温初起，头痛，目赤，喉痹，口疮，风疹，麻疹，胸胁胀闷。

药理偏方

1. **急性结膜炎**：鲜薄荷叶、鲜野菊花、鲜蒲公英、白矾各15克，将上药洗净捣泥敷眼部。睡前敷，次晨取下。

2. **外感风热，头痛**：连翘12克，薄荷、黑栀子、桔梗各10克，甘草6克，水煎服。此方名为连翘薄荷汤。

3. **夏日感冒，发热、头昏、小便短赤**：薄荷、甘草各3克，滑石15克，水煎服。

4. **流感**：薄荷60克，生石膏250克，共为细末。每次30克开水冲泡去渣服，早、晚各1次。

养生秘方

薄荷粥

原料 粳米100克，薄荷15克，金银花、白砂糖各10克。

做法 将粳米淘洗干净，浸泡半小时，沥干水分。将薄荷、金银花分别去杂质，淘洗干净，一起放入锅内，加适量冷水煎熬10分钟，滤渣取汁。将粳米放入药汁中，加冷水适量，先用旺火烧沸，然后改小火煮至米烂粥稠。食用前调入白砂糖拌匀即可。

功效 清热祛火，解暑防暑。

薄荷绿豆汤

原料 绿豆300克，薄荷5克，白砂糖100克。

做法 将薄荷用水冲洗干净，加水约1大碗，浸泡半小时，然后用大火煮沸冷却，过滤，将绿豆加水煮绿豆汤，并晾凉。将薄荷汁与冷却的绿豆汤混合搅匀，加入白砂糖即成。

功效 清热祛火，解暑醒神，在汤中加芡实、薏苡仁、莲子、蜜枣等有健脾益气，利湿解毒的功效。

薄荷莲子羹

原料 薄荷25克，莲子100克，白砂糖2克。

做法 将薄荷洗净，放入锅内，加入半锅清水，用旺火烧开后，改用小火慢煮15～30分钟，弃渣，取汁，待用。把莲子放入锅中，倒入开水，加盖焖约10分钟，取出，剥去外衣，除去苦心，温水洗净，再放入锅内，加入薄荷汁，用武火煮沸后改用文火焖至莲子酥而不烂时，加入白砂糖，待白砂糖完全溶化，莲子呈玉色时，即成。

功效 补肾健脾，养心安神。

桑叶
Sang Ye

【别　名】黄桑、家桑、铁扇子、荆桑、蚕叶。

【源　属】为桑科植物桑的干燥叶。

【地域分布】分布于安徽、浙江、江苏、四川、湖南等地。

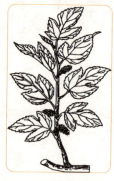

形态特征 落叶乔木，高3～7米。嫩枝有柔毛，叶互生，卵形或椭圆形，边缘有粗锯齿；穗状花序，生于叶腋，与叶同时生出；花小，黄绿色。聚合果密集呈短穗状，腋生，肉质，有柄，椭圆形，熟时紫色或黑色，酸甜可食，称为桑葚。嫩枝为桑枝，根皮为桑白皮。

性味归经 甘、苦，寒。归肺、肝经。

采集加工 10～11月霜降后采收，除去杂质，搓碎，去柄后，筛去灰屑。

功效主治 清肺润燥，疏散风热，清肝明目。对于风热感冒，肺热燥咳，头晕头痛，目赤昏花有疗效。

药理偏方

❶ 蜈蚣咬伤：鲜桑叶、南瓜叶各适量，研细末或捣烂，敷于患处。

❷ 产后、病后血虚头痛，头晕：桑叶、黑芝麻各100克。将桑叶烘干，黑芝麻炒香，共研为细末，每次15克，用开水送服，每日2次，连服5～7日。

❸ 化脓性中耳炎：鲜桑叶适量，捣烂取汁。每次滴耳1～2滴，每日3次。

❹ 神经衰弱：桑叶、黑芝麻各等份。分别研细粉，和匀，炼蜜为丸，每丸重10克，每次1丸，每日3次，用开水送服，10日为1个疗程。

❺ 小儿支气管哮喘，喘息性支气管炎，肺经燥热，肺气失宣：花生仁、冰糖、霜桑叶各15克。将花生仁、霜桑叶加水适量，煎煮至熟烂，去桑叶，加冰糖溶化即可。顿服，每日1剂，连服数剂。

养生秘方

桑叶炖母鸡

原料 干桑根 300 克,干桑叶 30 克,老母鸡 1 只,枸杞子 20 克,当归 10 克,米酒适量。

做法 干桑根、干桑叶分别洗净放入锅中,加入适量水后大火煎煮 1 个小时。鸡肉洗净,剁块,在沸水中氽烫 10 分钟后,与枸杞子、当归、米酒同放入桑根汤中炖煮约 50 分钟即可。

功效 本品有补虚,健脾,养胃之功效,尤其适宜于久病体虚,头晕目眩,感冒咳嗽等患者服用。

桑杏乌龙茶

原料 桑叶、北杏仁、枇杷叶、黄芩各 10 克;乌龙茶 5 克。

做法 将桑叶、北杏仁、黄芩、枇杷叶、乌龙茶以水煎煮后,即可饮用。

功效 疏散风热。主治风热感冒,发热,咳嗽,痰黄,口干等。

升麻 Sheng Ma

【别　名】周升麻、周麻、鸡骨升麻、北升麻、炒升麻。

【源　属】为毛茛科多年生草本植物大三叶升麻或兴安升麻和升麻的根茎。

【地域分布】分布于黑龙江、吉林、辽宁等地。

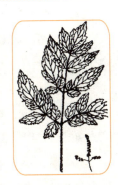

形态特征 多年生草本,高 1~2 米。根茎为不规则块状,多分枝,呈结节状,有洞状茎痕,表面黑褐色,直径 2~4 厘米,须根多而细。茎直立,有疏柔毛。叶互生,基生叶和下部茎生叶为 2~3 回羽状复叶;小叶片长卵形或披针形,最下一对小叶常裂成 3 小叶。边缘有粗锯齿,叶面绿色,叶背灰绿色,两面均有短柔毛。花期 7~8 月,花小,黄白色,排成圆锥花序,长达 45 厘米,生于枝顶;果期 9 月,果实密生短柔毛,长圆形略扁,长 0.8~1.4 厘米。

性味归经 辛、微甘,微寒。归肺、脾、胃、大肠经。

采集加工 夏、秋二季采挖,晒干,除去须根,润透切片。

功效主治 升清提阳，清热解毒。用于治疗斑疹痘疮、疮疡丹毒、咽痛口疮、久泻脱肛、妇人崩漏。

药理偏方

❶ **带状疱疹**：将升麻30～50克，水煎成浓汁，用纱布蘸药汁湿敷患处，并保持局部湿润，同时应禁食生姜、大蒜、辣椒、鱼和蛋等辛辣油腻的食物。

❷ **胃下垂**：以100%胃升液（升麻、黄芪）穴位注射，每穴3毫升，以足三里、胃俞或脾俞为主，交替选穴，每日1次，6次后休息1天，1月为1个疗程，不超过3个疗程。

❸ **牙周病**：取升麻、骨碎补、生石膏各等量，研为细末后和匀，水煎液口中含漱，每天上午、中午、下午各1次，每次15分钟。3天为1个疗程，连续用药至症状消失止。

❹ **咽喉疼痛**：取升麻8克，水煎后含漱，每天3～4次。一般用药1～2剂后可痊愈。

❺ **子宫脱垂**：用升麻4克研末，鸡蛋1个，将鸡蛋顶端钻一黄豆粒大的圆孔，把药末放入蛋内搅匀，取白纸一小块蘸水将蛋孔盖严，蒸熟，去壳内服，每日1次，10日为1个疗程。休息2日，再服第2个疗程。

养生秘方

升麻黄芪炖鸡肉

原料 升麻10克，黄芪16克，鸡1只。

做法 将鸡去内脏洗净后，腹内纳入黄芪、升麻，加水1碗半，上笼旺火蒸熟，食肉喝汤。每天2次。

功效 补益气血，升提阳气。对于面白乏力，子宫脱垂等证有疗效。

升麻芝麻炖猪大肠

原料 升麻16克，黑芝麻150克，猪大肠一段（28厘米长），姜、葱、黄酒、精盐各适量。

做法 黑芝麻、升麻装入洗净之猪大肠内，两头扎紧，放入沙锅内，加清水和调料，文火炖3个小时，至猪大肠熟透。每天服2次。

功效 补虚润肠，升提中气。对于子宫脱垂，脱肛，便秘等证有疗效。

牛蒡子

Niu Bang Zi

【别　名】牛子、恶实、鼠粘子、黍粘子、大力子、万把钩、弯巴钩子、鼠尖子。

【源　属】为菊科两年生草本植物牛蒡的成熟果实。

【地域分布】全国各省区均有产。

形态特征 二年生草本，高1～1.5米。主根肥大肉质。叶大，互生，阔卵形或心形，长30～45厘米，茎上部的叶逐渐变小，边缘波状或齿牙状，顶端有一小尖头，反面密生灰白色短绒毛。头状花紫色，生枝梢，外有许多钩刺。果实倒卵形，稍弯曲，灰褐色。6～7月开花，7～8月结果。

性味归经 辛、苦，寒。归肺、胃经。

采集加工 秋季成熟时采收累序，晒干，打下果实，除去杂质，再晒干备用。

功效主治 可疏散风热，宣肺透疹，消肿解毒，属辛凉解表药。主治风热咳嗽，咽喉肿痛，斑疹不透，风疹作痒及痈肿疮毒，还能除风伤，明目补中。

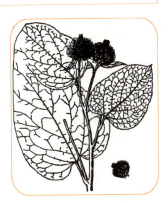

药理偏方

❶ 顽固性头痛：牛蒡子30克，煎汁代茶，分为2次口服。或取牛蒡子用白酒浸泡1周后，贴敷耳穴的神门、交感、皮质下等穴，橡皮膏固定。每天按压3～4次。每次3～5分钟。

❷ 偏头痛：牛蒡子炒研末，每次用开水冲服15克，白酒为引，日服1次，服后盖被取汗。

❸ 疖肿：牛蒡子叶150克，洗净捣烂，芒硝50克。研极细末，二药混合，调匀成糊状。洗净擦于患处，将药敷疮面0.5厘米厚，以纱布固定，每天换2～3次。

❹ **习惯性便秘**：生牛蒡子（捣碎）15克，开水500毫升冲泡20分钟，代茶饮服，每天3次。10天为1个疗程。

❺ **咽喉肿痛**：牛蒡子15克，板蓝根、桔梗、薄荷各10克，甘草6克，水煎服。

❻ **鼻炎、鼻窦炎**：取牛蒡子20克，水煎频服，每天1剂。或取牛蒡子20克，黄连10克，加水300毫升，煎取100毫升，滴鼻5～10滴，余1次口服，每天1剂。

❼ **面瘫**：牛蒡子30克、白芷10克、女贞子、旱莲草各12克，每日2次。

❽ **感冒**：牛蒂子研细粉，每次5克，每日服3～4次，开水送服。

❾ **麻疹初期**：牛蒡子、芫荽子、前胡各3克，浮萍5克，芦根15克，水煎服。

养生秘方

薄荷牛蒡子粥

原料 薄荷6克，牛蒡子10克，粳米50克。

做法 先将牛蒡子洗净，加适量水煮15分钟，然后滤取药汁备用。粳米洗净，浸泡约1个小时，加水、薄荷以小火熬制为粥。待粥熟时，加入牛蒡子药汁搅匀，继续煮3分钟即可。

功效 本粥有化痰，祛火，消肿等功效。

牛蒡子茶饮

原料 牛蒡子、防风、荆芥穗各6克，薄荷、大黄、生甘草各3克。

做法 将牛蒡子、防风、荆芥穗、大黄、生甘草同时放入锅中，加水以小火煎煮。待起锅前10分钟，下入薄荷，煮制片刻后滤渣取汁饮用。

功效 本茶有清热解毒，疏散风热的功效，尤其适宜感冒，咽痛等患者饮用。

牛蒡子汤

原料 鸡皮糙山药45克，牛蒡子12克，柿霜饼18克。

做法 鸡皮糙山药、牛蒡子冲洗干净，加水同煮，然后滤渣取汁。将柿霜饼与药汁同煮至柿霜饼熟烂即可。

功效 本汤有平喘止咳，清肺益脾的功效。适用于肺脾气阴不足引起的咳嗽，喘逆等证。

菊花 Ju Hua

【别　名】怀菊花、滁菊、木元菊、白菊花、贡菊。

【源　属】为菊科植物菊的头状花序。

【地域分布】我国中部、东部、西南广泛栽培。

形态特征 多年生草本。茎直立或斜举，上部多分枝，有毛。叶卵状三角形或卵状椭圆形，羽状深裂，边缘有浅锯齿，有毛。头状花序，顶生，排成聚伞状；总苞半球形，4层，边缘膜质；花小，黄色，缘花舌状，1层，盘花两性，先端5裂。瘦果具5条纵棱。花期9~11月，果期10~11月。

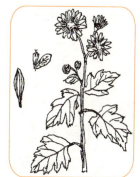

性味归经 甘、苦，微寒。归肺、肝经。

采集加工 9~11月当花盛形时采集。亳菊花系将花枝折下，捆成小把，倒挂阴干，然后剪下花头；滁菊花系摘取头状花序。经硫黄熏过，晒到六成干时，用筛子筛，使花序成圆球形，再晒干；贡菊系摘下头状花序，上蒸笼蒸过，晒干；杭菊用炭火烘干。

功效主治 疏风解毒，清凉散热，祛痰明目。主治风火头痛，伤风感冒，咳嗽，咽喉炎，面疔发肿，疱疹，湿疹，蜂蜇，蛇伤。

药理偏方

❶ **高血压**：金银花、野菊花各24~30克，随证加减：头晕加桑叶12克，血脂高加山楂24克，用开水冲泡，当茶饮。

❷ **急性结膜炎**：野菊花、金银花、桑叶、决明子各15克，水煎服。

❸ **口腔溃疡**：野菊花、蒲公英各48克，紫花地丁、连翘、石斛各30克，水煎，每日分数次服。

❹ **疔疮肿痛，毒虫咬伤**：鲜野菊花或叶30克，捣汁冲服，或捣烂外敷；或野菊花、紫花地丁、银花、连翘各15克，水煎服。

⑤ 流行性腮腺炎：野菊花15克，大青叶20克，水煎去渣，加少许白糖调匀，当茶饮。

⑥ 妇女带下病（白带淋沥不断）：野菊花60克，水煎服；另取野菊花及叶各30克，煎沸约5分钟，温洗阴部，连用20～40日。

⑦ 急性化脓性炎症：鲜野菊花及叶60克，水浓煎，频服。同时，取野菊花及叶100克，水煎，熏洗患处。

⑧ 醉酒：野菊花、山楂、葛根各30克，甘草10克，水煎去渣，分3次服。

⑨ 慢性支气管炎：野菊花、金银花各30克，一点红、积雪草、紫花地丁、白茅根各15克，水煎服，每日1～2剂。

⑩ 夏令热疖：将野菊花煎浓汤洗涤，并用药棉或纱布浸药汤掩敷，每日数次。

养生秘方

菊花炒鸡片

原料 菊花瓣30克，鸡肉500克，精盐、料酒、鸡蛋清、淀粉、糖、味精、麻油、胡椒粉、葱、姜各适量。

做法 鸡肉洗净、去皮、切小块，与鸡蛋清、精盐、味精、糖、料酒、胡椒粉、淀粉拌匀，炒熟后，捞出备用。葱、姜炒香，再倒入鸡肉煸炒。淋上麻油，最后放入菊花瓣，翻炒几下即成。

功效 健脾益气，补肝明目。

菊花老鸭汤

原料 菊花10克，枸杞子12克，冬虫夏草5克，西洋参5片，老鸭1只。

做法 将菊花、枸杞子用水浸泡；把去皮的老鸭、冬虫夏草、西洋参放在沙锅里炖；小火炖到六七分熟时，倒入泡发的菊花和枸杞子；继续用小火炖熟。

功效 补气，补力，除燥，解毒。

菊花粥

原料 糯米150克，决明子15克，鲜菊花30克，精盐或白糖适量。

做法 将锅烧红后加入决明子稍炒后加水500毫升，煮沸30分钟后去渣，再加水和米一起煮粥，待熟时加入菊花再煮干，加精盐或冰糖调味食用。

功效 疏风散热，防治感冒。

生姜
Sheng Jiang

【别　　名】鲜姜、老姜。

【源　　属】为姜科植物姜的新鲜根茎。

【地域分布】全国大部分地区均有栽培。

形态特征 多年生草本，高 50～100 厘米。根茎肉质，扁圆横走，分枝，有芳香、辛辣气味。叶互生，2 列，无柄，有长鞘，抱茎，叶片线状披针形。花茎自根茎抽出，穗状花序，椭圆形，花冠绿黄色，蒴果 3 瓣裂，种子黑色。

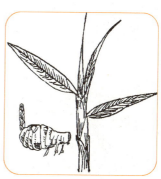

性味归经 辛，微温。归肺、脾、胃经。

采集加工 秋冬采挖，除去茎叶及须根，用湿沙堆放以保鲜。刮取的皮叫生姜皮。洗净后打烂绞取的汁叫生姜汁。将生姜晒干或烘干，即为干姜。取干姜切段，油沙拌炒，使之膨胀，即炮姜。将炮姜清炒，至表面焦黑，内部焦黄，即为姜炭。

功效主治 温中止呕，解表散寒，化痰止咳。用于风寒感冒，寒痰咳嗽，胃寒呕吐。

药理偏方

❶ **风寒感冒，胃寒呕吐**：生姜 15 克，水煎加红糖趁热服，也可加葱白 2 根，紫苏 10 克。

❷ **恶心呕吐，妊娠恶阻**：生姜 15 克，陈皮 10 克，水煎服。

❸ **寒症腹痛**：生姜 10 片，葱白 7 根，捣烂，热酒冲服或敷脐部。

❹ **小儿遗尿**：生姜 30 克，炮附子 6 克，补骨脂 12 克。捣烂，敷脐。

❺ **水肿**：生姜皮、桑白皮、陈皮、大腹皮、茯苓皮各 9 克，水煎，去渣服。

❻ **脾胃虚寒**：草果 6 克，生姜、茯苓各 15 克，桂枝、蜀漆、厚朴（炒）各 9 克，水煎温服，每日 2 次。

养生秘方

生姜红糖茶

原料 生姜3片，红糖适量。

做法 先煎生姜，溶入红糖，调匀，代茶多饮。

功效 适用于头痛身疼，发热恶寒，鼻流清涕，舌溃红，舌苔薄白，脉浮紧者。

生姜芥菜汤

原料 生姜10克，鲜芥菜500克，精盐适量。

做法 芥菜洗净切段，生姜切片，同加清水4碗，煎到2碗，精盐少量调味，每日分2次饮，同食芥菜。

功效 发表散寒，宣肺祛痰。适用于感冒或风寒，头痛咳嗽，痰自难出，筋骨疼痛等感冒症状。

生姜粥

原料 鲜生姜6克，糯米100克。

做法 生姜切薄片；或将生姜16克捣汁。若用于虚寒呕逆，温中养胃，宜用100克糯米同煮成粥；若用于风寒感冒，宜用南粳米50克煮粥，粥成后加生姜（或姜汁）及葱白2根，再煮片刻，成稀薄粥。温热顿服，用于感冒，临睡前服，服后即睡。

功效 适用于怕冷，发热头痛，风寒感冒，肺寒咳嗽，胃虚中寒性隐痛，呕逆，呕吐清水，反胃等证。

羌活 Qiang Huo

【别　名】羌青、胡王使者、羌滑、黑药、退风使者。

【源　属】为伞形科植物羌活的根茎及根。

【地域分布】分布于山西、内蒙古、宁夏、陕西、甘肃、青海、四川、湖北等地。

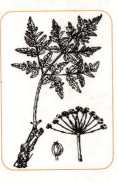

形态特征 多年生草本，高60～120厘米。根茎圆柱状。基生叶和下部叶2～3回奇数羽状复叶，边缘有不等的钝锯齿；茎上部叶常无柄。复伞形花序，无总苞片，花白色。双悬果长球状，背棱及侧棱有翅。花期7月，果期8～9月。

性味归经 辛、苦，温。归膀胱、肾经。

采集加工 春、秋两季挖取根以及根茎，去除杂质，晒干或者烘干。

功效主治 祛风散寒，利关节。治风寒感冒，风寒湿痹，项强筋急，阳痿遗精，遗尿尿频，腰膝冷痛，斑秃等证。

药理偏方

① **慢性气管炎**：羌活9克，红糖15克，加水煎成100毫升，分3～4次服，疗程1周，有镇咳平喘的作用。

② **感冒**：防风、羌活、薄荷（后下）、独活、蔓荆子、藁本各9克，水煎服。

③ **丛集性头痛**：羌活30克，附子10克，延胡索12克，川芎15克，如头顶部疼痛甚者加吴茱萸、鹿角霜，额部痛甚者加柴胡，眼眶痛甚者加白芷。水煎服。

④ **感冒，发热**：羌活、知母、金银花、桔梗、连翘、大青叶、柴胡、黄芩各9克，板蓝根、葛根、鱼腥草各13克，生石膏28克，甘草3克。加水煎沸15分钟，滤出药液，再加水煎20分钟，去渣，两煎液对匀，分服，每天1剂。恶寒重加防风10克；头痛甚加白芷10克；鼻塞流泪打喷嚏加薄荷、苍耳子各10克；咽痛加玄参、山豆根各10克；声音嘶哑加天花粉、射干各10克；痰多胸闷加葶苈子、栝楼各10克；气喘加麻黄5克，杏仁10克；咳嗽加半夏、浙贝母各10克；口渴加芦根10克；便秘加大黄4克。

⑤ **肩周炎，肩及上臂麻木疼痛**：羌活、木瓜、泽兰叶、赤芍、地龙、桑寄生、独活、桂枝各14克，黄芪50克，红花19克，苏木、乳香、没药、地鳖虫各10克，蜈蚣3条。加水煎沸15分钟，滤出药液，再加水煎20分钟，去渣，两煎药液对匀，分服，每天1剂。

养生秘方

解表午时茶冲剂

原料 羌活、防风、白芷、苍术、柴胡、藿香、川芎、前胡、陈皮、连翘、枳实、山楂、甘草、六神曲（炒）各30克，麦芽（炒）45克，紫苏叶、桔梗、厚朴各44克，红茶960克。

做法 将上药制成淡棕色的颗粒，装袋，每袋10克。每次10克，每天1～2次，开水冲后代茶饮。

【功效】具有解表散寒的功能。适用于感冒风寒，内伤食积，寒热吐泻。

羌活午时解表茶

【原料】羌活500克，柴胡、连翘、苍术、陈皮、枳实、白芷、山楂肉、防风、前胡、藿香、神曲、甘草、川芎各290克，厚朴、桔梗、麦芽、苏叶各450克，红茶10千克，生姜25千克，面粉3.25千克。

【做法】先将生姜刨丝，打汁备用；上药除应炒者外，其余生晒，研磨成粗末；将姜汁、面粉打浆和药为块，每块约干重15克。每用1~2块，加水煎服，服药时宜热饮，盖被发汗。

【功效】清热解表。对于寒重热轻，发热恶寒，胸闷，恶心，不思饮食，头痛体痛，身困乏力等均有疗效。

细辛 Xi Xin

【别　名】万病草、细参、烟袋锅花。

【源　属】为马兜铃科植物辽细辛或细辛的带根全草。

【地域分布】东北三省主产，陕西、甘肃等地也有分布。

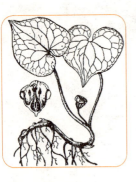

【形态特征】多年生草本，高12~24厘米。根茎横走，密生须根，捻之有辛香。茎短，顶端分枝，节间长2~3毫米，节上生有多数细长的根，叶柄长约15厘米，通常无毛或稀有短毛，具浅沟槽。叶片心形或近于肾形，脉上有短毛，其他部分亦疏被极短的伏毛，下面淡绿色，密被短伏毛。花单生于叶腋；花被筒壶状，紫色，顶端3裂，裂片向外反卷，蒴果肉质，半球形。5月开花，6月结果。

【性味归经】辛、温，有小毒。归心、肺、肾经。

【采集加工】夏季或初秋采挖全草。除去泥沙，阴干备用。

【功效主治】发汗化痰，祛风止痛，温通血脉。用于感冒头痛，鼻塞多涕，牙痛，风湿痹痛，痰饮咳逆，寒凝痰阻，血脉瘀滞。

药理偏方

❶ **肩周炎**：细辛80克，研为极细末，与生姜300克杵成泥蓉，铁锅内炒热，加入60度高粱酒100克调匀，再微炒，将药铺于纱布上，热敷肩周痛处，每晚1次。

❷ **燥咳，喑哑**：细辛、黄柏、薄荷各5克，先煮黄柏30分钟，后下细辛、薄荷再煮20分钟，取汁200毫升，分2次温服。忌食辛辣、腥膻之品。用上药治疗燥咳及喑哑，一般服药3~5剂症状即可消失。

❸ **复发性阿弗他口腔炎**：细辛粉末9~15克，和水，加少量白糖或蜂蜜，调匀成糊剂，摊于纱布上，贴于脐部，用胶布密封，至少贴3天，对顽固性病例可连续贴敷2次。

❹ **口疮糜烂**：取细辛4.5克，研为细末，分作5包。每用1包以米醋调和成糊状，敷于脐眼，外贴膏药。每天1换，连用4~5天。用细辛外用治疗口疮糜烂，效果满意。

❺ **痰饮，胸满**：茯苓120克，甘草、干姜、细辛各90克，五味子750克，加清水1600毫升煮至600毫升，去渣，温服，每次100毫升，每日3次。

养生秘方

菟丝细辛粥

原料 菟丝子15克，细辛5克，粳米100克，白糖适量。

做法 先将粳米浸泡1个小时。将菟丝子洗净、捣碎，与细辛水煎，去渣取汁。汁中入粳米煮粥，粥熟时加白糖即可。

功效 适用于肾虚引起的过敏性鼻炎、鼻流清涕、喷嚏频频、鼻痒不适等证。

细辛独活酒

原料 独活、细辛、芒草、附子、防风各18克，米酒800毫升。

做法 以上药物，研为粗末，放入锅中与米酒同煮煎至500毫升左右。过滤去渣，装瓶备用。以药酒漱口，热漱冷吐。

功效 本酒能祛风，通络，止痛。适用于牙痛服用。

柴 胡
Chai Hu

【别　名】茈胡、茹草、北柴胡、南柴胡、黑柴胡。

【源　属】为伞形科植物柴胡或狭叶柴胡的根或全草。

【地域分布】北柴胡主产于河北、河南、辽宁、黑龙江、吉林等地。南柴胡主产于江苏、安徽、辽宁、黑龙江、吉林等地。

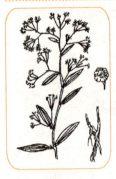

形态特征 多年生草本，高达60厘米。主根圆锥形，细长，支根较少，棕色至红棕色。茎单一，上部略作之字形弯曲，并多分枝。叶互生，线状披针形，先端渐尖，全缘，叶脉5~9条，近于平行。花黄色，腋生或顶生伞形花序；花期7~9月。双悬果长圆形或长圆状卵形，分果具为粗钝棱，成熟的果实棱槽中油管不明显；果期8~10月。

性味归经 苦，微寒。归肝、胆经。

采集加工 春、秋季采挖，除去杂质以及残茎，干燥。

功效主治 发表退热，疏肝解郁，升阳举陷。主治感冒，流感，疟疾，肝炎，胆囊炎，胰腺炎，肋间神经痛，脱肛，子宫下垂，胃下垂等。

药理偏方

❶ **慢性肝炎**：甘柴合剂（甘草、柴胡各半），每次10毫升，每日3次，小儿减半。对降低谷丙转氨酶效果显著。

❷ **结节性痒疹**：桃仁、红花各8克，防风、赤芍各12克，川芎、柴胡、苦参、白鲜皮各10克，当归、银花、连翘各15克，生地20克，水煎服。

❸ **乳腺小叶增生**：柴胡、栝楼各15克，夏枯草、牡蛎各30克，橘叶、穿山甲各10克，甘草6克，水煎服。

❹ **胆囊炎**：柴胡、川楝子各15克，法半夏、乳香、没药各10克，莪术、三棱各6克，甘草5克，生姜2片。水煎服，每日1剂，连服15日为1个疗程。

养生秘方

柴胡鱼头汤

原料 柴胡、白芷、川芎各10克，鱼头1个。

做法 将柴胡、白芷、川芎、鱼头一起放入沙锅，加水煮成汤服用即可。

功效 风热感冒，头痛，发热等。

柴胡粳米粥

原料 柴胡、佛手各9克，海藻、郁金各15克，粳米60克，红糖适量。

做法 将前4味煎汤，去渣后入粳米、红糖共煮作粥。每天1剂。连续服15剂。

功效 舒肝解郁。对于甲状腺功能亢进见肝郁气滞者有疗效。

调神攻坚汤

原料 柴胡、黄芩各15克，苏子、党参、夏枯草、牡蛎、栝楼、石膏、陈皮、白芍各30克，王不留行90克，川椒50克，甘草6克，红枣10枚。

做法 将上述药材分别洗净，再一起放入沙锅内，加水煮成汤服用即可。

功效 主治乳腺疾病。

木贼
Mu Zei

【别　名】木贼草、节节草、无心草。

【源　属】为木贼科植物木贼的干燥地上部分。

【地域分布】东北、华北、西北各省区及四川省有产。

形态特征 多年生草本。根状茎横走。茎多分枝，呈轮状，节明显，节间中空，表面有纵棱。叶退化，轮生，下部连成筒状鞘。孢子囊穗长圆形，顶生，黄褐色；孢子叶帽状六角形，盾状着生，排列紧密，下生5~6个长柱形孢子。

性味归经 甘、苦，平。归肺、肝经。

采集加工 夏、秋季割取地上部分，晒干。原药材洗净，稍润，剪去根，切段，晾干。

功效主治 退目翳，散风热。对于风热目赤，目生云翳，迎风流泪有疗效。

药理偏方

❶ **肠风下血**：鲜木贼60克，鲜马鞭草、松树二层皮各30克，共炒焦，水煎服。

❷ **目赤肿痛流泪**：木贼、车前草各15克，九里明10克，水煎服。

❸ **急性结膜炎**：木贼、桑叶、菊花、黄芩、蒲公英各10克，水煎服。

❹ **目生翳障**：木贼、谷精草、决明子各10克，蝉蜕3克，水煎服。

❺ **结膜炎**：木贼15克，苍耳子（炒）、生栀子各58克。上药研为细末，每天服3次，每次服8克，温白开水送下，儿童酌情减量。

❻ **妇女血崩**：木贼、香附各50克，朴硝25克，共研为末，每服10克，血色黑者用酒1碗煎，血色赭用水1碗煎，连渣服下，每天2次。脐下痛者，加乳香、没药、当归各3克。忌食生冷硬物及猪肉、鱼肉、面等。

养生秘方

木贼蝉衣茶

原料 木贼18克，蝉衣15克。

做法 煎汤取汁，代茶饮，每天1剂。

功效 可退翳明目。

扁平疣外洗方

原料 木贼、大青叶、板蓝根各60克，香附、莪术各120克。

做法 上药加水2000毫升，浸泡20分钟后煎沸10分钟，取汁待凉。以药液用力搽洗患处，再浸泡患处30分钟。1剂可用4天，重复使用，10天为1个疗程。

功效 主治扁平疣。

羊肝丸

原料 木贼200克，夜明砂250克，当归120克，蝉蜕100克，羊肝600克组成。

做法 制成蜜丸，每次服10克，每天2次。

功效 对于各种夜盲证均有疗效。

木贼蒸羊肝

原料 木贼6克，羊肝60克。

做法 将两者蒸食。

功效 对各种目暗不明，尤以夜盲证有效。

浮萍 Fu Ping

【别　　名】萍、水萍、水花、萍子草、水白、水苏、小萍子、浮萍草、水藓。

【源　　属】为浮萍科植物紫萍的干燥全草。

【地域分布】全国各地均产。

形态特征　多年生浮水小草，飘浮水面；根5～11条束生，纤维状，在根的着生处一侧产新芽，新芽与母体分离之前由1个细弱的柄相连结。叶状体扁平，倒卵形至圆形，长4～10厘米，直径4～7厘米，不对称，1个或2～5个簇生，叶面绿色，叶背紫色，有5～11条掌状脉。夏季开花，花小，生于叶状体边缘的缺刻内，佛焰苞袋状，内有1朵雌花及2朵雄花。夏、秋季结果，果实圆形，边缘有翅。

性味归经　辛，寒。归肺经。

采集加工　6～9月采收，洗净，除去杂质，晒干备用。

功效主治　发汗透疹，清热，利尿消肿。主治感冒发热无汗，麻疹透发不畅，风疹发痒，水肿，小便不利。

药理偏方

❶ **小儿脱肛**：取浮萍为末，干敷患处。此方名"水圣散"。

❷ **急性湿疹**：浮萍、金银花、土茯苓各20克，白菜根200克，水煎，加适量红糖调服，每日1～2次。

❸ **阴肿痛痒**：用浮萍、荷叶、蛇床子各等份，每日水煎外洗。

❹ **水肿，小便失利**：浮萍晒干，研为末。每服1匙，开水送下。每天服2次。

❺ **水痘**：浮萍15克，苦参、芒硝各30克，水煎外洗，每日2次。用于水痘皮疹较密，瘙痒明显者。

❻ **雀斑，粉刺**：浮萍150克，白蜜适量。浮萍去杂质，洗净晒干，研极细末，蜜调为软膏，入瓷盆中贮存备用。每晚睡前涂面，次日早晨温水洗去。

❼ **风热丹毒**：浮萍捣汁，涂搽。

❽ **汗斑癜风**：夏季收浮萍晒干，每次用200克煎水洗浴，并以浮萍直接搽抹。水中加汉防己10克更佳。

养生秘方

浮萍茶

原料 浮萍5克。

做法 水煎。代茶饮。

功效 对于麻疹隐隐不出,或疹出不畅,发热而无汗有疗效。

浮萍黑豆汤

原料 鲜浮萍100克,黑豆60克。

做法 捞取新鲜浮萍120克,淘洗干净;把黑豆洗后用冷水浸泡1~2个小时,再与浮萍同放入小锅内,加水适量,煎沸后去渣取汤。以上为1日量,分2次温热饮用,连用5~7天。

功效 祛风,行水,清热,解毒。对于小儿急性肾炎有疗效。

浮萍绿豆粳米粥

原料 红浮萍、鲜胡荽各16克,绿豆、粳米各50克。

做法 先将胡荽、浮萍煎水,取汁去渣,用粳米、绿豆煮粥,待粥将成时,入药汁共煮至熟。分2~3次,温热服。

功效 辛凉透表。对于麻疹出疹前期发热有疗效。

豆豉
Dou Chi

【别　名】大苦、香豉、康伯。

【源　属】为豆科植物大豆的成熟种子经蒸罨加工发酵制成。

【地域分布】全国各地均有生产。

形态特征 豆豉的种类较多,按加工原料分为黑豆豉和黄豆豉,按口味可分为咸豆豉和淡豆豉。我国长江以南地区常用豆豉作为调料,也可直接蘸食。豆豉为传统发酵豆制品,以颗粒完整、乌黑发亮、松软易化且无霉腐味为佳。

性味归经 辛、甘、微苦,寒。归肺、胃经。

采集加工 大豆蛋白质,达到一定程度时,加精盐、加酒、干燥等方法,抑制酶的活力,延缓发酵过程而制成。

功效主治 解表,除烦,宣发郁热。治感冒,寒热头痛,烦躁胸闷,虚烦不眠等证。

药理偏方

① 阴茎生疮，阴茎痛：淡豆豉0.3克，蚯蚓泥0.6克。茶水研末调敷，干则易药。禁热食、韭菜、蒜。

② 哮喘性支气管炎：淡豆豉15克，干姜30克，饴糖250克，植物油少许。淡豆豉、干姜加水用文火煎煮，每30分钟取汁1次，共取2次。混合2次液汁用文火煎浓，然后加饴糖搅匀，再继续用文火煎熬，至用筷子能挑起糖丝时停火。将浓汁倒入涂有植物油的搪瓷盘内，摊平，稍凉，用刀划成100小块即成。每日3次，每次服食3小块。

③ 小儿疝气：淡豆豉30克，橘叶70克，老生姜25克，茶叶10克，精盐1.5克，水煎，趁热熏洗患处、20分钟以上，每日1次，连用3~5次。

养生秘方

豆豉鲮鱼拌空心菜

原料 空心菜250克，豆豉鲮鱼100克，精盐、味精、蒜油、豆豉油各适量。

做法 空心菜洗净，去叶，茎切段，焯水至断生，冲凉。豆豉鲮鱼取肉撕成条。将空心菜、豆豉鲮鱼用精盐、味精、蒜油、豆豉油拌匀即可。

功效 清凉解表除烦。

干葱豆豉鸡

原料 鸡肉400克，豆豉2汤匙，干葱头4粒开半，蒜头2粒，植物油适量，腌料（糖1/2茶匙，生抽1汤匙，鸡粉1/2茶匙，料酒1茶匙，淀粉1茶匙，熟油1汤匙，胡椒粉少许），调味料（耗油1汤匙，生抽1汤匙，糖1/2茶匙，上汤5汤匙，淀粉1茶匙）。

做法 将鸡肉洗净沥干，切开，加入腌料腌约半小时。干葱头去皮洗净。豆豉洗净沥干备用。锅内加植物油烧热，爆香干葱头、蒜头和豆豉，倒鸡肉块兜匀，加入调味料盖上锅盖煮约3分钟收水即可。

功效 清热除烦，温里和胃。

葱姜豆豉饮

原料 葱白15克，葱须15克，淡豆豉10克，生姜8克，米酒30克。

做法 将淡豆豉、生姜（切丝）加水500毫升，加盖煎沸，加葱白、葱须，盖严，以文火煮5分钟，再加米酒烧开即可。

【功效】解表和中。主治风寒感冒初期的头痛、喷嚏、发冷、无汗等。原料均为辛温散寒之品，在感受风寒之后立即服用，效果明显。

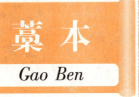

藁本 Gao Ben

【别　名】	热河藁本、香藁本、北藁本。
【源　属】	为伞形科多年生草本植物藁本和辽宁藁本的干燥根茎。
【地域分布】	分布于河南、陕西、浙江、江西、湖北、湖南、四川等地。

形态特征 多年生草本，高20~80厘米。茎常带紫色，中空，表面有纵棱。基生叶花期凋落；茎生叶广三角形，2~3回三出式羽状全裂，边缘有少数缺刻状齿，上面沿脉有乳头状突出。复伞形花序具短柔毛；伞幅6~19；花小，白色。双悬果椭圆形，长3~4毫米，宽2毫米，侧棱具狭翅，每棱槽常有1油管，合生面有2~4油管。花期7~9月，果期9~10月。

性味归经 辛，温。归膀胱经。

采集加工 春、秋季采挖根茎及根，去除杂质，晒干。

功效主治 祛风，散寒，除湿，止痛。用于风寒感冒，巅顶疼痛，风湿肢节痹痛等证。

药理偏方

❶ 风龋牙痛：僵蚕、藁本、白芷各等份，为末，搽痛处，用精盐水灌漱。

❷ 风寒感冒、巅顶疼痛：藁本、羌活、细辛、川芎、白芷、甘草各6克，苍术30克，水煎服。

❸ 狐臭：藁本、川芎、细辛、杜衡、辛夷各3克（为细末），黄酒200毫升，置容器中密封，浸渍1晚，再煎10分钟，取汁搽患处，每日数次。

❹ 风湿痹痛：藁木、防风、甘草各3克，羌活、独活各6克，蔓荆子2克，水煎服。

❺ 体臭：白芷、薰衣草、杜若、杜衡、藁本各等份。做蜜丸服，每早3丸，每晚4丸。

⑥ 胃痉挛，腹痛：藁本15克，苍术3克，水煎服。
⑦ 疥癣：藁本煎汤洗浴、洗衣。
⑧ 风湿在表之痹证：藁本、防风、甘草各3克，羌活、独活各6克，蔓荆子2克，川芎1.5克，水煎服。
⑨ 偏邪头痛，鼻塞胸闷，遍身疼痹，手足麻木：藁本、川芎、细辛、白芷、甘草各12克，煅石膏末500克。水和为丸，每次1丸，饭后以薄荷茶嚼服。
⑩ 面赤：藁本适量，为细末，先以皂角煎水擦患处，拭干以冷水或蜂蜜水调涂，干后再用。

养生秘方

叶天士药茶方

原料 藁本、独活、羌活、防风、荆芥、前胡、柴胡、藿香、紫苏、葛根、香薷、苍术、白术（炒焦）、枳实、槟榔、青皮、枳梗、滁菊、甘草、半夏（制）、白芥子、木通、莱菔子（研）、大腹皮、苏子、车前子、泽泻、薄荷、生姜、猪苓，以上各60克，川芎、白芷、秦艽、草果各3克，陈曲（即神曲）、南楂炭、茯苓皮、麦芽各12克，厚朴、杏仁、广陈皮各90克。

做法 上药共煎浓汁，以陈松苏茶叶3000克收汁晒干。每服3～6克，小儿减半。水煎，代茶多饮。

功效 适用于停食肚腹膨胀，中暑，霍乱吐泻，赤白痢疾，伤风伤寒，头痛发热等证。

蝉 蜕
Chan Tui

【别　名】蝉衣、蝉壳、蝉退、蝉退壳、知了皮。

【源　属】为蝉科昆虫黑蚱的幼虫羽化的时候脱落的皮壳。

【地域分布】辽宁以南的我国大部分地区多有分布。

形态特征 全体形似蝉而中空，稍弯曲，长3～4厘米，宽约2厘米。表面黄棕色，半透明，有光泽。部有丝状触角1对，多已断落，复眼突出。颈部先端突出，口吻发达，上唇宽短，下唇伸长成管状。胸部背面呈十字形裂片，裂口向内卷曲，脊背两旁具小翅2对，腹面有足3对，被黄棕色细毛。腹部钝圆，共9节。

性味归经 咸、甘，寒。归肝、肺经。

采集加工 6～9月间，由树上或者地面上收集来，除去泥沙，晒干。

功效主治 散风除热，利咽，透疹，退翳，解痉。主治风热感冒，咽痛，音哑，麻疹不透，风疹瘙痒，目赤翳障，惊风抽搐。

药理偏方

① **胃热吐食**：蝉蜕50个（去泥），滑石30克，共研为末，每次服6克，水1碗，加蜜调服即可。

② **小儿百日咳、夜啼**：蝉蜕49个，去前截，将后半截研为末，分4次服，服时用钩藤汤调下。

③ **小儿阴肿**：蝉蜕15克，水煎洗之；并口服五苓散，即可肿消痛止。

④ **疔疮毒肿**：蝉蜕、白僵蚕各等份，研末加醋调和，涂在疮的四周，留疮口，等其根稍长出，拔掉根，再用药涂疮。

⑤ **皮肤风痒**：蝉蜕、薄荷叶等分，研为末。每日以酒调服3克，1日3次。

养生秘方

七星茶

原料 蝉蜕200克，灯心草1000克，淡竹叶4500克，钩藤2000克，防风1800克，僵蚕210克，六曲2100克，麦芽（炒）3900克，竺黄（姜汁制）220克。

做法 将上药碎段片，混合，淡竹叶、蝉蜕、麦芽等散在为宜。分成小包，每包3克，水煎，每天2次，代茶频饮。

功效 解表散邪。适用于小儿伤风咳嗽，积食，夜睡不宁。

蝉桔枇杷茶

原料 蝉蜕、桔梗各6克，枇杷叶15克。

做法 煎汤，代茶饮。

功效 适用于咽喉炎。前2味单煎亦可代茶频饮。

蝉衣粳米粥

原料 蝉衣6克，粳米40克。

做法 蝉衣去头、足，以水煎取汁，与粳米煮粥。每天1剂，分2次服，连服3天。

功效 辛凉透表。适用于发热咳嗽流涕，麻疹初起，目赤怕光，口腔颊部见白色疹点，泪水汪汪等证。

第二章 清热药

决明子 Jue Ming Zi

【别　名】草决明、假绿豆、假花生、夜关门、马蹄决明子。

【源　属】为豆科植物决明或小决明的干燥成熟种子。

【地域分布】长江以南各省区有产。

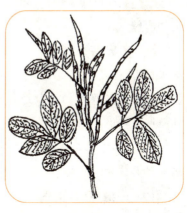

形态特征 一年生灌木状草本，高约1米，有恶臭气。叶互生，偶数羽状复叶，总轴在小叶间有腺体似线形，托叶线状维尖，小叶有6枚，膜质，倒卵形或长椭圆形，先端钝而有小锐尖，表面近秃净，背面被柔毛。花假蝶形，鲜黄色，腋生成对，生于最上的聚生。荚果近四棱形，细长而弯。花期6~8月，果期9~10月。

性味归经 甘、苦、咸，微寒。归肝、胆、肾、大肠经。

采集加工 种子于秋季采收成熟果实，晒干，打下种子，除去杂质备用。叶（决明叶）也可入药，夏季采收，鲜用或晒干备用。

功效主治 清热明目，润肠通便。主治目赤肿痛，涩痛，见光流泪，头痛眩晕，目暗不明，大便秘结。

药理偏方

1. **风火眼痛**：决明子10克，千里光、路边菊各15克，水煎服。
2. **便秘**：决明子、火麻仁、栝楼子各10克，水煎服。
3. **眼睛红肿**：取决明子（炒），研为细末，加入少许茶均匀敷在太阳穴上，等药干就换，一夜肿消。
4. **真菌性阴道炎**：决明子适量，水煎后，用药汁熏洗外阴及阴道。
5. **夜盲证**：决明子、枸杞子各9克，猪肝适量和水煎，食肝服汤。
6. **痤疮**：决明子15克，炒研，用绿茶调和，敷两侧太阳穴。每日1次。

养生秘方

决明炖茄子

原料 决明子10克，茄子2个，精盐适量。

做法 先将决明子放入沙锅中加水适量煎煮，并滤取药汁备用。快炒茄子，并放入药汁及适量精盐，炖熟食之即可。

功效 清热通便。主治肠胃积热引起的便秘。

海带决明汤

原料 海带（鲜）30克，决明子15克。

做法 将海带洗净，浸泡2个小时，连汤放入沙锅内，再加入决明子，煎1个小时以上。饮汤，吃海带。血压不太高者，每日1剂，血压较高者可每日2剂。

功效 清热明目，降脂降压。

双决明粥

原料 糯米100克，石决明25克，决明子10克，菊花15克，冰糖6克。

做法 将决明子入锅炒至出香味时起锅。将白菊花、石决明、炒好的决明子放入沙锅，加水煎汁，取汁去渣。粳米淘洗干净，与药汁煮成稀粥，加冰糖食用。早、晚各服1次，3~5天为1个疗程。

功效 养肝潜阳，清肝明目。适用于目赤肿痛，见光流泪，头胀头痛，或肝肾亏虚、肝阳上亢所致的头晕目眩、视物模糊、目睛干涩等证。

知母 Zhi Mu

【别　名】连母、水须、穿地龙。

【源　属】为百合科植物知母的干燥根茎。

【地域分布】陕西、宁夏、东北、华北、甘肃、江苏、山东等地多有分布。

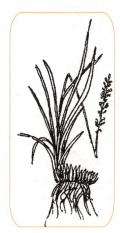

形态特征 多年生草本，高约1米。地下具匍匐状根茎，其上密被老叶枯凋后残留的基部、膜质，常分裂成纤维状，带黄褐色。叶由基部丛生，广线形，质稍硬，基部扩大呈薄膜状，包着根茎，先端尖细。花白色或紫堇色。顶生总状花序，生于花茎上，花期5~6月。蒴果三角状卵圆形，黑色；果期8~9月。

性味归经 苦、甘，寒。归肺、胃、肾经。

采集加工 春、秋季采挖，除去须根、枯叶和泥土，晒干称为"毛知母"。趁鲜剥去外皮，晒干为"知母肉"。

功效主治 清热泻火，滋阴润燥。用于热病烦渴，肺热咳嗽，阴虚燥咳，骨蒸潮热，阴虚消渴，肠燥便秘。

药理偏方

❶ **前列腺肥大**：知母、黄柏、牛膝各20克，丹参30~50克，大黄10~15克，益母草50克。

❷ **急性风湿热**：知母与炙甘草、桂枝、生石膏、粳米配伍应用，并随证加减。

❸ **毛囊炎**：知母与夏枯草同煎，以煎液敷患处。

❹ **骨蒸潮热，盗汗，梦遗**：熟地黄240克，山茱萸、山药各120克，泽泻、牡丹皮、白茯苓、知母各90克，炼蜜为丸。每服6~9克，每日2~3次。

❺ **消渴证**：山药30克，生黄芪15克，知母18克，天花粉、五味子各9克，粉葛根鸡内金（2次冲服）各6克，水煎服。

养生秘方

知母龙骨炖鸡

原料 母鸡1200克,知母20克,龙骨40克。

做法 将母鸡拔毛,去内脏洗净,取知母、龙骨放入鸡腹腔内,加水适量,以文火炖至熟烂即可食用。

功效 知母味苦、甘,性寒,既可滋肾阴又能泻火。龙骨敛阴涩精。鸡肉味甘,性温,起补益肾精之用,且能避免知母之苦寒太过,二者扬长抑短,相佐为用,滋阴降火。适用于早泄伴性欲亢盛、梦遗滑精者。

知母炖牛肉条

原料 牛肉(肥瘦各半)200克,知母50克,精盐4克,料酒3毫升,姜、大葱各5克。

做法 将知母洗净,牛肉切成长2厘米、宽1厘米的条块。将知母、牛肉放入沙锅内,加水适量、放入大葱、姜、精盐、料酒等,隔水炖熟即可。

功效 健脾胃,补肝肾,清热滋阴。适用于脾胃虚弱,消化不良,胃阴虚,消瘦,四肢无力,缺铁性贫血等证。

黄柏 Huang Bo

【别 名】檗木、黄檗、元柏、川黄柏、关黄柏。

【源 属】为芸香科植物黄皮树或者黄檗的干燥的树皮。

【地域分布】分布于东北、华北、西南及山西、陕西、甘肃等地。

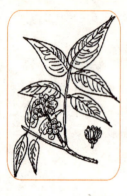

形态特征 落叶乔木,高10~20米。树皮淡黄褐色或淡灰色,有不规则深纵沟裂。叶对生,羽状复叶,小叶5~13,卵形或卵状披针形,长5~12厘米,宽3~4.5厘米,边缘具细锯齿或波状,有缘毛,上面暗绿色,下面苍白色。圆锥花序顶生,雌雄异株,花小而多,黄绿色。浆果状核果球形,紫黑色,有香气。花期5~6月,果期9~10月。

性味归经 苦,寒。归肾、膀胱、大肠经。

采集加工 3~6月采收。剥取一部分树皮,晒至半干,压平,刮净粗皮至显黄色,刷净晒干,置干燥通风处。

功效主治 清热燥湿,泻火解毒。用于急性细菌性痢疾,急性肠炎,急性黄疸型肝炎,泌尿系统感染,急性结膜炎,复发性口疮,烧烫伤,湿疹,阴道炎,疮疖等。

药理偏方

❶ **神经性皮炎**:黄柏50克,用食醋浸泡6~7天,取滤液搽患处。

❷ **痔疮合并感染**:红藤、黄柏各60克,加水200毫升,煎取10毫升。过滤去渣,趁热薰洗患部15~30分钟。每日2~3次。

❸ **宫颈糜烂**:黄柏65%,蜈蚣6.4%,雄黄13%,轻粉13%,冰片2.6%。共研细末,外用。

❹ **产后会阴伤口感染**:黄柏25克煎成200毫升汁,加甘油25毫升和乙醇2000毫升,以之浸泡纱布条放于伤口内,每日换药1次,3日后隔天换药1次,直至痊愈。

❺ **下肢溃疡**:用1%双氧水清洗疮面,然后以0.9%精盐水冲洗,取二黄粉(黄柏、大黄各等份,为末)适量,以开水调成糊状外敷。每隔2日治疗1次,直至红肿消散,下凹之肉长平后,再用珍珠散。

❻ **肠炎**:黄柏、马齿苋、白头翁各50克,水煎成100毫升,加普鲁卡因200毫升备用。每晚睡觉前保留灌肠1次。令患者左侧卧位,臀部抬高。药液加热至40~45℃,吸入注射器。连接导尿管。插入直肠12~15厘米左右停留7~10分钟。15天为1个疗程。

❼ **慢性咽炎**:50%黄柏水煎液上清液2毫升,抽入5毫升注射器内,药液浓度保持在28~32℃,以5号针头直喷整个咽部及咽后壁。每天1~2次,5~6天为1个疗程。

养生秘方

熟地黄柏炖乌龟

原料 熟地黄30克,黄柏10克,知母20克,乌龟1只(500克),料酒10毫升,精盐4克,味精3克,姜5克,葱10克,胡椒粉

3克，鸡油25克，上汤1800毫升。

做法 将以上药物炮制后，洗净，放入纱布袋内，扎紧口；乌龟宰杀后，去头、尾、内脏，留龟板、龟壳；姜切片，葱切段。将龟板、龟壳、药包、姜、葱、料酒、上汤同放炖锅内，置武火上烧沸，再用文火炖35分钟，加入精盐、味精、鸡油、胡椒粉即成。

功效 滋阴降火。适用于肾阴不足、阴虚火旺导致的血精等证。

知柏地黄汤

原料 黄柏、知母各6克，泽泻、茯苓、牡丹皮各9克，山茱萸、干山药各12克，熟地黄24克。

做法 将诸药放入沙锅内，水煎30分钟，取汁即可。每日1剂，分2次温服。

功效 主治阴虚火旺引起的盗汗、遗精等证。

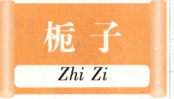

栀子 Zhi Zi

【别　名】本丹、越桃、支子、黄栀子、山栀子、红枝子。

【源　属】为茜草科植物栀子的干燥成熟果实。

【地域分布】主产于湖南、江西、浙江等地。

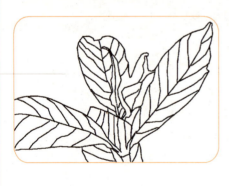

形态特征 常绿灌木，高达2米。茎多分枝。叶对生或三叶轮生，披针形，草质，光亮。夏季开花，花单生于叶腋或枝端，花冠开放后呈高脚碟状，白色，肉质，芳香。蒴果椭圆形，黄色或橘红色，顶端有绿色的宿存花萼。

性味归经 苦，寒。归心、肝、肺、胃、三焦经。

采集加工 采收成熟果实，于秋末冬初果实呈红黄色时采摘，除去杂质，蒸至上汽或沸水中略烫后晒干备用。

功效主治 泻火除烦，清热利湿，消肿止痛，凉血解毒。用治热病心烦，神昏谵语，湿热黄疸，热淋尿痛，外伤瘀肿，血热吐血，衄血，尿血，疮疡肿痛。

药理偏方

1. 湿热黄疸：栀子12克，大黄6克，茵陈18克，水煎服。
2. 病毒性肝炎，胆囊炎：栀子9克，甘草3克，黄柏6克，水煎服。
3. 血滞，瘀结，湿聚，热郁：栀子、香附、川芎、苍术、六神曲各6～10克，水煎服或为水丸服。
4. 黄疸尿赤，血淋涩痛：车前子、瞿麦、萹蓄、滑石、栀子、甘草、木通、大黄各9克，水煎服。
5. 肠痈：连翘15克，黄芩、栀子各12克，金银花18克，水煎服。
6. 湿热，霍乱：焦栀子、淡豆豉各9克，黄连、石菖蒲、制半夏各3克，制厚朴6克，水煎服。
7. 热病水肿：栀子15克，木香7.5克，白术12.5克，切细，水煎服。
8. 血热妄行之出血证：栀子、大黄、牡丹皮、棕榈、大蓟、小蓟、荷叶、侧柏叶、白茅根、茜草各9克，水煎服。
9. 急性胆囊炎：栀子、淡豆豉各12克，水煎服。
10. 热病，邪入气分证：栀子6～9克，香豉9～12克，水煎服。
11. 鼻出血：栀子10克，菊花15克，鲜茅根50克。将上述药材煎水取汁服用。每日1次。

养生秘方

栀子粳米粥

原料 栀子10克，粳米80克。

做法 共煮成粥。

功效 有镇静，利胆，降压，抑制真菌作用。对于目赤肿痛，蚕豆黄，乳腺炎，急性黄疸型肝炎，肾炎水肿，腮腺炎等具有一定疗效。

栀子莲心甘草茶

原料 栀子9克，莲子心3克，甘草6克。

做法 莲子心、栀子洗净，备用。莲子心、栀子、甘草同放在锅中，加入适量水，大火煮沸，然后转小火继续熬煮30分钟即可。滤渣取汁，分次饮用。

功效 清心泻火，疏肝解郁。

栀子香附粥

原料 栀子10克，香附6克，粳米100克。

做法 将栀子仁、香附研成细末，备用。粳米洗净，浸泡1个小时后加水适量，小火熬粥。待粥熬好时，加入栀子末、香附末稍煮片刻即可出锅。

功效 本粥可消肿利尿，健脾养胃，舒肝理气，清热泻火，适用于脾胃不调，水肿，目赤肿痛等患者食用。

黄连
Huang Lian

【别　名】王连、支连、云连、川连。

【源　属】为毛茛科植物黄连干燥根茎。

【地域分布】湖北、陕西、湖南、四川、贵州等地多有分布。

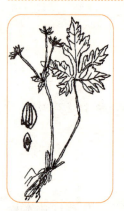

形态特征 多年生草本，高约30厘米。叶从根茎长出，有长柄，指状三小叶；小叶有深裂，裂片边缘有细齿。花白绿色，有花5~9朵，顶生。果簇生，有柄。根茎横走，黄色，有多数须根，形似鸡爪。

性味归经 苦，寒。归心、胃、肝、大肠经。

采集加工 春、秋季采挖，除去须根以及泥沙，干燥，摘去残留须根后可使用。

功效主治 清热燥湿，泻火解毒，凉血止血。用于急性菌痢，急性胃肠炎，流脑，猩红热，霍乱，百日咳，大叶性肺炎，肺脓疡，阴道炎，子宫颈糜烂，化脓性中耳炎。

药理偏方

① **消化性溃疡**：每次服黄连素0.4克，每日4次，4~6周1个疗程。

② **指骨骨髓炎**：取黄连粉65克，加水2000毫升，煮沸3次，每次15分钟。冷却备用。不去渣，不加防腐剂。其溶液呈深黄暗色，澄清透明，约1800毫升，用时将药渣置于瓷杯内。浸泡患指，药液以浸没全部病灶为度，每日1次，每次1~3个小时。浸泡毕，按常规换药至疮愈。

③ 萎缩性胃炎：黄连、白糖各500克，食醋500毫升（瓶装醋为优），山楂片1000克，加开水400毫升，混合浸泡7日，即可服用。每日3次，每次50毫升，饭后服。

④ 顽固性心律失常：每次服黄连素0.3~0.6克，每日4次，30日为1个疗程。对多发性室性早搏疗效较好。

养生秘方

黄连炒冬瓜

[原料] 黄连10克，冬瓜250克，精盐、味精各2克，酱油、料酒各5毫升，葱花、姜末各6克。

[做法] 炒制。佐餐食用。

[功效] 清热利水。用于水肿，风热等证。

黄连鸡子黄汤

[原料] 黄连10克，白芍20克，鸡蛋2个，阿胶50克。

[做法] 先将黄连、白芍加水煮沸，滤取约150毫升药汁，去渣备用；鸡蛋取蛋黄备用；将阿胶以50毫升清水隔水蒸至溶化。再把药汁倒入阿胶中，用小火煎成膏，最后放入蛋黄拌匀。每次适量，每晚睡前服1次。

[功效] 养阴清火，交通心肾。主治心肾不交、失眠多梦、惊悸不安、恶闻人声、舌结不能言语、舌红苔薄黄等。

黄连三子茶

[原料] 黄连5克，女贞子、枸杞子、沙苑子各10克。

[做法] 将上述几味放入保温杯中，以适量沸水冲泡，加盖闷15分钟左右即可饮用。

[功效] 补肝益胃。

连翘 Lian Qiao

【别　名】旱连子、大翘子、空壳、黄奇丹。

【源　属】为木犀科落叶灌木植物连翘的果实。

【地域分布】河北、山西、陕西、河南、山东、安徽、湖北、四川等省均有出产。

[形态特征] 落叶灌木，高2~4米。枝细长，开展或下垂，嫩枝褐色，略呈

第二章　清热药

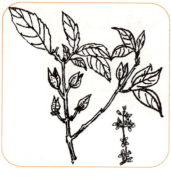

四棱形，散生灰白色细斑点，节间中空。叶对生，叶片卵形、宽卵形或椭圆状卵形至椭圆形，两面均无毛。花期3~4月，花黄色，通常单朵或2至数朵生于叶腋，花先叶开放；花萼深4裂，边缘有毛；花冠深4裂，雄蕊2枚。果期7~9月，果实呈卵球形、卵状椭圆形或长卵形，先端喙状渐尖，表面有多数凸起的小斑点，成熟时开裂，内有多粒种子，种子扁平，一侧有翅。

性味归经 苦，微寒。归肺、心、胆经。

采集加工 秋季初熟尚带绿色时采收为佳，除去杂质，蒸熟，晒干备用，称青翘；果实熟透变黄时采收，晒干，除去杂质，称老翘。

功效主治 清热解毒，散结消痈。主治急性扁桃体炎，淋巴结核，尿路感染，2型脑膜炎，浮肿等证。

药理偏方

❶ **风疹**：牛蒡子、连翘各9克，荆芥6克（用纱布包），水煎，加入白糖适量，代茶饮，每日1剂。

❷ **小儿麻疹**：连翘、牛蒡子各6克，绿茶1克，研末，用沸水冲泡，每日1剂，代茶饮。

❸ **疖肿**：蒲公英、紫花地丁、草河车、金银花各15克，连翘10克，黄芩8克，赤芍12克，马齿苋30克，防风6克，水煎服。

❹ **慢性下肢溃烂**：荆芥、黄柏各20克，柴胡6克，连翘、黄芩、黄连、栀子、生地黄、当归、白芍、桔梗各15克，防风、薄荷、白芷、川芎、枳壳各12克，黄芪25克，甘草3克，水煎，待温，将患部置入药液中浸泡30分钟，然后用无菌敷料覆盖创面。若患部浸泡不便者，用消毒敷料蘸洗、湿敷均可。

❺ **急性肾炎**：连翘18克，水煎150毫升，分3次于饭前服，小儿酌减。

❻ **睾丸炎**：当归、川芎各12克，连翘15克，白芷、防风、红花各9克，甘草、乳香各6克，细辛2.4克，水煎服。

养生秘方

连翘黄瓜炒虾仁

原料 连翘粉 10 克，黄瓜、虾仁各 100 克，葱花、姜末各 6 克，酱油、料酒各 5 毫升，精盐、味精各 2 克。

做法 炒制。佐餐食用。

功效 清热解毒。对于风热型感冒有疗效。

防风通圣饮

原料 连翘、防风、荆芥、麻黄、薄荷、川芎、当归、白芍、白术、山栀、大黄、芒硝、甘草各 10 克，石膏、黄芩、桔梗各 5 克，滑石 15 克。

做法 将上述药物放入锅中，加水煎煮 30 分钟，取汁即可。每日 1 剂，分 2 次温服。

功效 主治风热壅盛，恶寒头痛，目赤眩晕。

金银花 Jin Yin Hua

【别　名】银花、金花、忍冬花、金藤花。

【源　属】为忍冬科植物忍冬、红腺忍冬、山银花或毛花柱忍冬的干燥花蕾或带初开的花。

【地域分布】除内蒙古、宁夏、新疆、西藏、黑龙江、海南外，其余各省均有出产。

形态特征 藤本。小枝紫褐色，有柔毛。叶对生，叶片卵形至长卵形，先端钝，急尖或渐尖，基部圆形，全缘；嫩叶有短柔毛，下面灰绿色。花成对生于叶腋，初开时白色，后变黄色；苞片叶状，宽椭圆形；小苞片近圆形；花萼 5 裂；花冠稍二唇形，上唇 4 裂，下唇不裂；雄蕊 5 枚，与花柱略长于花冠。浆果球形，熟时黑色。

性味归经 甘，寒。归肺、心、胃经。

采集加工 花蕾（带初开的花）于初夏花开放前采摘，摊席上晾干，晾晒时忌用手翻动，否则花色变黑，阴天可用微火烘干备用。茎枝于秋冬季采割为佳，鲜用或晒干备用。茎叶多鲜用，随用随采。

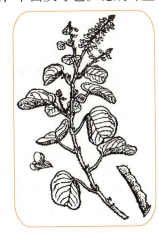

功效主治 清热解毒，疏风通络。主治感冒发热，咽喉炎，细菌性痢疾，肠炎，痈疮疖肿，湿疹，丹毒，肺结核，潮热，肩周炎，腰腿痛。

药理偏方

1. **预防流行性脑脊髓膜炎**：金银花10克，夏枯草、路边青根各20克，岗梅根、芦根各30克，水煎服，连服3日。

2. **预防百日咳**：金银花、桑白皮、百部各5克，白茅根、车前子各10克，芦根6克，淡竹叶3克，水煎服，连服3~4日。

3. **多发性疖肿**：金银花15克，蒲公英20克，菊花、紫花地丁各10克，甘草6克，水煎服。

4. **乳腺炎**：金银花45克，鹿角霜15克，王不留行12克，黄酒1杯为引，水煎服。

5. **感冒**：金银花、连翘各等份，共研成粗末，每次18克，水煎服。

6. **暑热烦渴**：金银花、荷叶各15克，水煎服，或用开水冲泡，代茶饮。

7. **慢性咽喉炎**：金银花、人参叶各15克，甘草3克，用开水泡，代茶饮。

8. **关节红肿、疼痛**：金银花10克，忍冬藤15克，薏苡仁30克，水煎服。

养生秘方

金银花蒸草鱼

原料 草鱼500克，金银花50克，糯米粉100克，香油、料酒、胡椒粉、精盐、味精、酱油各适量。

做法 金银花洗净，用清水泡后，沥干水分；糯米粉用清水发湿。草鱼去内脏，洗净，沥干水分，切块，用料酒、精盐、味精、酱油、胡椒粉、香油拌匀，备用。将鱼块用刀划缝，在缝中插上金银花，抹少许糯米粉，放入蒸碗中，再将剩下的金银花用湿米粉及调鱼块的汁拌匀，撒在鱼块上，放笼蒸熟即可。

功效 清热解毒。

金银花苦瓜汤

原料 苦瓜200克，金银花15克。

做法 苦瓜去瓤、子，洗净；与金银花一同放入加有适量清水的锅中。将苦瓜、金银花煎煮饮用即可。

功效 清心祛火，利尿通淋，明目解毒。可治伤暑身热，热天烦渴、便少、眼睛红等病证。

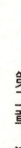

五味消毒饮

原料 金银花 10 克,野菊花、蒲公英、紫花地丁、紫背天葵子各 3 克,白酒适量。

做法 用适量清水煎服上述药材,再加适量白酒和服即可。

功效 本方有清热解毒,消散疔疮的效能,可治痈疮疖肿,热痛,发热恶寒,舌红苔黄等病证。

金银花酒

原料 金银花 50 克,甘草 10 克,白酒适量。

做法 将金银花、甘草用适量清水煎后;再调入白酒,略煎,分 3 份即可。早、午、晚各服 1 份。

功效 可治疗疮肿、肺痈、肠痈等病证。

牡丹皮 Mu Dan Pi

【别　名】丹皮、粉丹皮、刮丹皮、炒丹皮。

【源　属】为双子叶植物毛茛科牡丹的干燥根皮。

【地域分布】产于安徽、湖南、四川、河南、陕西、山东、湖北、甘肃、贵州等地。

形态特征 落叶小灌木,高 1~1.5 米。根肥大,黄棕色,根皮折断有香气。茎直立,分枝短而粗。叶互生,通常为二回三出复叶;顶生小叶片卵形或广卵形,叶面无毛,叶背沿叶脉有短毛或无毛。略带白色;叶柄无毛。花期 5 月,花大而美丽,通常玫瑰色、红紫色、粉红色或白色。萼片 5 片;花瓣 5 片或为重瓣,花瓣片倒卵形,顶端呈波状;雄蕊多数;密生柔毛。果期 9 月,果实由 5 个小分果组成,密生黄褐色硬毛。

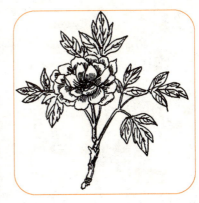

性味归经 苦、辛,微寒。归心、肝、肾经。

采集加工 秋季采挖根部,除去细根,剥取根皮,迅速洗净,润后切薄片,晒干,置通风干燥处。

功效主治 清热凉血，活血祛瘀。治热入血分，发斑，惊痫，吐血衄血，便血，骨蒸劳热，经闭，癥瘕，痈疡，跌打损伤。

药理偏方

❶ **低热不退**：牡丹皮12克，鳖甲15克，青蒿10克，生地黄20克，水煎服。

❷ **荨麻疹**：牡丹皮、赤芍各12克，地肤子、浮萍各10克，蝉蜕3克，水煎服。

❸ **腹痛便秘**：牡丹皮12克，生大黄8克，红藤、金银花各15克，水煎服。

❹ **高血压**：牡丹皮、赤芍各10克，钩藤15克，水煎服。

❺ **白血病**：牡丹皮、地黄、玄参、重楼各15克，薏苡仁20克，地骨皮9克，白花蛇舌草、生黄芪、大青叶各30克，水煎服。同时配合化疗。

❻ **血热吐衄**：牡丹皮、芍药各12克，水牛角、生地黄各30克，水煎服，每日1剂，分早、晚2次服用。

❼ **痛经**：牡丹皮、桃仁、赤芍、桂枝、茯苓各等份，共研为末，炼蜜和为丸，每次9克，每日2次，用温开水送服。

❽ **长期低热**：牡丹皮、生姜、薄荷各10克，丹参30克，茯苓、当归、柴胡、白术、白芍、栀子各15克，甘草5克。加水煎沸15分钟，滤出药液，再加水煎20分钟，去渣，两煎药液对匀，分服，每天1剂。

❾ **过敏性紫癜**：牡丹皮、浙贝母、菊花、桑叶、苍耳子各12克，地榆30克，辛夷8克，甘草、薄荷各2克。水煎服，每天1剂。

养生秘方

橘叶丹皮肝

原料 橘叶、丹皮10克，羊肝60克，精盐、酱油、味精各适量。

做法 将前2味中药与羊肝加水共煮，肝熟后切片加各调味料，作正餐之辅助菜食之。

功效 疏肝理气，清热凉血。

柴芍丹皮炖瘦肉

原料 柴胡、丹皮各6克，白芍药10克，瘦猪肉30克，精盐适量。

做法 柴胡、丹皮、白芍药洗净与瘦猪肉共炖，至肉烂熟，加精盐适量，饮汤食肉。

功效 疏肝解郁，柔肝清热。

半枝莲 Ban Zhi Lian

【别　名】狭叶韩信草、牙刷草、并头草、赴山鞭、芽刷单、太阳花、死不了。

【源　属】为唇形科植物半枝莲的干燥全草。

【地域分布】分布江苏、广西、广东、四川、河北、山西、陕西、湖北、安徽、江西、浙江、福建、贵州、云南、台湾、河南等地。

形态特征　多年生草本，高30厘米左右。方茎，下部匍匐生根，上部直立。叶对生，卵状椭圆形至线状披针形，有波状钝齿，大小不一。花单生于叶腋。青紫色，外面有密柔毛。果实卵圆形。5～10月开花，6～10月结果。

性味归经　辛、苦，寒。归肺、肝、肾经。

采集加工　夏、秋二季茎叶茂盛时采挖，洗净，晒干。

功效主治　清热解毒，利水消肿，散结抗癌。用于毒蛇咬伤，痈肿疔疮，咽痛喉痹，湿热黄疸，泻痢，风湿痹痛，湿疹足癣，跌打损伤，水肿腹水，癌症。

药理偏方

❶ **原发性肝癌**：半枝莲120～180克，以水煎服，效果不显著时可多加茵陈、连翘、栀子、紫草、板蓝根等。

❷ **急性肾炎**：半枝莲10～30克，麻黄4～15克，鲜茅根50～100克，白花蛇舌草10～30克，双花、连翘、茯苓、泽泻各10～30克，猪苓5～10克，水煎服，每日1剂。

❸ **鼻咽癌**：半枝莲50克，黄连20克，白花蛇舌草100克，生黄芪100克，水煎服，每日1剂。

❹ **癌瘤**：半枝莲50克，水煎2次，上、下午分服，或代茶饮。用于肺癌，对改善症状亦有一定效果。

❺ **慢性肾功能衰竭**：半枝莲、蒲公英各30克，制附片、生大黄各12克，水煎，加甘露醇50克，氯化钠10克，氯化钾0.6克，氯化钙0.2克，碳酸氢钠3.4克，混匀，加水至2000毫升，晨起1个小时内服完，每日1剂，以后视病情增减，治疗期间，加服香砂六君子汤，每日1剂。

养生秘方

半枝莲骨头汤

原料 半枝莲、茵陈各20克，甘草6克，鸡内金9克，黄芪40克，猪骨头200克。

做法 将上述中药与猪骨头一同炖汤。每日1剂，水煎分2次服，连服30剂为1个疗程。

功效 治疗肝炎。

消黄茶

原料 车前草、半枝莲、茵陈蒿各15克，红糖20克。

做法 将车前草、半边莲、茵陈蒿洗净，水煎，煮沸1分钟后放入红糖，再煎2分钟。

功效 清热，利湿，退黄。

苦参 Ku Shen

【别　名】野槐根、地参、牛参。

【源　属】为豆科多年生落叶灌木植物苦参的根。

【地域分布】全国各地均有分布。

形态特征 落叶灌木，单数羽状复叶，长椭圆形，基部圆形，背面有平贴柔毛。总状花序顶生；花冠淡黄色，蝶形，花期5~6月，荚果圆筒状念珠形，种子多颗，基部有萼宿存；果期7~9月。

性味归经 苦，寒。归心、肝、胃、大肠、膀胱经。

采集加工 春、秋二季采挖为佳，除去根头，洗净，晒干或趁鲜切片晒干备用。

功效主治 清热燥湿，杀虫止痒，利尿消肿。主治细菌性痢疾，湿疹，疥癣，急性传染性肝炎，滴虫性阴道炎等。

药理偏方

❶ 急、慢性痢疾：苦参30克，鸡蛋3个，将苦参与鸡蛋同煮，沸后半小时弃渣，食蛋喝汤。每天1剂，连服7天。

❷滴虫性肠炎：苦参25~40克，马齿苋25~30克（鲜品150~250克），随证加减。水煎。早、晚温服。

❸化脓性扁桃体炎：每日以苦参15~50克加沸水浸泡后频饮，可加适量冰糖以矫味。

❹食管炎：苦参30克，黄连10克，大黄6克，加水150毫升，煎至60毫升，每服20毫升，每日3次。服药后禁食1个小时。

❺霉菌性肠炎：以苦参粉2克，云南白药1克，混匀，早、晚各服1次。30天为1个疗程。

❻蛲虫病：苦参200克，百部150克，川椒60克，明矾10克，加水500毫升，煮沸20~30分钟，去渣过滤，每晚睡前用40毫升保留灌肠。儿童酌减。

❼慢性结肠炎：苦参30克，加水煎至80~100毫升，每晚睡前保留灌肠，10次为1个疗程，共3疗程。

❽顽固性失眠：苦参100克，加水适量，第1次煎40分钟，第2次、第3次各煎30分钟。将3次药液浓缩至1000毫升，过滤，加白糖200克加热溶化，备用。每晚服20~25毫升。

❾皮肤瘙痒症：每次以苦参注射液4毫升加维生素B_{12}注射液500微克混合肌注，每日2次，1月为1个疗程。

❿急性传染性肝炎：苦参20克，龙胆草、郁金各10克，茵陈30克，柴胡8克。水煎服，每日1剂，连服7天。

养生秘方

苦参天麻酒

原料 苦参500克，黍米5000克，曲750克，白鲜皮200克，天麻80克，露蜂房75克。

做法 上药用水7500毫升，煮到一半，去渣浸曲，4天，酝酒常法，酒熟压去糟渣，贮存备用。饭后饮1杯。每天2次，夜里饮1次。渐加至3杯，以愈为度。

功效 对于遍身白屑，搔之则痛有疗效。

鸡蛋苦参汤

原料 鸡蛋1枚，苦参10克。

做法 先将苦参以水煎汁，然后将鸡蛋打碎，搅匀。用煮沸的药汁冲鸡蛋，趁热服用。一般3次即可见效。

功效 主治发热，头痛，鼻塞，咽喉红肿疼痛，咳嗽等证。

地黄 Di Huang

【别　名】生地黄、生地、鲜地黄。

【源　属】为玄参科植物地黄的新鲜或干燥块根。

【地域分布】主要产于河南、辽宁、河北、山东、浙江等省。

形态特征 多年生直立草本，高10～30厘米。块根，呈纺锤形或条状，肉质肥厚，野生的则为长条形，较细，表面黄色。叶多基生，莲座状，叶柄长1～2厘米；叶面多皱，叶背带紫色；茎生叶较基生叶小很多。6月开花，花外面紫红色或暗紫色。7～8月结果，果实卵形，内有多数种子。

性味归经 甘、苦，寒。归心、肝、肾经。

采集加工 秋季采挖后，除去芦头、须根以及泥沙，鲜用或晾干即可。

功效主治 清热凉血，养阴，生津。用于热病烦渴，发斑发疹，阴虚内热，吐血，衄血，糖尿病，传染性肝炎。

药理偏方

❶慢性进行性脱发：生地黄、鹿角胶、山茱萸、肉苁蓉、白芍、山药、桑葚各15克，何首乌、柴胡、熟地黄各25克，牡丹皮、菟丝子各12克。加水煎沸15分钟，滤出药液，再加水煎20分钟，去渣，两煎药液对匀，分服，每天1剂。或以蜜为丸，每次10克，每天3次。

❷脱发：生地黄15克，熟地黄10克，赤芍、川芎各5克。煎服法同❶。每天1剂。

❸脂溢性脱发：生地黄、黑芝麻梗、何首乌、柳树枝各30克。加水煎，熏洗热敷头部，每天3次。

❹胃中湿热郁积，实火牙痛：生地黄、升麻各15克，大黄、芒硝（另包冲服），当归各12克，生石膏10克，牡丹皮8克，黄连5克，甘草4克。除芒硝外，余药加水煎服法同❶，每天1剂。芒硝第1次冲服2/3，第2次冲服余1/3，以泻为度。

养生秘方

生地黄鸡

原料 乌骨鸡1000克,生地黄250克,麦芽糖150克。

做法 将乌骨鸡宰杀后除去毛及内脏洗净;生地黄洗净后切成细条。生地黄与麦芽糖相混合后塞入鸡腹内,用棉线扎紧。将鸡置于瓷锅中用文火炖熟,不加精盐、醋等调品即可。

功效 本品具有填精补髓,益肾滋阴之功效,适于肾虚型骨质疏松证患者。

黑牛髓饮

原料 黑牛髓、生地黄、蜂蜜各250克。

做法 将黑牛髓、生地黄、蜂蜜和匀后置于碗中。上锅隔水蒸数分钟即可。

功效 本品具有滋阴,补肾,壮骨之功效,适于肾虚型患者。

大荠菜生地煲蚝豉

原料 荠菜320克,蚝豉80克,生地黄40克,姜、精盐各3克。

做法 荠菜、生地黄、姜、蚝豉分别用水洗净。姜去皮,切成片,用适量水,猛火煲至沸。加入荠菜、生地黄、其余姜、蚝豉,用中火煲1个小时。加精盐调味,即可饮用。

功效 此汤可清热解毒,凉血养阴。经常用此汤佐膳,可预防和减少暗疮的发生。凡身体燥热,肌肤灼热,生疮疖,小便不畅,尿液黄赤,牙痛,关节屈伸不利,头颈强痛,大便秘结,都可以用此菜作食疗。注意:脾胃虚寒的人,不宜饮用。

龙胆 Long Dan

【别　名】陵游、草龙胆、龙胆草、苦龙胆草、地胆草、胆草、山龙胆、四叶胆。

【源　属】为龙胆科植物条叶龙胆、龙胆和坚龙胆的干燥根及根茎。

【地域分布】分布于东北各地。

形态特征 多年生草本,高30~60厘米。根茎短,簇生多数细长的根,根长可达25厘米,淡棕黄色。茎直立,粗壮,通常不分枝,粗糙,节间常较叶为短。叶对生,无柄,基部叶甚小,鳞片状;中部及上部叶卵形、卵状披针形或狭披针形。花无梗，数朵成束簇生于茎顶及上部叶腋。蒴果长圆形，有短柄，成熟时2瓣裂。种子细小，线形而扁，褐色，四周有翅。花期9~10月。果期10月。

性味归经 苦，寒。归肝、胆经。

采集加工 春、秋两季采挖，洗净，干燥存放。

功效主治 清热燥湿，泻肝胆火。主要用于湿热黄疸，阴肿阴痒，带下，湿疹瘙痒，目赤，耳聋，胁痛，口苦，惊风抽搐。

药理偏方

① 夜盲：龙胆、黄连各30克，为细末，水煎服。

② 急性黄疸型传染性肝炎：龙胆、茵陈各12克，郁金、黄柏各6克，水煎服。

③ 高血压：龙胆9克，夏枯草15克，水煎服。

④ 蛔虫攻心（刺痛，吐清水）：龙胆30克，水煎服。

⑤ 目赤肿痛，视物昏暗：黄连、黄柏、龙胆各20克，胡黄连、黄芩、柴胡、木贼各40克，水煎服。

⑥ 伤寒发狂：龙胆6克，为细末，加入鸡蛋清，蜂蜜化冰水送服。

⑦ 小儿惊热不退、变而为痫：龙胆、龙齿各22克，牛黄7.5克，麝香6克，为末，炼蜜丸，荆芥汤送服，每次5丸。

⑧ 目赤肿痛：龙胆6克，生地15克，黄芩、菊花、栀子各10克，水煎服。

养生秘方

龙胆草粳米粥

原料 龙胆草、泽泻、柴胡、车前草、栀子、木通、黄芩各6克，甘草2克，粳米150克。

做法 上述药材分别洗净，装入纱布袋中，水煎20分钟捞出药包，将洗净的粳米放入药汁，再加适量水，煮稀粥。趁热食，每天2次，3~5天为1个疗程。

功效 适用于副性腺感染。

龙胆草清饮

原料 龙胆草6克，野菊花、苍耳子、白芷各10克，蜂蜜30克。

做法 前4味分别洗净，晾干，切碎，同放入沙锅，加水浸泡片刻，煎煮30分钟，用洁净纱布过滤，去渣，取滤汁放入容器，待其温热时，兑入蜂蜜，拌和均匀即可。早、晚2次分服。

【功效】清热解毒，通窍止痛。对于鼻咽癌疼痛，肝郁火旺者尤为适宜。

鱼腥草 Yu Xing Cao

【别　名】岑草、蕺儿菜、折耳菜、紫蕺、侧耳根、九节莲、肺形草、臭腥草、折耳根。

【源　属】为三白草科植物蕺菜的全草。

【地域分布】我国西南、东南、中部各省区及陕西、甘肃均有分布。

【形态特征】多年生草本，高20～40厘米。生于田边、路旁、山谷阴湿处。全株有浓烈的鱼腥气。根状茎有节。叶互生，心形。长3～8厘米，表面绿色，背面紫红色，叶柄基部有鞘状托叶。夏季开花，穗状花序与叶对生，有4片白色的总苞片，很像花瓣。蒴果近圆形。

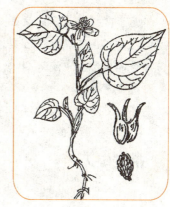

【性味归经】辛，寒。归肺经。

【采集加工】夏季茎叶茂盛花穗多时收割，洗净，除去杂质，晒干。

【功效主治】消热解毒，利水消肿。用于扁桃体炎、肺脓肿、肺炎、气管炎、泌尿系感染、肾炎水肿、肠炎、痢疾、白带过多等证。

药理偏方

❶ 尿路感染：鱼腥草、三白草、车前草、白茅根各30克，海金沙15克，水煎服。

❷ 急性化脓性中耳炎：将鲜鱼腥草洗净，捣汁，先按常规清除外耳道积脓，然后用棉球蘸药汁滴耳，每日2次，连用3～6日。

❸ 感冒发烧：细叶香茶菜20克，鱼腥草16克，水煎服，或将上药共研细末，煎煮滤液浓缩，并与细末混合压片，每片0.3克，每日3次，每次3～4片，小儿酌减。

第二章　清热药

❹ **急性肺炎**：鱼腥草、大青叶各30克，虎杖60克，栝楼子15克，水煎服。

❺ **肺痈饮**：芦根、薏苡仁各15克，鱼腥草、冬瓜子、桃仁、全栝楼、黄芩、桔梗各10克，水煎服。

❻ **外痔**：鱼腥草、虎杖、苦参、五倍子各30克。先将药物用水浸泡于沙锅或铜锅内，煎煮30分钟，取药液1000毫升左右，每剂煎2次。将刚煎的药液倒入瓷盆内，臀部置于盆口，让蒸腾之气直接熏于肛门，候药液温度降至适宜时，可将臀部坐于盆中浸浴20分钟。

❼ **支气管扩张**：鲜鱼腥草200克，墨旱莲100克，鲜鸡蛋4个。先将鲜鱼腥草、鸡蛋洗净，连根叶和鸡蛋放入锅内煮30分钟，将鸡蛋取出，用筷子将蛋壳敲破，再放入锅内煮30分钟，将药汁倒入碗内备用。每次100毫升，加适量红糖同服，每日多次，1周为1个疗程。将鸡蛋去壳后，分早、晚各服1次，每次2个。

❽ **肾病综合征**：鱼腥草（干品）100～150克，放入开水1000毫升，浸泡半小时后代茶饮，每日1剂，3个月为1个疗程。

❾ **咽喉炎、扁桃体炎**：鱼腥草30克，黄芩、连翘、牛蒡子各10克，板蓝根、金银花各15克，薄荷6克，水煎服。每日2次，早、晚分服。

养生秘方

鱼楂茶

原料 鱼腥草20克，山楂（干）6克，蜂蜜5克。

做法 先把鱼腥草洗净，沥干。把鱼腥草与山楂干共研成细末。将上述细末倒入沙锅内，加水适量，煮沸，取汁，加入蜂蜜，代茶饮。

功效 此药膳具有清热解毒，排脓止痢的功效。主治痢疾脓血，腹痛等病证。

鱼腥草蒸鸡

原料 童子鸡1500克，鱼腥草200克，精盐4克，味精2克，胡椒粉1克，葱10克，姜5克。

做法 将鸡宰杀，去毛，除内脏，去脚爪，用清水洗净，放入沸水锅内焯一下，捞出，洗净血污。把鱼腥草除去杂质，用清水洗净，切成段。取汤碗1个，放入全鸡，加精盐、姜、葱、胡椒粉，倒入适量清水，上笼蒸至鸡熟透。在上述的基础上，加入鱼腥草、味精，略蒸10～15分钟，即可出笼。

功效 消火，解毒，温中益气。

马齿苋
Ma Chi Xian

【别　名】马齿草、五行草、蚂蚁菜、长寿菜。

【源　属】为马齿苋科一年生肉质草本植物马齿苋的全草。

【地域分布】分布于全国各地。

形态特征 一年生草本。枝叶肥厚无毛。茎下部弯曲，上部直立，长可达30厘米，紫红色。叶互生或近对生，肉质，叶片倒卵形至匙形，长1.5~2.5厘米，宽0.4~1.1厘米，顶端圆，平截或稍凹下，基部楔形，全缘。夏季开花，花小，淡黄色。蒴果卵形，成熟时盖裂。以其根白、茎红、叶青、花黄、子黑，而有"五行草"之称。

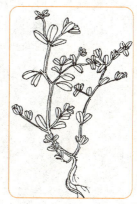

性味归经 酸，寒。归大肠、肝经。

采集加工 夏、秋两季采收，除去残根以及杂质，洗净。

功效主治 清热解毒，清利湿热，凉血止血。用治痈肿疮疡，湿热泻痢，崩漏带下。现代常用于细菌性痢疾，急性肠炎，疮疖，带下赤白，急性阑尾炎等。

药理偏方

❶ **急性阑尾炎**：马齿苋、蒲公英各60克，水煎服。

❷ **上消化道出血，大便色黑**：鲜马齿苋250克，醋适量，先将马齿苋加油、精盐炒至将熟，加醋调拌服，每日1次。

❸ **带下症**：鲜马齿苋120克，山药30克，粳米100克，煮粥食，每日1次。

❹ **淋病**：用马齿苋150克（鲜者加倍），每日1剂，水煎服，早、晚分服，连服10天为1个疗程，可服1~3个疗程。

❺ **剖宫产后子宫复旧不全**：以马齿苋、益母草30克煎服，每日1剂。

❻ **细菌性痢疾**：马齿苋15克，水煎服，或以鲜马齿苋60克，洗净做菜食。

❼ **急性乳腺炎**：鲜马齿苋200克捣汁，入朴硝调匀外敷患处，4~6个小时换药1次。

❽渗出性皮肤病： 用黄马煎剂，即鲜马齿苋300克（干品60克），黄柏30克，用水煎后冷湿敷患处，每日4次，每次30分钟，用药3～10天。

养生秘方

凉拌马齿苋

原料 马齿苋500克，仙人掌60克，白砂糖10克，醋5克，香油10克。

做法 将马齿苋洗净，切成段。仙人掌去刺、皮，切成丝。将马齿苋、仙人掌放入沸水中焯后，加入白砂糖、醋、香油适量，拌匀即可。

功效 此拌菜具有清热解毒，消肿止痛的作用。适宜一切疔疮、丹毒、痔疮患者及乳腺炎患者。单用马齿苋凉拌疗效亦可。

马齿苋炒黄豆芽

原料 黄豆芽250克，马齿苋100克，猪肉（瘦）50克，精盐2克，味精、香油各1克，植物油15克，淀粉（豌豆）3克。

做法 马齿苋洗净，切段，瘦猪肉洗净，切片。淀粉加水调成湿淀粉。向锅内下植物油烧至七成热，下入猪瘦肉片翻炒片刻，再下黄豆芽煸炒，待黄豆芽七成熟时，再加入马齿苋炒熟，加精盐、味精、湿淀粉收汁，淋上香油，起锅即成。

功效 本药膳清热利湿，适于急、慢性黄疸型肝炎患者服食。

马齿苋荠菜粥

原料 马齿苋、荠菜、粳米各100克。

做法 先将马齿苋去根，除去黄叶，用清水洗净，用刀切碎。将荠菜除杂物，洗净备用。把粳米淘洗净，直接放入锅内，加入适量清水，置于火上，用武火煮沸，再改用文火慢煮，至米开花，八成熟时，加入马齿苋，再煮几沸，即成。

功效 此粥主治湿热痢疾、腹泻。

马齿苋绿豆汤

原料 鲜马齿苋150克（干品40克），绿豆80克。

做法 马齿苋洗净、切碎，与绿豆加水煎至豆熟，取汁500毫升，分2次温服，每日1剂。

功效 清热解毒治痢。对于痢疾，痈肿疮疡，肠炎等有疗效。虚寒痢及脾虚泄泻者不宜用。

地骨皮 Di Gu Pi

【别　名】杞根、地节、红榴根皮。

【源　属】为茄科落叶灌木植物枸杞的根皮。

【地域分布】全国各地均有栽培。

形态特征 为落叶灌木，高约1米。枝条细长，常弯曲，淡灰色，嫩枝顶端成刺状，叶腋有锐刺。叶互生或3~5片丛生，单叶；叶片卵形、卵状菱形或卵状披针形，顶端尖，基部狭，全缘，两面均无毛。5~10月开花，花淡紫色或粉红色，6~11月结果，果实卵形，成熟时红色。皮可入药。

性味归经 甘，寒。归肺、肝、肾经。

采集加工 初春或秋后采挖根，洗净剥下根皮，晒干备用。叶、果均可入药。

功效主治 清肺止咳，退虚热。用于肺热咳嗽，虚劳及阴虚有汗的骨蒸潮热，久热不退。

药理偏方

❶ **足趾鸡眼，作痛作疮**：地骨皮同红花研成细末，加适量香油调成糊状，每晚泡脚后，取适量药敷在鸡眼上。

❷ **肾虚腰痛**：地骨皮、杜仲、草薢各500克，用30升好酒浸泡，密封土罐中再放锅内煮1天，常取服。

❸ **风虫牙痛**：醋煎地骨皮取汁漱口。也可水煎。

❹ **小便出血**：新地骨皮洗净，捣取自然汁。无汁则加水煎汁。每服1碗，加一点酒，饭前温服。

❺ **赤眼肿痛**：地骨皮1500克，加水30升，煮成3升，去渣，放进精盐50克，再煮成2升，频用洗眼和点眼。

❻ **糖尿病**：地骨皮30克，桑白皮15克，麦冬10克，面粉适量。取地骨皮、桑白皮、麦冬放入沙锅浸泡20分钟，煎20分钟，去渣取汁，面粉调成糊状，与汁共煮为稀粥。随意饮用或佐食。

补益中药养生精华

第二章 清热药

⑦ 高血压：地骨皮10克，泡水服。
⑧ 哮喘：地骨皮、南沙参、苦杏仁、玄参、女贞子、墨旱莲各10克，甘草3克，蜜炙麻黄5克，蜜炙紫菀12克，水煎服。

养生秘方

地骨皮桔梗炖白肺

原料 地骨皮半块，桔梗18克，花旗参、紫菀各12克，杏仁适量，猪肺1个，姜2片。

做法 洗猪肺至变白为止。除猪肺、姜外，将其他材料洗净后放入炖盅内加水先炖，同时把猪肺、姜放入另一锅中煮沸。取出煮好的猪肺，放入药材锅中同炖约3～4小时即成。

功效 本品能补气虚，治久咳，化痰，润肺。

地骨槐花粥

原料 地骨皮、生地、槐花各30克，粳米30～60克。

做法 先将生地、地骨皮、槐花洗净，粳米浸泡10分钟。水煎生地、地骨皮、槐花，去渣取汁。最后，加入粳米煮粥食。

功效 本品具有清热固经的功效。适宜有月经过多、经色深红或紫红、腰腹胀痛等证状患者食疗。

黄芩 Huang Qin

【别　名】腐肠、黄文、印头、黄金条根、元芩。

【源　属】为唇形科植物黄芩的干燥根。

【地域分布】分布于东北、华北、西南及山西、陕西、甘肃等地。

【形态特征】多年生草本，主根长、大，略呈圆锥状，外皮褐色。茎方形，高20～55厘米，基部多分枝，光滑或被短毛。叶对生，卵状披针形、披针形或线状针形。无柄或有短柄。总状花序，腋生，花偏向一方；萼钟形，被白色长柔毛，先端5裂；花冠唇形，上唇比下唇长，筒状，紫色，表面被白色短柔毛；雄蕊4，雌蕊1，子房4深裂，花柱基底着生。小坚果4，卵球形，黑。花期6～9月，果期8～10月。

性味归经 苦，寒。归肺、胆、脾、大肠、小肠经。

采集加工 春、秋二季采挖，除去须根及泥沙，晒后去粗皮，晒干。

功效主治 有清热燥湿，泻火解毒，止血，安胎的功能。主治湿热内蕴，呕吐，泻痢，黄疸，热淋，肺热咳嗽，咯痰，吐衄便血，崩漏下血，胎热不安等证。

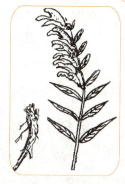

药理偏方

❶ 眼眶疼痛：黄芩、白芷各60克。黄芩酒浸，白芷研为末。每次以茶水送服6克。

❷ 吐血：黄芩31克，除去中间的杂质，研为末。每服9克，加水适量，煎成6份，连渣一起温服。

❸ 血淋热痛：黄芩31克，水煎。趁热服。

❹ 清热：黄芩、白术等份，炒后研为细末，用米汤做成绿豆大丸。每日用汤送服50丸。

❺ 产后饮水不止：黄芩、麦冬等份，水煎温服，不拘时饮。

养生秘方

人参猪肚

原料 猪肚500克，人参、黄连、大枣各5克，炙甘草6克，干姜15克，黄芩9克，大葱、生姜各10克，精盐、料酒各适量。

做法 将人参、黄连、炙甘草、大枣、干姜、黄芩分别洗净后装入纱布袋内。生姜切片，葱切段。猪肚反复搓洗干净。将药袋纳入猪肚内，用绳扎紧口放入炖锅内。向锅内加入适量清水及生姜、葱、料酒，用武火煮沸，再用文火炖50分钟，加入精盐搅匀。将猪肚捞起，除去药包，切成4厘米长、2厘米宽的长条，再放入锅内烧沸即成。

功效 本品具有补脾胃，益气血，消癌肿之功效，对治疗幽门癌症效果尤佳。

蒸露白果

原料 白果（鲜）750克，黄芩、冰糖各200克，白砂糖50克，淀粉（豌豆）13克。

做法 用刀将白果拍破（不要拍得太重，否则拍烂不成粒），剥去壳，下入开水锅内煮1个小时捞出，用清水冲漂净红皮，用碗装上，放开水（以没过白果为准），上笼蒸发透（切勿蒸得太烂不成颗粒），取出滗去水，放入白砂糖，使甜味渗透内部。将黄芩片装入碗内，放入开水上笼蒸溶化后，过罗筛。向干净锅内放入800克清水，下入冰糖烧开溶化，过罗筛后，把锅洗净，再倒入糖水、黄芩汁和白果烧开，用湿淀粉25克（淀粉13克加水12克）勾流汁芡，装入汤盅内，可分成每人一小碗，即成。

功效 止咳平喘，对冠心病及动脉粥样硬化患者亦有疗效。

茶络花生米

原料 花生仁（生）500克，黄芩200克，冰糖250克。

做法 将花生仁用开水泡胀，剥去皮，洗净后放入开水中，上笼蒸烂取出。黄芩切成小片装入碗中，放入开水，上笼蒸溶化后过罗筛。在一干净锅内放入清水1000毫升，下入冰糖烧开溶化，过罗筛后，把锅洗净，再倒入糖水，将花生米滗去水分，和黄芩汁一起倒入，烧开后撇去泡沫，装入汤盅内，或分成每人一小碗，即成。

功效 清热解毒，调理止血。

淡竹叶 Dan Zhu Ye

【别　名】	竹麦冬、长竹叶、山鸡米。
【源　属】	为禾本科植物淡竹叶的茎叶。
【地域分布】	主产于浙江、江苏、安徽、河南、河北、广东、江西等地。

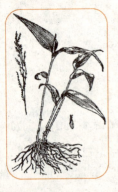

形态特征 生于丘陵或山地林中阴湿处。多年生草本，高40~90厘米。具木质短缩的根茎，密生长须根，须根叶中下部常膨大呈纺锤形。秆中空。叶互生，多无柄，叶片广披针形，长7~12厘米。圆锥花序顶生；小穗线状披针形，具粗状小穗柄，其顶端具有1~2厘米的短芒，芒上密生微小倒刺，成束而似弱冠。颖果纺锤状。花期6~9月，果期8~10月。

性味归经 甘，微寒，无毒。归心、胃、小肠经。

采集加工 夏季未抽花穗前采割，晒干。

功效主治 清热，除烦，利尿。用于热口渴，口舌生疮，牙龈肿痛，小儿惊啼，小便赤涩，淋浊。

药理偏方

① **尿血**：淡竹叶、白茅根各15克，水煎服，每日1剂。

② **热淋**：淡竹叶20克，灯心草、海金沙各10克，水煎服，每日1剂。

③ **黄疸型肝炎**：淡竹叶15克，茵陈蒿、积雪草各12克，水煎，代茶饮。

④ **口舌生疮、尿赤**：淡竹叶、白茅根各15克，水煎服。

⑤ **热病烦渴**：淡竹叶、茯苓、碎石膏各30克，浮小麦100克，栝楼15克。水煎，温服。

⑥ **肾炎水肿、尿少**：淡竹叶、益母草各15克，泽泻、猪苓各12克，水煎服。

⑦ **急性胃肠炎**：车前草15克，淡竹叶、干荷叶各9克，白扁豆30克，粳米60克。将车前草、淡竹叶、干荷叶水煎，滤汁去渣。另用白扁豆、粳米加适量水煮粥，待粥熟加入药汁，再稍煮成稀粥。每日1剂，分2次服，连用3日。

⑧ **清热祛湿**：桑叶、菊花各5克，淡竹叶、白茅根各30克，薄荷3克，水煎5分钟，加入白糖适量调味，代茶饮。

养生秘方

茵陈淡竹叶粥

原料 粳米100克，茵陈蒿15克，淡竹叶10克，冰糖30克。

做法 将茵陈蒿、淡竹叶洗净，加水3000毫升，煎煮约20分钟，去渣取汁。再向药汁中加入淘洗干净的粳米，再加水适量，先用武火烧开，再转用文火熬煮成稀粥，可加适量冰糖调味。

功效 清热利湿，平肝化痰。适用于高血压病，冠心病，黄疸型肝炎等。

竹叶茶

原料 淡竹叶、生地黄各6克，

绿茶、白砂糖各3克。

做法 将淡竹叶、生地黄、绿茶、白砂糖，一同用热水冲泡闷约15分钟，即可饮用。每日1剂，连饮5天。

功效 本品具有清热，利尿，生津之功效，适于前列腺肥大者食用。

绿豆竹叶粥

原料 绿豆30克，粳米100克，金银花、荷叶、淡竹叶各10克，冰糖50克。

做法 将荷叶、淡竹叶用清水洗净，共煎取汁，去渣。金银花蒸馏取露水。绿豆、粳米淘洗干净后共煮稀粥，待沸后加入银花露及药汁，文火缓熬至粥熟；最后调入冰糖。

功效 清暑化湿，解表清热。适用于伏暑，证见头痛，全身酸楚，无汗，恶寒发热，心烦口渴，尿黄，苔腻，脉濡数。

板蓝根 Ban Lan Gen

【别 名】靛青根、蓝靛根、靛根、大青、大蓝根、菘蓝根、北板蓝根。

【源 属】为十字花科植物菘蓝的干燥根。

【地域分布】主要产于河北、北京、黑龙江、河南、江苏、甘肃。

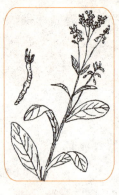

形态特征 二年生草本。主根深长，外皮灰黄色。茎直立，叶互生；基生叶较大，具柄，叶片长圆状椭圆形；茎生叶长圆形至长圆状倒披针形，在下部的叶较大，渐上渐小，先端钝尖，基部箭形，半抱茎，全缘或有不明显的细锯齿。阔总状花序；花小，无苞，花梗细长；花萼4，绿色；花瓣4，黄色，倒卵形；雄蕊6，雌蕊1，花圆形。长角果长圆形，扁平翅状，具中肋。种子1枚。花期5月，果期6月。

性味归经 苦，寒。归心、胃经。

采集加工 秋季采挖，除去泥沙，晒干后可用。

功效主治 清热解毒，凉血消斑。用于温毒斑疹，咽喉红烂，喉痹肿痛，丹毒，疮毒。

药理偏方

① 急性传染性肝炎：板蓝根30克，茵陈50克，栀子9克，水煎服。

② 感冒：板蓝根15克，水煎服。

③ 流脑：用板蓝根水煎剂或用其注射液静脉滴注。

④ 流行性腮腺炎：板蓝根12克，黄芩、连翘、柴胡、牛蒡子、玄参各9克，黄连、桔梗、陈皮、僵蚕各6克，升麻、甘草各3克，马勃、薄荷（后下）各4.5克，水煎服。

⑤ 流行性感冒：板蓝根50克，羌活25克。煎汤，1日2次分服，连服2～3日。

⑥ 失眠：板蓝根、大青叶各20克，绿茶10克，洗净，共研粗末，放入杯中，沸水冲泡，代茶饮。

养生秘方

板蓝根银花茶

原料 板蓝根30克，银花10克，薄荷5克。

做法 共为粗末，煎水，取汁。

功效 对于腮腺炎发热，疼痛者有疗效。

夏枯草板蓝根糖饮

原料 夏枯草15克，板蓝根20克，生甘草2克，冰糖粉适量。

做法 先将夏枯草、板蓝根、生甘草分别拣杂、洗净；再将板蓝根、生甘草切成片，与切碎的夏枯草同放入沙锅，加水浸泡片刻，煎煮30分钟，用洁净纱布过滤；将取出的药汁放入容器内，趁热调入研细的冰糖粉，溶化后拌匀即成。

功效 具有清热解毒，适用于肝火型中老年带状疱疹患者食用。

紫花地丁
Zi Hua Di Ding

【别　名】堇堇菜、箭头草、地丁草、宝剑草、紫地丁。

【源　属】为堇菜科植物紫花地丁的干燥全草。

【地域分布】分布于全国大部分地区。

形态特征 全草多皱缩成团。主根淡黄棕色，直径1～3毫米，有细纵纹。

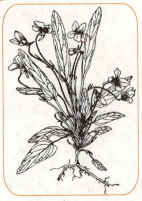

叶灰绿色，展平后呈披针形或卵状披针形，长4~10厘米，宽1~4厘米，先端钝，基部微心形，边缘具钝锯齿，两面被毛；叶柄有狭翼。花茎纤细，花紫色、淡棕色，花瓣细管状。蒴果椭圆形或裂为三果片，种子多数，淡棕色。

性味归经 苦、辛，寒。归心、肝经。

采集加工 春、秋两季采收，除去杂质，晒干。

功效主治 清热解毒，凉血消肿。主治黄疸，痢疾，乳腺炎，目赤肿痛，咽炎。外敷治跌打损伤，痈肿，毒蛇咬伤等。

药理偏方

❶ **痈疽发背**：无名诸肿，贴之如神。紫花地丁，三伏时收，以白面和成，精盐醋浸一夜，布贴之。

❷ **疔疮肿毒**：千金方，用紫花地丁捣汁服，虽极者亦效。杨氏方，用紫花地丁、葱头、生蜜共捣贴之。

❸ **实热肠痈**：紫花地丁24克，水煎半碗，饭前分2次服。

❹ **痢疾**：紫花地丁、红藤各30克，蚂蚁草60克，黄芩27克，水煎服。

❺ **前列腺炎**：紫花地丁、紫参、车前草各15克，海金沙30克，水煎服。

养生秘方

猪蹄解毒汤

原料 紫花地丁、野菊花、蒲公英、连翘、赤芍、牛膝各10克，猪蹄1只，金银花、生地、天花粉各30克。

做法 将猪蹄去毛、洗净，劈为两块。将诸药装入纱布中，扎紧袋口，与猪蹄共放入锅中，加清水适量。先用大火烧沸，后小火炖1个小时，至猪蹄烂熟即可。吃猪蹄喝汤，分2次服用，常服有效。

功效 对于糖尿病并发湿性坏疽，局部脓水臭秽者有疗效。

清解除湿汤

原料 紫花地丁、生石膏（先煎）各15克，板蓝根、生薏苡仁、车前草（布包）各12克，银花、连翘、知母、生地、赤芍、丹皮、土茯苓、生甘草各10克。

做法 水煎服，每天1剂，分早、中、晚3次服完。

功效 治疗水痘重证，证属邪毒内陷、热燔气营型。

车前草地丁瘦肉汤

原料 猪肉（瘦）120克，车前草30克，紫花地丁30克，精盐3克。

做法 将车前草、紫花地丁洗净，切碎。猪瘦肉洗净，切块。把全部用料一起放入锅内，加清水适量，武火煮沸后，文火煮沸1个小时，以精盐调味即可。

功效 清热解毒。适用于急性胆囊炎，胆道感染属热毒者，证见右胁疼痛，痛连肩背，面目黄染，色泽鲜明，时恶心呕吐，吐黄涎，口苦发热，小便短黄。

夏枯草
Xia Ku Cao

【别　名】 刃东、燕面、铁色草、大头花、棒槌花、夏枯球、紫花草。

【源　属】 为唇形科植物夏枯草的干枯果穗。

【地域分布】 全国大部分地区均有分布。

形态特征 多年生草本，高10～30厘米。有匍匐茎。方茎，丛生，呈淡红色，通常不分枝。叶对生，卵形或长圆形，有疏齿或无齿。花蓝紫色，密集茎顶成长2～4厘米的花穗。果三棱状，长圆形，深黄色，有褐色花纹。夏末全株枯萎，故称夏枯草。5～6月开花，7～8月结果。

性味归经 苦、辛，寒。归肝、胆经。

采集加工 夏季果穗呈棕红色时采收，除去杂质，晒干。

功效主治 清火明目，散结消肿。用于目赤肿痛，目珠夜痛，头痛眩晕，瘰疬，乳痈，甲状腺肿大，高血压。

药理偏方

❶ **阑尾脓肿**：以夏枯草内外兼用，即用鲜品60克或干品30克煎服，并用鲜品捣敷患处。

❷ **疮疡**：有脓者切开排脓，外敷白石散（夏枯草研末配风化石灰），隔日换药1次。

③淋巴结核：瓦楞子（煅，醋液，以酥为度）、海浮石（醋炙）各60克，僵蚕（酒炒香）、夏枯草各30克。各为细末，糊丸，每次服10～15克，日服3次，饭后服。

④消化道溃疡：瓦楞子、夏枯草各等份，共为细粉，每日服10克。

⑤肺结核：夏枯草2000克加水5000毫升，煮沸半小时后去渣取汁，浓缩到1000毫升，加适量红糖收成膏。每天3次，每次20毫升，连服2个月为1个疗程。如咯血，用白及研成细末，每次15克冲服，每天3次，直到出血停止。

养生秘方

夏枯草炖海带

原料 海带（鲜）100克，夏枯草50克，白砂糖、酱油各3克，香油4克。

做法 将水发海带漂洗，去盐分，切成长方形大块；夏枯草去杂物，用清水洗净，包在纱布中，与海带一同放入沙锅中，加水煮熟，捞出夏枯草。把海带切成细丝，加入白砂糖、酱油、香油拌匀即可食用。

功效 防癌抗癌，对瘰疬、瘿瘤有较好的作用。

夏枯草酒

原料 夏枯草500克，米酒1000毫升。

做法 把夏枯草除去杂物，切段，用清水洗净。将夏枯草用凉开水适量浸泡，再加米酒，隔水蒸至无酒味时，过滤去渣，取清液汁饮用。

功效 此酒具有清肝明目，清热散结，凉血止血的功效。

第三章 泻下药

大黄
Da Huang

【别　名】黄良、火参、将军等。

【源　属】为蓼科植物掌叶大黄、唐古特大黄或药用大黄的干燥根及根茎。

【地域分布】分布于甘肃东南部、陕西、四川西部、青海、云南西北部及西藏东部。

形态特征 多年生草本，高达2米。地下有粗壮的肉质根及根状茎。茎中空绿色，平滑无毛，有纵纹。单叶互生，具粗壮长柄，柄上生白色短刺毛，基生叶圆形或卵圆形，长宽均达35厘米，掌状5～7深裂，裂片矩圆形，边缘有尖裂齿，叶面生白色短刺毛。秋季开淡黄白色花，大圆锥花序顶生，花被6裂，雄蕊9个。瘦果矩卵圆形，有3棱，沿棱生翅，翅边缘关透明。

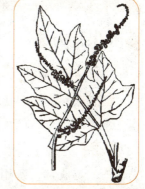

性味归经 苦，寒。归脾、胃、大肠、肝、心包经。

采集加工 选择生长3年以上的植物，秋末地上部分枯黄或次春植株发芽前采挖，除去泥土，切去地上茎及细根，刮去粗皮（忌用铁器），按大小分档，纵切成两瓣或加工成卵圆形或圆柱形，置熏架上摊匀烘干、晒干。

功效主治 泄热攻下，行瘀化积。用于实热便秘，积滞腹痛，湿热黄疸等证。

药理偏方

1. **慢性肾功能不全**：生大黄30克，加水200毫升，煎汁。保留灌肠，每日上、下午各1次，5～7日为1个疗程。

❷ 肠胀气：大黄30克，米醋适量。将大黄研为细末，加米醋适量，调成糊状，敷于两脚心（涌泉穴），每次2个小时，可用2~3次。

❸ 手癣：大黄100克，加入米醋1000毫升，浸泡10日。取药液浸泡患处，每次20分钟，每日2次，7日为1个疗程。儿童浸泡时间为10~15分钟。

❹ 烧伤：大黄粉适量。取以上药1份，合陈石灰2份，炒至大黄成黑灰时，取出研成粉末。将粉末撒布于创面，或用麻油调涂患处。

❺ 小儿便秘：大黄适量，烘干，研成粉末，备用。每次取大黄粉10克，用适量酒调成糊状，涂敷脐部，用纱布覆盖固定，再用热水袋热敷10分钟，每日1次。

❻ 皮肤瘙痒：大黄50克，水煎1分钟，加入鸡蛋2个，再煮20分钟。早、晚各吃1个鸡蛋，煮过鸡蛋的水晚上用于洗患处。

❼ 粉刺：大黄、雄黄、白芷各20克，研为细末，装瓶备用，每次取药末适量，用水调成稀糊状，外敷患处，每晚1次，14日为1个疗程，连用2~3个疗程。

养生秘方

生大黄金银花蜜饮

原料 生大黄3克，金银花30克，蜂蜜20克。

做法 先将生大黄洗净，晾干或晒干，切成片，备用。将金银花洗净，放入沙锅，加适量水浸泡片刻，浓煎20分钟，再加入生大黄片，然后再煎煮3分钟。离火，用洁净纱布过滤，去渣，取汁入容器。待其温热时，兑入蜂蜜，搅拌均匀即成。早、晚2次分服。

功效 清胃泻火。本食疗方适用于胃经实火型口腔炎患者。

大黄大枣茶

原料 生大黄3克，大枣20枚。

做法 先将生大黄洗干净，晒干或烘干，切成薄片，备用。将大枣淘洗干净，放入沙锅加水足量浸泡片刻。将用水浸泡的大枣水，用大火煮沸后，改用小火煨煮40分钟，连同煮沸的大枣煎汁冲泡大黄薄片，或直接将大黄薄片投入大枣煎汁中。将沙锅离火，静置片刻即成。

功效 清热化湿，缓急止痛。适用于大肠癌，以及由热积气滞引起的腹胀、腹痛、大便干结等证。

番泻叶
Fan Xie Ye

【别　名】泻叶、泡竹叶。

【源　属】为豆科草本状小灌木植物狭叶番泻和尖叶番泻的小叶。

【地域分布】产于印度、埃及、苏丹亦产。我国广东、海南岛及云南有栽培。

形态特征 狭叶番泻：小叶片多完整平坦，卵状披针形至线状披剥形，长2～6厘米，宽0.4～1.5厘米。主脉突出，叶端尖突出成棘尖，全缘，基部略不对称，上面黄绿色，下面浅黄绿色，两面均有稀毛茸，下表面主脉突出，羽状网脉，革质。气微弱而特异，味微苦，稍有黏性。

尖叶番泻：小叶片呈广披针形或长卵形，长2～4厘米，宽0.7～1.2厘米。叶端尖或微凸，全缘叶基不对称，上面浅绿色，下面灰绿色，微有短毛质地较薄脆，微呈革质状。

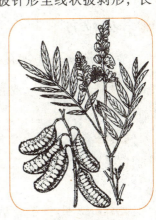

性味归经 甘、苦，寒。归大肠经。

采集加工 生长盛期于晴天采下叶片，及时摊晒，经常翻动，晒到干燥。晒时勿堆放过厚，以免使叶色变黄。或在40～50℃条件下烘干，按叶片大小和品质优劣分级，打包。

功效主治 消积通便。用于食物积滞，胸腹胀满，便秘不通，腹胀。

药理偏方

❶ **胆道蛔虫症**：番泻叶、甘草、黄连、干姜、龙胆草各5克，乌梅20克，榧子肉、槟榔、贯众、元胡、使君子仁、金钱草、苦楝根皮各15克。加水煎沸15分钟，滤出药液，再加水煎20分钟，去渣，两煎药液调兑均匀，分服，每日1剂。

❷ **急性肠梗阻**：泻叶30克，桃仁、当归各12克，乌药、木香、香附、枳壳、厚朴、甘草各10克，菜菔子15克。煎服法同上。每日1剂。

③ 脑膜炎：番泻叶、大黄各2克，竹茹60克，金钱莲、羚羊角各8克，麦门冬、西洋参、桑白皮、淮山药、天竺黄各5克。水煎。每天1剂。

④ 胃弱消化不良，胸闷：番泻叶、橘皮各5克，生大黄、丁香各3克，黄连2.5克。沸开水温浸2个小时，去渣滤过，1日3次分服。

⑤ 产褥期便秘：取番泻叶8克，约150毫升用开水冲泡，经2~5分钟，弃渣1次服下。如便秘时间过久，隔10分钟后将药渣再泡服1次。

养生秘方

香泻叶橘皮饮

【原料】番泻叶、橘皮各4克，生大黄、丁香各1.8克，黄连1.6克。

【做法】制成粗末，沸水温浸2个小时，去渣过滤。每天分3次代茶饮。

【功效】适用于胃弱消化不良，便秘腹胀，胸闷不适等。

番泻叶茶

【原料】番泻叶4~8克。

【做法】开水浸泡。代茶饮。

【功效】适用于大便干结，面赤身热，口臭心烦，小便短赤，腹胀满痛等证。

芦荟 Lu Hui

【别名】卢会、讷会、奴会、劳伟。

【源属】为百合科植物库拉索芦荟、好望角芦荟或其他同属近缘植物叶的汁液浓缩干燥物。

【地域分布】主要产于福建、广东、广西、云南、四川、台湾等地。

【形态特征】多年生常绿草本，多栽培于庭园中。茎极短，有匍枝。叶丛生于茎上，肉质，多汁；叶片披针形。肥厚，边缘有刺状小齿。夏、秋季开花，花葶高50~90厘米，花下垂，红黄色，带斑点。蒴果三角形，室背开裂。叶或叶的干浸膏入药。

【性味归经】苦，寒。归肝、大肠经。

采集加工 四季可采。种植2~3年后即可收获，将中下部生长良好的叶片分批采收。将采收的鲜叶片切口向下直放于盛器中，取它流出的叶汗干燥即成。也可将叶横切成片，洗净，加入和叶片同等量的水，导入模型内烘干或者晒干即得。

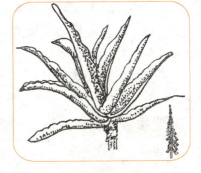

功效主治 泻热通便，清肝，杀虫，促进伤口愈合。用于热结便秘，习惯性便秘等；也可用于肝经火盛引起的头晕、头痛、胁痛、目赤、躁狂易怒；还可用于小儿虫积腹痛或疳积；外用治疗癣疮。

药理偏方

❶ **痤疮**：在普通膏剂化妆品中加入芦荟天然汁5%~7%，每日擦患处1~3次。

❷ **便秘**：把洗净的芦荟切成8毫米厚的薄片，放入锅中，加水没过芦荟即可，用小火煮熟后滤出芦荟饮用。

❸ **老年斑**：用鲜芦荟汁早、晚涂于面部15~20分钟，可使面部皮肤光滑、白嫩、柔软。

❹ **小儿疳积**：芦荟、使君子各等份共为细粉，每次3~6克，米汤调下。

❺ **小儿急惊风**：芦荟、胆星、天竺黄、雄黄各3克。共研为细末，以甘草汤和后，做成子弹大丸。疾病发作时以灯心汤化服1丸。

❻ **湿癣**：芦荟31克，甘草（炙）16克，共研为末，先以温浆、水洗癣，擦干后敷上药末，有奇效。

养生秘方

清肝芦荟汤

原料 芦荟3片，大头菜1/2个，绿竹笋1/2棵，红椒1/2个，小黄瓜1/2条，玉米笋2条，鲜香菇1朵，精盐1小匙。

做法 芦荟洗净，削去边缘的细刺及突起，切段；大头菜、绿竹笋均洗净，去皮切块；红甜椒去蒂及种子、小黄瓜均洗净切块；玉米笋洗净切段；鲜香菇洗净切片。将大头菜、绿竹笋、玉米笋、鲜香菇均放入锅中,加入6杯水煮开,后小火煮熟,再加入红甜椒略煮,最后加入小黄瓜、芦荟及精盐煮滚即可。注意:芦荟不要煮太久,以免效果欠佳。

功效 在夏日食用此汤最能预防和消除因肝火、暑热而引起的身体与皮肤不适。此汤可以清热降火,去除体内油脂,调理肠胃,消除皮肤的深色素堆积,让皮肤更白嫩。

火麻仁 Huo Ma Ren

【别 名】大麻仁、麻子、麻子仁。

【源 属】为桑科植物大麻的干燥成熟果实。

【地域分布】分布于东北、华东、华北、中南等地。

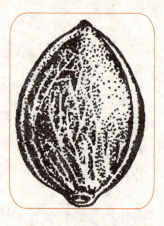

形态特征 一年生草本,高1~3米。茎直立,有纵沟槽,密生灰白色细柔毛。叶互生或下部的对生,单叶。叶片掌状全裂,裂片3~11片,披针形或线状披针形,长7~15厘米,宽0.5~2厘米,边缘有锯齿,叶面有糙毛,叶背通常有灰白色毡毛;叶柄长4~15厘米;叶柄基部有线形托叶。5~6月开花,花绿色或黄绿色,单性,雌雄异株,雄花排成圆锥花序生于枝顶或叶腋;雌花丛生于叶腋,每朵花有1枚叶状苞片;雄蕊5枚。7~8月结果,果实卵形,长4~5毫米,直径3~4毫米,单个生于黄褐色苞片内,果皮薄而脆,外面有棕褐色微细网纹。

性味归经 甘,平。归脾、大肠经。

采集加工 通常于每年秋季,果实成熟时采收。去除杂质,晒干后入药。

功效主治 润肠通便,润燥生发,杀虫。用于老年人、产妇、体弱者以及肠燥便秘,血虚头发脱落不生,癞疮等证。

药理偏方

① **咯血**：火麻仁炭、阿胶珠、藕节炭、莱菔子、百草霜、血余炭、炒青盐各20克。一起制成细末。每次冲服5克。每天3次。

② **跌打损伤**：火麻仁200克。将火麻仁煅炭，对黄酒服用。每次2克，每天3次。

③ **截瘫，病毒性脊髓炎**：火麻仁、桃仁、赤芍药、郁李仁、金银花各15克，当归、肉苁蓉各30克，木瓜、桑寄生、黄柏、连翘、菟丝子、伸筋草、狗脊、黄精、牛膝、苍术、络石藤、大黄、枸杞子、杜仲、山萸肉、何首乌、石斛、巴戟天、茯苓各10克。加水煎沸15分钟，滤出药液，再加水煎20分钟，去渣两煎药液对匀，分2次服。每天1剂。

④ **产后大便不通**：火麻仁、紫苏子各等份，上2味，洗净合研，再水研取汁，煮粥服用。

⑤ **产后大便秘涩**：火麻仁（研和泥）、枳壳、人参各30克，大黄15克。上为细末，炼蜜为丸，梧桐子大，每服20丸，空腹时以温酒送下。

⑥ **痢后四肢浮肿**：天麻仁、商陆、防风、附子、陈皮、防己各3克，赤小豆100粒。水煎，分2~3次服。

养生秘方

火麻仁瘦肉汤

原料 火麻仁30克，猪肉（瘦）400克，生姜3片，葱花、精盐各适量。

做法 火麻仁洗净，放入纱布袋中备用；猪瘦肉洗净；葱洗净切为末。锅中加入适量水。放入火麻仁、猪瘦肉、生姜片后大火煮沸，然后转小火继续熬煮2个小时。食用前可加入少许精盐和葱花调味。

功效 本汤有补血养虚，润肠通便的作用，尤其适用于久病体虚、大便燥结患者食用。

火麻仁海参粥

原料 火麻仁10克，海参60克，粳米100克，料酒10毫升，姜3克，葱6克，精盐、鸡精各2克，香油25克。

做法 将火麻仁研成粉，去壳；粳米淘洗干净；海参发好，去肠杂，切成2厘米见方的块；姜切粒；葱切花。将粳米、火麻仁、海参、料酒、姜粒、葱花同放锅内，加入清水500毫升，置武火上烧沸，再用文火煮 35 分钟，放入精盐、鸡精、香油即成。

功效 润肠通便，养血润燥。

适用于便秘，精血亏损，身体虚弱，阳痿遗精，消瘦乏力，小便频数等证。

巴豆
Ba Dou

【别　名】刚子、江子、老阳子、双眼龙、猛子仁、巴果、蒟子仁、大风子、泻果。

【源　属】为大戟科植物巴豆的干燥成熟果实。

【地域分布】分布于四川、湖南、湖北、云南、贵州、广西、广东、福建、浙江、江苏。

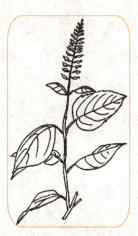

形态特征 生于山谷、溪边、旷野或栽培。常绿乔木，高 6～10 米。幼枝绿色，被稀疏星状柔毛或几无毛；两年生枝灰绿色，有不明显黄色细纵裂纹。叶互生，叶脉为三出脉；叶片卵形或长圆状卵形，基部圆形或楔形，近叶柄处有 2 腺体，叶缘有疏浅锯齿。两面均有稀疏星状毛；托叶早落。花期 3～5 月，花单性，雌雄同株；总状花序，顶生，上部着生雄花，下部着生雌花；花梗细而短，有星状毛。果期 6～7 月，蒴果长圆形至倒卵形，有 3 钝角。种子长卵形，3 枚，淡黄褐色。

性味归经 辛，热，有大毒。归胃、大肠、肺经。

采集加工 8～9 月果实成熟时采收，晒干后，除去果壳，收集种子，晒干。

功效主治 逐水，消肿，峻下寒积。用于便秘，肠梗阻，晚期血吸虫病，腹水，疥癣，慢性骨髓炎，骨结核，多发性脓肿等。

药理偏方

❶ **寒积便秘**：大黄、干姜、巴豆霜各等份，共研为粉，炼蜜为丸，每次 0.6～0.9 克，米汤或温开水送服。

❷ **晚期血吸虫病，腹水**：巴豆霜 9 克，绛矾 30 克，以神曲糊为丸。每次 1～1.5 克，每日 1 次。

③ 皮肤癌：巴豆 30 粒，雄黄 12 克，轻粉 6 克。先将巴豆入麻油中煎黑，去豆，以油调雄黄、轻粉研匀的粉末，每日涂搽患处 3 次。同时配合手术或化疗。

④ 小儿鹅口疮：以巴豆 1 克，瓜子仁 0.5 克，共研为粉后加少许香油调匀，然后揉成小团状敷于印堂穴，15 分钟后取下，每日 1 次，一般连用 2 次。

⑤ 胆绞痛：巴豆仁切碎置胶囊内，每次服 100 毫克，小儿酌减，每 3~4 小时用药 1 次，至畅泻为度，每 24 小时用量不超过 400 毫克。

养生秘方

茵陈丸

原料 巴豆 30 克，杏仁、常山、芒硝、鳖甲、栀子、茵陈、豆豉各 60 克。

做法 研成细末，水煎服。

功效 泄热荡实，发表散邪。黄疸、疟疾。方中巴豆攻除脏腑冷积；栀子和豆豉可配常山吐疟痰；茵陈利湿清热，是治黄疸要药；常山引吐截疟；芒硝、大黄攻下实热，诸药合用，汗吐下兼备，尤以涌吐、攻下为甚。

巴豆炖鲤鱼

原料 鲤鱼 1 条（250 克左右），巴豆 14 粒（不去皮）。

做法 鲤鱼去内脏、去鳞洗净。将巴豆装入鱼腹，用水煮熟（不可加精盐、香料），去巴豆，吃鱼喝汤。

功效 利水。治肝硬化腹胀。

郁李仁 Yu Li Ren

【别　名】郁子、郁里仁、李仁肉。

【源　属】为蔷薇科落叶灌木欧李和郁李的成熟种子。

【地域分布】南北各地均有分布，主产于河北、辽宁、内蒙古等，多系野生。

形态特征 欧李：种子卵形至长卵形，少数圆球形，长 6~7 毫米，直径 3~4 毫米。种皮黄棕色，顶端尖，基部钝圆，尖端处有一线形种脐，合点深棕色，直径约 7 毫米，自合点处散出多条棕色维管束脉纹。种脊明显，种皮

补益中药养生精华

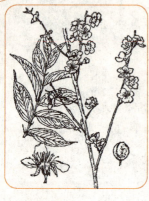

薄，温水浸泡后，种皮脱落，内面贴有白色半透明的残八胚乳，子叶2片，乳白色，富油质，气微，味微苦。

郁李：种子狼形或圆球形，长约7毫米，直径约5毫米。种皮淡黄白色至浅棕色，合点深棕色，直径约1毫米。

长柄扁桃：种子圆锥形，长8~9毫米，直径约6毫米。种皮红棕色，具皱纹，合点深棕色，直径约2毫米。

性味归经 辛、苦、甘，平。归大肠、小肠经。

采集加工 夏、秋季果实成熟时采摘，除去核壳，果肉，取出种子后，晒干。

功效主治 润肠通便，利水消肿。用于肠胃停滞，大便燥秘，脚气水肿。

药理偏方

❶ 血管神经性头痛，偏头痛：郁李仁、甘草、柴胡、白芷各2克，川芎30克，白芍15克，白芥子10克，香附5克。加水煎沸15分钟，滤出药液，再加水煎20分钟，去渣，两煎药液调兑均匀，分服，每日1剂。

❷ 血管神经性头痛，前额痛，痛时汗出，大便秘结：郁李仁、厚朴、枳壳、牛蒡子各10克，大黄6克。

煎服法同1。每日1剂。

❸ 水肿、脚气：郁李仁、桑白皮、红小豆各90克，陈皮60克，紫苏30克，茅根120克。共为粗粉，每次15克，水煎服。

❹ 便秘：郁李仁12克，二丑（炒）3克，萝卜子（炒）10克。各捣碎，水煎服。

养生秘方

郁李仁田螺粥

原料 郁李仁、香油各15克，田螺肉100克，粳米150克，精盐、鸡精各2克，葱10克，料酒适量。

做法 将郁李仁研成粉；田螺肉洗净，切片；粳米淘洗干净；葱切花。将郁李仁、田螺肉、粳米、料酒同放锅内，加入清水500毫升，置武火上烧沸，再用文火煮35分钟，加入精盐、鸡精、香油、葱花即成。

第三章 泻下药

功效 润肠通便，清热利水。适用于大小便不畅、黄疸、脚气、水肿、消渴、痔疮、便血、目赤、肿痛等证。

郁李仁蜂蜜粥

原料 郁李仁15克，粳米60克，蜂蜜20克。

做法 郁李仁浸泡半小时后去皮，上锅稍炒片刻。粳米洗净，浸泡约1个小时备用。锅中加入适量水，下入郁李仁、粳米后同煮为粥。食用前调入蜂蜜即可。

功效 本粥有健脾养胃、润肺、消肿之功效，尤其适用于水肿、食欲不振者服用。

郁李仁苦瓜粥

原料 郁李仁15克，苦瓜50克，粳米150克。

做法 将郁李仁研成细粉；粳米淘洗干净；苦瓜去瓤，洗净，切成丁。将粳米、郁李仁、苦瓜同放锅内，加水500毫升，置武火煮沸，再用文火煮35分钟即成。

功效 润肠通便，利水消肿，泻热清心，明目解毒。适用于便秘，水肿，小便不畅等证。

牵牛子 Qian Niu Zi

【别　名】黑白丑、草金铃、喇叭花子。

【源　属】为旋花科植物裂叶牵牛或圆叶牵牛的干燥成熟种子。

【地域分布】全国各地均有分布。

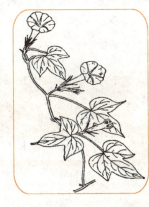

形态特征 生于田野、路旁、庭院。一年生攀援草本。茎缠绕，长2~3米。叶互生，心形，叶片3深裂，基部心形或戟形，中裂片卵圆形，先端突尖，侧裂片斜卵形，先端突尖或渐尖，全缘，两面均被毛。花腋生，2~3朵，淡紫色或蓝色，朝开午闭，花冠漏斗状。蒴果球形，3室，每室含种子2枚。果期7~10月。

性味归经 苦，寒，有毒。归肺、肾、大肠经。

采集加工 秋季采收晒干，打下种子，除去杂质。

功效主治 具有泻水，下气，杀虫之功。治水肿，喘满，痰饮，脚气，虫积食滞，大便秘结等证。

药理偏方

❶ **肝硬化**：牵牛子、泽泻、莪术、三棱、茯苓、猪苓、车前草各28克，苍术35克，厚朴、枳壳、大黄各20克，竹叶、灯心草各8克。加水煎沸15分钟，滤出药液，再加水煎20分钟，去渣，两煎药液调兑均匀。分服，每日1剂。

❷ **肥胖**：牵牛子、莱菔子、车前草各20克，青皮、商陆、桑皮、蜀椒目、茯苓、桂枝、柴胡、陈皮、郁金各10克。加水煎沸15分钟，滤出药液，再加水煎20分钟，去渣，两煎药液对匀，分服，每日1剂。

❸ **腹部水肿**：牵牛子、莱菔子、车前草、葶苈子各30克，蜀椒目、紫苏子、白芥子各10克。加水煎沸15分钟，滤出药液，再加水煎20分钟，去渣，两煎药液对匀，分服，每日1剂。

养生秘方

牵牛子粥

原料 牵牛子末1克，粳米50~100克，生姜2片。

做法 先用粳米放入锅中，加入适量水煮粥。待粥将熟时，调入牵牛子粉末、生姜，煮成稀粥服食。

功效 本粥通便，下气，泻水，消肿。适用于大便秘结，小便不利，脚气浮肿患者食用。忌多服、久服。孕妇忌食。

芫花 Yuan Hua

【别　名】头痛花、去水、杜芫、野丁香花。

【源　属】为瑞香科植物芫花的干燥花蕾。

【地域分布】生于山坡、路旁或栽培于庭园。分布于河北、河南、山东、陕西、安徽、江苏、浙江、江西、湖北、湖南、福建、四川等地。

形态特征 落叶灌木，高可达1米左右。茎细长而直立，幼时有绢状短柔毛。叶通常对生，偶为互生，椭圆形至长椭圆形，略为革质，全缘，先端尖，幼时两面疏生绢状细柔毛，脉上较密，老时上面渐脱落；叶柄短，密布短柔毛。花先叶开放，淡紫色，通常于枝顶叶腋，3~7朵簇生；花两性，无花瓣；萼圆筒形而细，密被绢状短柔毛，先端4裂，裂片卵形；雄蕊8，着生于萼筒上，不具花丝；雌蕊1，子房上位，1室，花柱极短或缺乏，柱头头状。核果革质，白色。种子1粒，黑色。花期3~4月。果期5月。

性味归经 辛、苦，温性，有毒。归肺、肾、大肠经。

采集加工 春季采摘，除去杂质，干燥。

功效主治 泻水逐饮，杀虫治疮。用于大腹水肿，腹满臌胀，水湿痰饮，咳逆喉鸣，二便不利，小儿头癣、头疮。

药理偏方

① 牙痛：芫花根二层皮（鲜）250克，开水250毫升浸泡3~5天。蘸放患牙3~5分钟。

② 引产：芫花根9~10厘米长，刮去粗皮清水洗净，尾部扎一根线，高温消毒后插入宫颈口内，结留在外阴，12个小时取出。一般1~5天排出胎儿。适用3~6个月宫内妊娠引产。

③ 冻疮：以芫花、甘草各15克，加水煎成2000毫升，趁热浸泡患处，每次30分钟，每日2次，药液可连用2~3天，但切勿入口。

④ 鼻炎：芫花根30克切碎，加75%酒精100毫升浸泡2周，过滤，棉球吸芫花酊2~3滴，塞在下鼻甲与鼻中隔之间。

养生秘方

芫花散

原料 芫花（醋拌，炒令干）、狼牙、雷丸、桃仁（汤浸，去皮、尖、双仁，生用）、白芜荑各20克。

做法 上药捣细罗为散，早晨以粥调饮3克。

功效 主治蛲虫。

芫花地骨皮酒

原料 芫花6克，地骨皮38克，木贼草、白茅根、水竹叶、地锦草、柴胡、桔梗各10克，高粱酒500毫升，糯米400克。

做法 洗净后先用高粱酒约500克浸泡，再用糯米约4000克做成甜酒去渣，漫入药酒中待用。每日早、晚各饮药酒约5毫升。

功效 清热涤毒，活血通经，破瘀散结。对急慢性淋巴结炎有疗效。

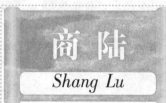

商陆 Shang Lu

【别　名】章陆、当陆、白昌、章柳根、见肿消、山萝卜、牛萝卜、湿萝卜、下山虎。

【源　属】为商陆科多年生草本植物商陆的根。

【地域分布】分布于全国大部分地区。

形态特征 多年生草本。根肉质，圆锥形，断面白色，有同心环纹理，外皮淡黄色，有横长皮孔，侧根甚多。茎绿色或紫红色，多分枝。叶互生具柄，叶片卵状椭圆形或椭圆形，全缘。总状花序顶生或侧生，花被片5，白色或带粉红色，雄蕊8~10个，心皮8~10个，分离。浆果扁圆状，有宿萼，熟时紫黑色。

性味归经 苦，寒，有毒。归肺、肾、大肠经。

采集加工 冬季采挖，除去杂质，润透，洗净，切厚片或块，干燥。

功效主治 逐水，消肿。用于水肿腹水，脚气浮肿，胸胁满痛，痈疮肿毒。

药理偏方

❶乳腺增生病：将鲜商陆加工制片服用，每片相当生药0.5克，开始每次服6片，以后可逐渐增加至每次20片，每日3次。

❷银屑病：商陆片（生商陆经高压锅蒸2个小时后烤干制片），口服每次3克，每日3次。

❸血小板减少性紫癜：商陆干燥切薄片，水煎30分钟浓缩或100%煎剂，首服30毫升，以后每日3次，每次10毫升，成人每日12~24克，小儿6~9克，久煎3~4个小时可降低毒性。

❹慢性气管炎：鲜商陆洗净切片，阴干蒸熟，烘干，蜜制，口服每日3克。

❺肾结石：商陆10克，石见穿15克，海乳石、海金沙、黄芩、琥珀粉各20克，金钱草、鸡内金各50克，水煎服，每日3次。

❻肾炎及血吸虫肝硬化引起的腹水症：取商陆、泽泻、杜仲各150克，洗净切片，用温开水浸泡1~2小时后，文火煎熬两次，滤液合并浓缩，再加糖及防腐剂，制成商陆合剂300毫升。日服3次，成人每次10~15毫升，儿童、赢弱及胃肠不适者酌减，饭后服。

养生秘方

商陆粳米粥

原料 商陆4克,粳米80克。

做法 先将商陆用水煎汁,去渣,然后加入粳米煮粥。每天或隔天1次。

功效 通利大小便,利水消肿。对于慢性肾炎水肿、肝硬化腹水等证有疗效。注意:商陆有小毒,应从小量开始,逐渐加量,但不得过量;不宜久服;孕妇忌服。

商陆鲫鱼赤豆饮

原料 商陆3克,鲫鱼250克,红小豆150克。

做法 同煮,喝汤食鱼肉。

功效 主治腹胀、按之坚满如囊裹水,面色羞黄,恶心呕吐,小便短少,舌淡红,苔白,脉弦细等证。

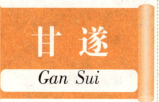

甘遂 Gan Sui

【别　名】重泽、甘泽、苦泽、白泽、鬼丑、陵泽、化骨丹、肿手花、薑根子、头痛花。

【源　属】为大戟科多年生草本植物甘遂的干燥块根。

【地域分布】分布于河北、山西、甘肃、陕西、四川、河南等地。

形态特征 根椭圆形、长圆柱形或连珠形,长1~5厘米,直径0.5~2.5厘米。除去栓皮者表面类白色或黄白色,凹陷处有棕色栓皮残留;未去棕红色栓皮者,有明显纵槽纹和少数横肉长皮孔。质脆,易折断,断面粉性,皮部类白色,本部淡黄色,有放射状纹理;长圆柱状者纤维性较强。

性味归经 苦,寒,有毒。归肺、肾、大肠经。

采集加工 秋末、春初采挖,除去杂质,晒干,洗净。

功效主治 泻水遂饮,消肿散结。适用于重症水肿,胸腹积水,温热肿毒等证。

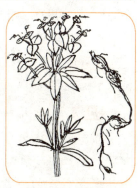

药理偏方

❶ 肝硬化腹水：甘遂、大戟、芫花各等份。制成粉末，枣肉和丸。每次服用2克，每日3次。

❷ 消渴（糖尿病）：甘遂16克（用麸炒透里黄褐色）、黄连（去须）31克。上件为细末，水漫蒸饼做成绿豆大丸。每次以薄荷汤下2丸。不拘时。3日内忌食甘草。

❸ 膈气哽噎：甘遂（面煨）15克，南木香3克，研为末，身体强者服3克，身体弱者服1.5克，以水酒调服。

❹ 辛身面浮肿，上气喘息：甘遂（煨令微黄）、蒜瓣（煨熟，研）、黑豆各16克（炒热）。上药除蒜外，捣罗为末，以蒜和枣肉和成绿豆大丸。每服以木通汤送下10丸，每日2次。

❺ 脚气肿痛：甘遂16克，木鳖子4个。共研为末，以猪腰子1个，去皮膜，切片，取药12克，掺在内，湿纸包煨热，空腹米汤调食，服药后要将两脚伸开，排大便后，再吃2～3天白粥为佳。

养生秘方

甘遂杏仁通结汤

原料 甘遂末2克，大黄（后下）、杏仁、川朴、当归各12克，炒菜菔子、槟榔各15克，枳壳10克。

做法 上述药材以水煎服，早、晚各1剂。

功效 通关开结，降逆消胀。对于肠结（肠梗阻），便闭、腹痛、腹胀、呕吐，可见肠型或蠕动波，有压痛或轻度的肌紧张及反跳痛，尿少而黄，舌质红，苔黄燥，脉弦滑数等证有疗效。

甘遂煮猪心

原料 猪心1个，甘遂6克，朱砂6克。

做法 先将甘遂研为末，用猪心血和药末做丸。再将丸放入猪心内，以纸裹煨熟。取出甘遂，再研成末，用水与朱砂和匀，分做4丸。将猪心洗净炖汤，食猪心，并以肉汤送服1丸，以腹泻为度，不泻再食1丸。

功效 镇惊开窍。适用于癫痫痰迷心窍者。

第四章

理气药

木香 Mu Xiang

【别　名】广木香、云木香、南木香。

【源　属】为菊科植物木香的干燥根。

【地域分布】原产于印度，从广州进口，习惯称为"广木香"。现栽培于大理、云南丽庆、四川涪陵等地，又称为"云木香"。

形态特征 多年生高大草本。主根粗壮，圆柱形，外表褐色；侧根稀疏。根生叶三角状卵形或三角形，上面深绿色，被短毛，下面淡绿带褐色，被短毛，脉上尤著，叶柄较长。花茎较高，有细棱，被短柔毛；花茎上的叶长10~30厘米，有短柄。花全为管状花，暗紫色。瘦果线形，先端平截，果熟时多脱落，果顶有时有花柱基部残留。花期5~8月，果期9~10月。

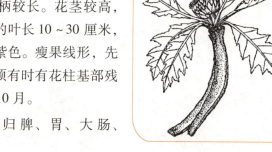

性味归经 辛、苦，温。归脾、胃、大肠、胆经。

采集加工 10月至次年1月间采挖，除去残茎，洗净，晒干（不宜久烘），密封放置阴凉干燥处保存。

功效主治 行气止痛，健脾消食。适用于急、慢性胃肠炎，细菌性痢疾，肠梗阻，胆囊炎，阑尾炎等。

药理偏方

① 气滞脘腹胀痛：木香、砂仁各6克，水煎服。

② 感染性腹泻、细菌性痢疾：黄连（与吴茱萸30克同炒）60克，木香12克，为细末，醋制为丸，温开水送服。每次3克，每日3次。

③ 痘疮，呕吐，泄泻：木香、陈皮、人参、茯苓、白术、甘草各等份，生姜3片，大枣5枚，水煎服。

④ 经前及经行腹痛、血崩：乌药30克，香附60克，当归、木香、甘草各15克，水煎服。

养生秘方

木香陈皮鸡

原料 木香3克，陈皮、砂仁、苏梗、藿香、白术各5克，白条鸡1只（约1千克），姜片、葱段、精盐、料酒各适量。

做法 以上6味药材用纱布袋装好，扎紧。炖锅内放入鸡、药袋、姜片、葱段、料酒、精盐，加2500毫升水，大火烧沸，改小火炖煮1个小时即成。

功效 健脾和胃，调气止呕。适用于脾胃虚弱，妊娠呕吐等证。

木香流气饮

原料 木香、草果仁、莪术、大腹皮、肉桂、丁香皮、槟榔、藿香各18克，木通25克，人参、赤茯苓、木瓜、石菖蒲、白术、白芷、麦冬各12克，半夏6克，厚朴、青皮、甘草、香附、苏叶各50克，陈皮100克，生姜3克，大枣2克。

做法 将上述药物研磨为粗末备用。每12克为1剂，水煎，每日1剂，分2次温饮。

功效 主治胸膈胀满，呕吐少食，咳嗽痰多等证。

山楂木香茶

原料 红茶、山楂干各15克，木香6克，糖20克。

做法 加水600毫升煎汤至500毫升。顿服，早、晚各1剂。

功效 理气和中，消食止痢，适用于细菌性痢疾。

猪脊羹

原料 猪脊骨1具，大枣10枚，莲子（去心）100克，木香3克，甘草10克。

做法 猪脊骨洗净剁碎，木香、甘草2味以纱布包好，然后与大枣、莲子同放锅中，加水适量，小火炖煮4个小时即可。佐餐食用，以喝汤为主，并可吃肉、枣及莲子。

功效 补阴益髓，清热生津，适用于糖尿病。

佛手
Fo Shou

【别　名】佛手柑、五指柑、手柑。

【源　属】为芸香科植物佛手的干燥果实。

【地域分布】主产于广东、福建、云南、四川等地。

形态特征 常绿小乔木或灌木。枝有刺，幼枝微带紫红色。单叶互生，叶柄短，叶片矩圆形或倒卵状矩圆形，先端钝，有时凹缺，基部圆钝，上面深黄绿色，侧脉明显，叶缘波浪状，花两性，常兼有具退化雌蕊的雄花；萼片、花瓣均为5，花瓣内白外紫色。果实先端开叉如手指状，或卷曲如握拳，如佛之手，故称"佛手"，表面橙黄色，皮粗糙，果肉淡黄色。种子卵状，7~8粒。花期4~5月，果期10~12月。

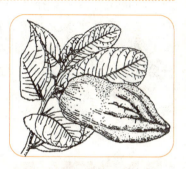

性味归经 辛、苦、甘，温。归肝、脾、胃经。

采集加工 分批采收，多于晚秋待果皮由绿变浅黄绿色时，用剪刀剪下，选择晴天，将果实顺切为4~7毫米的薄片，晒干或烘干后使用。

功效主治 舒肝理气，和胃止痛。用于肝胃气滞，胸胁胀痛，胃脘痞满，食少呕吐。

药理偏方

❶ 小儿传染性肝炎：1~3岁每日服用佛手10~15克，3~5岁15~20克，5~7岁每日服用20~25克，7~10岁每日服用30克，加败酱草每日每岁1克，10岁以上每2岁增加1克，水煎10~15分钟，分3次服。7~10天为1个疗程。

❷肝胃气痛：鲜佛手15克（干品6克），开水冲泡，代茶饮；或佛手、延胡索各6克，水煎服。

❸痰湿咳嗽：佛手10克，或加生姜6克，水煎去渣，加白砂糖温服。

养生秘方

佛手栀子饮

原料 佛手50克，栀子30克。

做法 佛手洗净，切成片。栀子洗净备用。佛手与栀子同放在锅中，加入适量水大火煮沸，然后转小火继续熬煮30分钟。滤渣取汁，分次饮用。

功效 此方强肾补虚，疏肝解郁，尤其适宜于阳痿，肝气郁结者服用。

佛手蛋

原料 佛手15克，茉莉花10克，鸡蛋2个。

做法 将鸡蛋煮熟，捞出打破鸡蛋壳。加入佛手、茉莉花一同煮15分钟即可。

功效 疏肝理气，醒酒固肠。

沉 香
Chen Xiang

【别　　名】蜜香、拨香、沉木香、奇南香。

【源　　属】为芸香科植物白木香含有树脂的木材。

【地域分布】我国广西、广东、台湾、海南等省区有栽培。

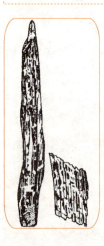

形态特征 沉香为常绿乔木，高可达30米左右。叶互生，稍带革质，椭圆披针形、披针形或倒披针形，伞形花序；无梗，或有短的总花梗，被绢状毛；花白色，与小花梗等长或较短；蒴果倒卵形，木质，扁压状，密被灰白色绒毛，基部有略为木质的宿花被。种子通常1枚，卵圆形，基部具有角状附属物，长约为种子的2倍。花期3～4月。果期5～6月。

性味归经 辛、苦，温。归脾、胃、肾经。

采集加工 全年均可采收，将采下的沉香，用刀剔除无脂以及腐烂部分，阴干。

功效主治 降气纳肾，调中止痛。用于脘腹疼痛，胸脘气闷，呕吐呃逆，腹鸣泄泻，气逆喘息。

药理偏方

❶ **痛症**：沉香、木香、黄连各1.5克，乳香、大黄、芥子各0.5克，白丁香、熊胆各30克，麝香0.8克，红小豆0.3克，青皮1.8克，莪术、鹤虱、雷丸、陈皮各3克，轻粉1.4克。共为细面，面糊为丸，每丸6克，朱砂为衣。每次服1丸，1日2次。

❷ **新生儿便秘**：沉香、槟榔、炒乌药、陈皮、厚朴花、木香各4克，生大黄3克。每日1剂，水浓煎，多次喂服，一般服药2~3次即愈。

❸ **呃逆**：将沉香粉3克用纸卷成香烟状（无沉香粉可用刀片把沉香木削成木屑卷好），点燃后将未燃烧的一头放入口中深吸后，以咽食的方式将烟吸入，再次吸3口，3次无效者，间隔30分钟，重复1次直至呃逆症状消失。

❹ **支气管哮喘**：沉香1.5克，侧柏叶3克，共研极细末，于睡前顿服。治疗支气管哮喘有效。

养生秘方

沉香熟地酒

原料 熟地黄50克，沉香25克，黄酒2000毫升。

做法 研粗末（以细绢袋包扎），放入黄酒中浸7个昼夜后可饮。

功效 凡噎膈、反胃、梅核气，行气止痛以及气淋精冷者，每餐前饮20毫升即可。

沉香粥

原料 沉香2克，大米100克，白糖适量。

做法 米淘洗，放入锅中加适量清水煮。沉香研为细末。待粥将熟时，加入白糖、沉香末，再煮一二沸即可食用。

功效 行气止痛，降逆调中，温肾纳气。

陈皮 Chen Pi

【别　名】橘皮、广陈皮、红皮。

【源　属】为芸香科植物橘及其栽培变种的干燥成熟果皮。

【地域分布】主产于我国广东、福建、四川、浙江等地。

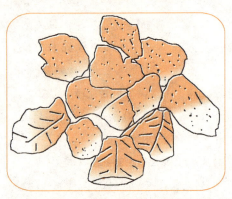

形态特征 小乔木，树形扩散，树冠常呈扁圆头状，一般高约3米。叶互生，叶片菱状长椭圆形，两端渐尖，两侧易向内卷，叶缘有浅锯齿；叶柄细长，翼叶不甚明显。花丛生或单生，黄白色；果实扁圆形，纵径4～5厘米，横径6～7厘米，顶部平或微凹，基部棱起，呈放射状；果面光亮，橙红色，油腺细密则平生；果皮易剥离，瓤囊10瓣左右，肾形，中心柱虚空；汁少，甜而带酸。种子扁卵圆形，外种皮灰白色，内种皮淡棕色；多胚。花期3月中旬。果期12月下旬。

性味归经 苦、辛，温。归肺、脾经。

采集加工 10～12月果实成熟的时候，摘下果实，剥取果皮，阴干或通风干燥。只有收藏了3年以上的才能称为陈皮。

功效主治 理气健脾，燥湿化痰。用于治疗胸腹胀满，反胃呕吐，心腹气痛，不思饮食，咳嗽痰多，食滞便泄。

药理偏方

❶ **急性乳腺炎**：用陈皮、赤芍各60克，栝楼30克。高热者加石膏、大黄；乳痛明显者加皂角刺、白芷、乳香、没药。水煎服，轻者每日1剂，重者每日2剂。同时用热药渣外敷患处，每次30分钟，每日3～4次。

❷ **烧伤**：将鲜橘皮切碎捣烂，装入瓶中密封，待其液化至水样或糊状后外涂局部，1日数次。

❸皮肤癣菌病：将干燥陈皮粉碎浸泡于95%乙醇后提取，分别制成25%陈皮酊和25%陈皮软膏。每日2次，外搽。

❹慢性支气管炎夜咳较甚者：以陈皮、甘草、半夏各6克，茯苓10克，当归20克，生姜3片，水煎服，每日1剂。

养生秘方

陈皮炒鸡蛋

原料 鸡蛋2个，陈皮、生姜各5克，葱2根，油、精盐各适量。

做法 将陈皮用冷水浸软，洗净，切细丝；生姜去皮，洗净，磨成浆汁；葱去须根，洗净，切粒。把鸡蛋打入碗中，搅拌成匀浆，加入姜汁、陈皮丝、葱粒、精盐，调匀后，用大火起油锅，下鸡蛋炒熟即可。

功效 健脾化痰，下气止呕。主治妊娠痰阻气滞、呕吐、恶闻食臭、脘闷不舒等。

陈皮醒酒汤

原料 陈皮、香橙皮500克，檀香200克，葛花、绿豆花各250克，人参、白豆蔻各100克，精盐300克。

做法 将香橙皮（去白）、陈皮、檀香、葛花、绿豆花、人参、白豆蔻、精盐，共研为末，拌匀装入瓷罐中。每日2次，早、晚各服1汤匙，用白开水冲服。

功效 解酒醒神。适合饮酒过多、酒醉不醒者饮用。

香附 Xiang Fu

【别　名】莎草、香附子、雷公头、三棱草、香头草、回头青、雀头香、莎香根、苦羌头。

【源　属】为莎草科植物莎草的根茎。

【地域分布】分布于华南、华东、西南以及河北、辽宁、陕西、山西、台湾、甘肃等地。

形态特征 多年生草本。根茎横走，块茎呈纺锤状，黑褐色。气味香，有时数个连生，根茎上有须根。花葶直立，单生，有锐棱。叶基生，叶片窄条形，基部抱茎，全缘。复穗状花序，3～6个在茎顶排成伞形，有叶状总苞2～4

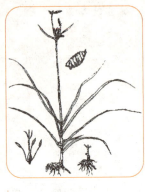

片；小穗宽线形，稍扁平，茶褐色；小坚果长圆倒卵状，三棱形，灰褐色。花期6~8月，果期7~11月。

性味归经 辛、微苦、微甘，平。归肝、脾、三焦经。

采集加工 秋、冬季采挖，燎去毛须，洗净鲜用或晒干备用。或放入沸水中略煮或蒸透后，晒干备用。

功效主治 行气解郁，调经止痛。用于肝郁气滞，胸胁、脘腹胀痛，消化不良，寒疝腹痛，乳房胀痛，月经不调，经闭痛经。

药理偏方

① 乳腺小叶增生：香附12克，鹿角胶（烊化）、熟地黄、土贝母各15克，法半夏10克，麻黄、干姜炭、炒白芥子各6克，肉桂、甘草各5克。加水煎沸15分钟，滤出药液，再加水煎20分钟，去渣，两煎药液调兑均匀，分服，每天1剂。

② 乳腺增生，肝气郁结型：香附、当归、橘叶、川楝子、赤芍各12克，橘核30克，丝瓜络、柴胡各15克。煎服法同上。每日1剂。

③ 慢性咽炎：香附、陈皮、白术、小茴香、半夏、桔梗、乌药、山豆根、射干、知母各10克，茯苓、牛蒡子各12克，广木香5克，甘草2克。煎服法同上。每日1剂。咽干善者改小茴香为佛手15克，去木香加天花粉12克；失眠加夜交藤30克；舌质红去小茴香、乌药，加牡丹皮15克；胃脘痛者加延胡索12克；当咽部异物感消失后，用乌梅肉，每日10克煎汁，加白糖适量当茶冲服，可根治此病。

养生秘方

香附猴头

原料 香附9克，猴头菇30克，精盐适量。

做法 香附加水煎汤，去渣后加入猴头菇煮熟，再加精盐调味服食。

功效 疏肝和胃。主治肝胃不和，胃脘胀痛，食入即吐，呃逆等。

玫瑰香附猪肝汤

原料 猪肝300克，香附5克，干玫瑰花7朵，葱2根，姜、橄榄油、淀粉、精盐、料酒适量。

做法 猪肝洗净切片，加少许淀粉拌匀；葱洗净，切段。香附洗净，与玫瑰花一起，加3碗水，煮约5分钟出味后熄火，去渣留汤。汤汁煮滚，滴数滴橄榄油，入猪肝片、葱段、姜片，快火煮熟，加精盐、料酒调味即可。

功效 疏肝解郁。

枳实
Zhi Shi

【别　名】枸头橙、臭橙、香橙。

【源　属】为芸香科植物酸橙及其栽培变种的干燥幼果。

【地域分布】主产于四川、江西、湖南、湖北、江苏、浙江、福建、广东、广西、贵州等地。

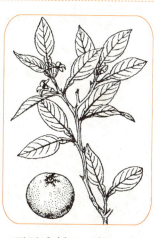

形态特征 常绿小乔木。三棱状茎有刺，刺长2厘米。单身复叶互生，革质、卵状长椭圆形或倒卵形，长5～10厘米，宽2.5～5厘米，近全缘，有油点；叶翅长0.8～1.5厘米，宽0.3～0.6厘米。花单生或数朵簇生于叶腋，萼片5，花瓣5，白色，柑果球形或稍扁，直径约7.5厘米，成熟后橙黄色，表面粗糙，瓤瓣约12枚，味酸而苦。花期4～5月，果期11月。

性味归经 苦、辛、酸，微寒。归脾、胃经。

采集加工 5～6月采摘幼果，自中部横切为两半，晒干或低温干燥，较小者可整体干燥。

功效主治 破气消积，化痰散痞。用于消化不良、细菌性痢疾、急性胃肠炎、冠心病、胃下垂、子宫下垂、脱垂、脱肛等。

药理偏方

❶ 胃下垂：枳实洗净，加2倍量的水浸泡24小时，待发胀变软取出，剪为细块，再放原液中煮沸1.5个小时，过滤，滤渣加水再煮，共煎2次，最后将滤渣挤出；3次滤液，微火浓缩成66%或132%浓度的煎剂，口服，每次10~20毫升，每日服3次，饭前半小时服。

❷ 子宫脱垂：枳实、茺蔚子各15克，浓煎100毫升，每日100毫升，1个月为1个疗程，治疗子宫1度脱垂。

❸ 酒糟鼻：龙眼肉、酸枣仁各10克，枳实15克，煎煮为汤，睡前服用。

❹ 小儿头疮：枳实烧灰，猪脂调涂。

❺ 伤寒后胸痛：枳实，麸炒后研为末，每次用米汤送服6克，1日2次。

养生秘方

枳壳升麻浆

原料 炒枳壳60克，黄芪30克，升麻15克，红糖100克。

做法 炒枳壳、黄芪、升麻加水800毫升煎汤，煮取500毫升。每次服20毫升，每天3次。

功效 补气升阳。适用于气虚下陷的阴挺，阴道有物脱出，腰酸腹坠等证。多用于产后子宫脱垂。阴虚火旺以及肝阳上亢者不宜服用。

枳壳砂仁炖猪肚

原料 炒枳壳12克，砂仁5克，猪肚1个。

做法 枳壳、砂仁装入洗净的猪肚内，扎好后加水炖熟，食肉饮汤。

功效 健脾补中，行气开胃。适用于脘腹胀满，脾胃气虚，气短消瘦，疲乏无力等证。也可用于胃下垂及脱肛。

枳壳茶

原料 枳壳（麸炒）60克。

做法 将枳壳炒后为末，点汤代茶饮用。

功效 具有舒肝解郁的功能。适用于痞满胀痛，因气郁引起的目昏暗等证。

檀香 Tan Xiang

【别　　名】白檀、檀香木、真檀。

【源　　属】为檀香科植物檀香树干的心材。

【地域分布】主产于东南亚、印度、澳洲、非洲，我国广东、云南、台湾亦产。

形态特征 檀香有黄、白、紫3种。木质坚硬，树、叶都似荔枝，皮青色而滑泽。其中，皮厚而发黄的为黄檀；皮洁而色白的为白檀；皮紫的为紫檀。木质以白檀为佳，黄檀最香，紫檀性坚，新者呈红色，旧者呈紫色。新的用水浸泡后的红水可用来染物，旧的显出紫色，所以叫做紫檀。

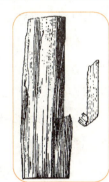

性味归经 辛，温。归脾、胃、心、肺经。

采集加工 原产地植后30~40年采伐，锯成段，砍去色淡的边材，心材干燥入药。

功效主治 行心温中，开胃止痛。用于寒凝气滞，胸痛，腹痛，胃痛食少，冠心病，心绞痛。

药理偏方

❶ **心腹诸痛**：檀香、砂仁各4.5克，丹参30克，水煎服。每日1剂。

❷ **心腹冷痛**：檀香9克，研为极细末，干姜15克，泡汤调服。每日1剂。

❸ **雀斑**：白檀香（捣磨成汁）、浆水（将煮熟的小米浸泡在冰水中5~6日，至生出白色泡沫时滤出，即得浆水）各适量，每晚用温浆水洗脸，用毛巾擦干，然后在雀斑局部涂搽檀香汁，次日晨起擦去。

❹ **肺热咳嗽**：檀香200克，石膏、红花、甘草、丁香、北沙参各100克，水煎服。每日1剂。

❺ **洁肤，益颜**：藿香、甘松、白芷、藁本、栝楼根、零陵香各60克，大皂角子（去皮）250克，白茅香75克，白檀香30克，楮实100克，糯米2000克，研为细末，过筛，用药末洗手、洗脸。

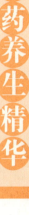

养生秘方

丹参蜜饮

原料 檀香9克,丹参15克,炙甘草3克,蜂蜜30克。

做法 丹参、檀香、炙甘草加水煎煮后,去渣取汁,调入蜂蜜,再煎几沸,随意饮用。

功效 补益脾胃,行气活血。对于胃及十二指肠溃疡、胃脘隐痛、饥饿、劳倦等病有疗效。

红花檀香茶

原料 檀香、红花各5克,绿茶1克,赤砂糖25克。

做法 共研成细末。泡茶饮用。

功效 红花活血祛瘀,檀香理气止痛,绿茶消食化痰,而赤砂糖配伍诸药,有活血功效。该茶剂性味偏于甘温,具有较好的活血化瘀止痛作用,可缓解冠心病患者心胸窒闷、隐痛等症状。

梅花汤饼

原料 檀香粉适量,白梅花8朵,面粉150克,鸡汤300毫升,精盐适量。

做法 将梅花洗净,檀香粉放入清水中,再加入梅花同浸1个小时,用此水和面擀成薄饼,用刀切成梅花状,放入鸡汤中煮熟食用。随量服用。

功效 补气健脾。对于脾胃虚弱、胃纳不佳、泄泻、乏力等证有疗效。

川楝子 Chuan Lian Zi

【别　名】金铃子、楝实。

【源　属】为楝科植物川楝的干燥成熟果实。

【地域分布】主产于甘肃、四川、云南、贵州、湖北等地。

形态特征 落叶乔木,高10余米。树冠稀疏,伞形,嫩形枝绿色,老枝紫褐色。羽状复叶大,互生;小叶有很多深浅不一的钝齿。花腋生,淡蓝紫色,集合成腋生的大圆锥形花丛。果实近球形,肉质,熟时黄色。3~4月开花,10~11月果熟。

性味归经 苦,寒,有小毒。归肝、小肠、膀胱经。

采集加工 树皮及根皮于春、秋二季剥取为佳，洗净，根皮刮去外层红皮，可减少毒性，鲜用或除去粗皮晒干备用。树皮于采剥前2周，在树皮上横砍数刀，使树液流去，可减少毒性。果实于冬季成熟时采摘，洗净，晒干备用。叶多为鲜用，随采随用。花于4月采收，除去杂质，阴干备用。

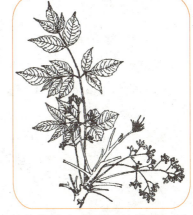

功效主治 能泄小肠、膀胱湿热，导引心包相火下行，通利小便，是治疝气的重要药物；也治伤寒热狂，热厥腹痛；治疮疥，杀三虫；花铺在席下，杀跳蚤、虱虫效果显著。

药理偏方

①体癣，股癣：川楝子100克，研末，用香油调涂患处，每日2次。

②尿路感染：川楝子20~30克。砸碎，水煎2次，混合药液，分早、晚2次服用。

③念珠菌阴道炎：川楝子、黄柏、黄芩、大黄各20克，水煎20分钟，取药液用阴道冲洗器冲洗阴道，每日1剂，每日2次，7日为1个疗程。

④胆结石：川楝子、延胡索各30克，共研为细末，每次3克，用沸水冲服，每日2~3次。

⑤蛔虫症：川楝子、乌梅各10克，槟榔12克，水煎服。每日1剂。

⑥热厥心痛：川楝子、延胡索各30克，共研为粉末，每次6~9克，用酒调服。

⑦乳腺癌：川楝子、延胡索、七叶一枝花、王不留行、蛇莓各5克，龙葵、蒲公英各30克。每日1剂，水煎，分3次服。同时配合手术或化疗。

⑧胃癌：川楝子12克，延胡索9克，当归、龙胆、栀子、黄芩、黄连、黄柏、木香各3克，大黄、芦荟、青黛各2克，水煎，分2次服，每日1剂。同时配合手术或化疗。

⑨痛经：川楝子9克，益母草、制香附各10克，中华补血草30克。水煎服，每日1剂。

⑩胃痛：川楝子、杭白芍各9克，神曲5克，谷芽、麦芽、蒲公英各15克，木香6克，水煎服，每日1剂。

养生秘方

川楝子茴香饮

原料 茴香500克,川楝子、陈皮(去白)各250克,甘草200克,精盐适量。

做法 将以上药材同精盐一起研成末,拌匀。每日服2次,早、晚各服1汤匙,白开水冲服。

功效 暖肝散寒,行气止痛。

川楝子散

原料 川楝子、延胡索各10克。

做法 将2味一同放入沙锅中,水煎30分钟,取汁即可。每日1剂,分2次温服。

功效 两药相配伍能够使气血通畅,缓解疼痛,主治脘腹、胁肋疼痛等证。

荔枝核 Li Zhi He

【别　名】荔核、荔仁、枝核、大荔核。

【源　属】为无患子科植物荔枝的干燥成熟种子。

【地域分布】主产于广东、广西、福建等地。

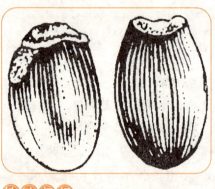

形态特征 为常绿乔木,高8~15余米。种子长圆形或长卵形,稍扁,长6~12厘米,宽2.5~4厘米。表面棕色至棕红色,稍具光泽,有不规则凹陷和细皱纹,一端平截,有近圆形黄棕色种脐,直径5~7毫米,另一端圆钝。质坚硬,剖开后,种皮薄,革质而脆,有2片肥厚子叶,橙黄色或棕黄色。

性味归经 甘、酸,温。归肝、肾经。

采集加工 药用根、花、果、种子。根全年可采,花开时采,果成熟时采。

功效主治 行气散结,祛寒止痛。用于治疗寒疝腹痛、睾丸肿痛、瘰疬、瘀积腹痛等证。

药理偏方

1. **糖尿病**：常州以荔枝核制成散剂治疗。
2. **疝气阴核肿大，痛不可忍**：荔枝核、八角茴香、沉香、木香、精盐、川楝子、小茴香制成散。
3. **慢性胃病**：荔枝核烘干研末，每日3次，每次6克，黄酒或温水送服。
4. **慢性乙肝**：肝泰乐、肌苷、维生素等护肝治疗，加用荔枝核治疗6个月，有较好治疗作用。并有降酶、退黄改善肝蛋白的代谢和抗纤维的作用。

养生秘方

荔枝核粥

原料 干荔枝核15个，山药、莲子肉各15克，粳米50克。

做法 前3味水煎取汁，再加米煮粥。

功效 补肾健脾，散寒止痛。

泥鳅荔枝核汤

原料 泥鳅250克，橘核、荔枝核、桂圆核各30克，丹参15克，小茴香6克，精盐适量。

做法 泥鳅去头尾、内脏，洗净后放入锅内。加入其余药材煎煮至熟，加精盐调味即成。

功效 消肿散结，调气止痛。适用于睾丸挤伤剧痛、阴囊血肿者。

玫瑰花 Mei Gui Hua

【别　名】刺玫花、徘徊花、笔头花、穿心玫瑰。

【源　属】为蔷薇科植物玫瑰的干燥花蕾。

【地域分布】我国中部、北部有分布，生于低山或栽培。

【形态特征】直立灌木。高可达2米左右。干粗壮，枝丛生，密生绒毛、腺毛及刺。单数羽状复叶互生；小叶5~9片，椭圆形至椭圆状倒卵形，先端尖或钝，基部圆形或阔楔形，边缘有细锯齿，上面暗绿色，无毛而起皱，下面灰

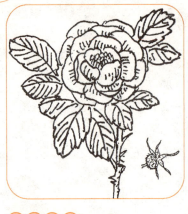

白色，被柔毛；叶柄生柔毛及刺；托叶附着于总叶柄，无锯齿，边缘有腺点。花单生或数朵簇生，单瓣或重瓣，紫色或白色；花梗短，有绒毛、腺毛及刺；花托及花萼具腺毛；萼片5，具长尾状尖，直立，内面及边缘有线状毛；花瓣5；雄蕊多数，着生在萼筒边缘的长盘上；雌蕊多数，包于壶状花托底部。瘦果骨质，扁球形，暗橙红色。花期5~6月。果期8~9月。

性味归经 甘、微苦，温。归肝、脾经。

采集加工 春末夏初花将要开放时分批采摘，除去花柄及蒂等杂质，用文火迅速烘干后入药用。

功效主治 行气解郁，和血，止痛。用于肝胃不和引起的胁痛，胃痛，以及肝郁气滞引起的月经不调，或经前乳房胀痛，跌打损伤所致的瘀血疼痛等。

药理偏方

❶ **胃溃疡**：玫瑰花、黑枣各适量。将黑枣去核，装入玫瑰花，放碗中蒸好，隔水煮烂即成。每日3次，每次吃枣5个，经常食用。

❷ **失眠**：玫瑰花50克，羊心1枚，藏红花6克，精盐适量。

❸ **急性胃肠炎**：玫瑰花与扁豆花、厚朴、绿萼梅、佛手、白芍、甘草配合应用，水煎服。

养生秘方

玫瑰糕

原料 白糖、玫瑰酱各100克（干玫瑰花25克），糯米粉、大米粉各250克。

做法 大米粉与糯米粉拌匀；白糖用水化开，调入玫瑰酱（或干玫瑰花揉碎拌入），徐徐拌入粉内，迅速搅拌，使粉均匀受潮，并泛出半透明色，成糕粉。糕粉的湿度为：手捏把成团，放开一揉就散开。糕粉筛过后放入糕模内，用大火蒸13分钟。

功效 具有理气活血开郁的功效。适用于情志不舒，肝气郁结，胸中郁闷，胀满，腹痛等证。

玫瑰汤圆

原料 鲜玫瑰花3朵，橘子200克，江米粉500克，炒熟的豆沙馅100克，白糖适量。

做法 将江米粉用水和匀揉软，分成60个小剂。每个剂内包成1份豆沙馅，搓成桂圆大的汤圆，放入盘内。橘子去皮，再去橘子瓣的薄皮，切成小丁，放入大碗内，把鲜玫瑰花洗净，花瓣放入橘瓣碗内。清水烧沸，下入汤圆，待汤圆全浮在水面上时，加入白糖，用水煮沸后，盛入放橘瓣、玫瑰花的大碗。

功效 具有活血开郁，理气润肺的功效。适用于肺阴虚证。

玫瑰百里羹

原料 玫瑰花、黄菊花各适量，西瓜、哈密瓜、苹果各50克，葡萄5克，冰糖、湿淀粉各适量。

做法 将西瓜、哈密瓜、苹果、葡萄均去皮切成小丁放入锅内。锅中放入清水、冰糖、玫瑰花、黄菊花，烧开，加湿淀粉勾芡即可。

功效 行气生津。

刀豆
Dao Dou

【别　　名】挟剑豆、刀豆子、大刀豆、刀鞘豆、太弋、刀巴豆、马刀豆、卡肖、刀培豆。

【源　　属】为豆科植物马豆的种子。

【地域分布】主产于江苏、安徽、湖北、四川等地。

形态特征 种子扁肾形，或扁椭圆形，长2.5～3.5厘米，宽1～2厘米，厚0.5～2厘米。表面淡红色或红紫色，略有光泽。边缘有灰黑色线形种脐，长1.5～2厘米，宽约2毫米，种脐上有白色膜片状珠柄残余；近种脐一端有下凹点状的珠孔，另端有深色合点，种脐与合点间有隆起的种脊。种皮革质，内表面棕绿色而光亮，子叶2片，黄白色，油润。无臭，味淡，嚼之有豆腥气。

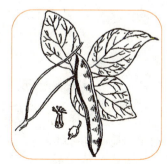

性味归经 甘，温。入肝、肾经。

采集加工 秋季果实成熟的时候，采收果实。

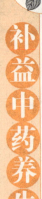

功效主治 下气温中,温肾助阳,止呃。对于虚寒呃逆,肾虚腰痛,呕吐有疗效。

药理偏方

❶ 腰痛:刀豆壳60克。炒成老黄色,研细末,每次服5克。黄酒冲服亦可。不能饮酒者,可改成煎汤酌加酒服,或切成小块,黄酒炖服,亦可再加白糖用。

❷ 尿频,尿急:刀豆、诃子各3克,红花、五灵脂、枇杷叶、茜草、紫草茸、刺柏叶、白豆蔻各2克,地格达1克。以上10味,分别挑选,碎成细粉,过筛,混匀。成人每次2克,每日2次,温开水送服。

❸ 牙周炎:刀豆壳10克,冰片少许。将刀豆壳烧炭,加入冰片研末,然后将药涂抹于患处。

❹ 胃寒呃逆,呕吐:刀豆、生姜各10克,柿蒂6个。煎煮后取汁加红糖适量服用。

养生秘方

马豆散

原料 刀豆子30克。

做法 将刀豆子研为细末。每次服6~9克,温开水送下。

功效 本方用刀豆子温中下气止痛。用于脾胃虚弱,呕逆上气。若加丁香、柿蒂,可温中下气,更能增强疗效。

煨猪肾刀豆

原料 猪肾1个,刀豆子10克,白菜、荷叶各适量。

做法 将猪肾剖开,刀豆子研为细末,放入猪肾中,外用白菜、荷叶之类包裹,置火灰中煨熟。除去包裹物,切碎嚼食。

功效 本方取刀豆补肾壮腰,以猪肾引入肾经。用于肾虚腰痛,或妊娠期腰痛。

蒸刀豆

原料 刀豆120克,白砂糖适量。

做法 将嫩刀豆蒸熟,蘸白砂糖细细嚼食。

功效 本方用刀豆补脾益胃。用于久痢,泄泻,饮食减少。

刀豆香菇炒饭

原料 刀豆100克,香菇(干)20克,猪肉(瘦)75克,虾米10克,糙米80克,洋葱(白皮)15

克，小葱、姜各5克，料酒15毫升，胡椒粉2克，酱油5毫升，精盐3克，植物油15克。

做法 将糙米洗净沥干；香菇泡软，切丝；虾米泡软；刀豆切丁；洋葱切片。将猪肉切丝加入少许精盐、酱油、料酒、小葱（切段）、姜（切片）腌渍片刻。炒锅上火，倒入植物油，油热后，放入洋葱片爆香。再放入肉丝、香菇丝、虾米拌炒。撒入精盐、胡椒粉微炒下，最后，放入刀豆拌炒均匀。将炒好的百香刀豆均匀地铺在糙米上，放入电锅煮熟即可食用。

功效 增加饱腹感，适合容易饥饿的糖尿病患者，且含糖量很低。

柿蒂 Shi Di

【别　　名】米果、猴枣、镇头迦。

【源　　属】为柿科植物柿的干燥宿萼。

【地域分布】分布于河南、山东、陕西、河北、安徽、福建、广东等。

形态特征 落叶乔木，高达14米。树皮暗灰色或灰黑色，鳞片状开裂。单叶互生，叶片椭圆形至倒卵形，革质，全缘。花杂性，雄花成聚伞花序，雌花单生于叶腋，花黄白色。浆果卵圆球形，直径3.5~8厘米，橙黄色或鲜黄色，基部有宿存萼。冬季收集成熟柿子的果蒂（柿蒂），秋季收集柿的落叶（柿叶），经加工而成的饼状食品，称柿饼，其外表的白粉霜，称柿霜。

性味归经 苦、涩，平。归胃经。

采集加工 8~9月果实成熟时采摘或食用时收集。洗净，晒干，生用。

功效主治 清肺止咳，活血化瘀，降逆下气。用于慢性胃炎，呃逆，呕吐等。

药理偏方

❶ **百日咳**：柿蒂20克（阴干），乌梅核中之白仁10个（细切），加白糖15克。用水2杯，煎至1杯。每日数回分服，连服数日。

❷食管贲门癌：柿蒂、柿霜、浙贝母、海藻各60克，山慈菇120克，半夏、红花各30克，没药、乳香各15克，三七18克。共为细末。每次服5克，加适量蜂蜜。每天2次。

❸遗尿：柿蒂30克，益智仁、桑螵蛸、补骨脂、熟地黄各12克，石菖蒲10克，黄连5克，升麻2克。加水煎沸15分钟，滤出药液，再加水煎20分钟，去渣，两煎药液调兑均匀，分服，每天1剂。

❹呃逆：柿钱、丁香、人参等份。上为细末，水煎，食后服。

❺血淋：干柿蒂（烧炭存性）。为末，每服6克，空心米饮调服。

❻胸满咳逆不止：柿蒂、丁香各30克。上细切，每服12克，姜5片，煎至7分，去渣，热服，不拘时。

❼呃逆，舌红，苔黄：柿蒂、橘红、竹茹、大黄、竹叶各10克，生石膏、代赭石各20克。加水煎沸15分钟，滤出药液，再加水煎20分钟，去渣，两煎药液对匀，分服，每天1剂。

养生秘方

丁香柿蒂茶

原料 丁香3克，柿蒂6克，红茶1克。

做法 将丁香、柿蒂洗净，加水适量煎煮，去渣取液；将茶叶放入杯中，丁香柿蒂液煮沸冲入杯中，盖好闷片刻即可饮用。

功效 温中降逆止呕。适用于呃逆连声，呕吐，恶心，胸腹痞满等证。

玉竹柿蒂粥

原料 玉竹10克，柿蒂15克，粳米20克。

做法 先将玉竹、柿蒂入沙锅加清水300毫升，煎至150毫升，去渣取汁备用。再将粳米加水煮至米开花，兑入药汁再煮片刻即可。每日早、晚食用。

功效 养阴清热，和胃止呃。适用于胃阴虚口干呃逆者。

生姜柿蒂茶

原料 生姜5克，柿蒂5枚，红糖10克。

做法 将上述食材放入杯中，以沸水冲泡，闷10分钟，代茶频饮。

功效 温中和胃，散寒止呕。适用于胃寒呕吐，证见不思饮食，呕吐泄泻，舌苔白。

薤白
Xie Bai

【别　名】薤白头、薤根、野葱、野白头、荞头。

【源　属】为百合科植物小根蒜的干燥鳞茎。

【地域分布】分布于除青海、西藏以外的全国各地。主产于河北、东北、湖北、江苏等地。

形态特征 多年生草本。鳞茎卵圆状，侧旁有1~2个凸起，外皮白色膜质，后变黑色。叶基生，3~5枚，半圆柱状。花茎单一，伞形花序，半球形或球形，密聚珠芽，间有数朵花，花被宽钟状，红色至粉红色，花柱伸出花被。蒴果倒卵状，先端凹入。花期6~8月，果期7~9月。

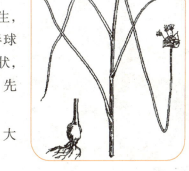

性味归经 辛、苦，温。归肺、心、胃、大肠经。

采集加工 5~6月采收，将鳞茎挖起，除去叶苗和须根，洗去泥土，鲜用或者略蒸一下，晒干或炕干。

功效主治 理气宽胸，通阳散结，行气导滞，祛痰。用于冠心病，心痛，菌痢等。

药理偏方

❶ **冠心病，心绞痛**：白果叶、栝楼、丹参各15克，薤白12克，郁金9克，甘草5克，水煎服。每日1剂。

❷ **脾肾阳虚型痢疾**：薤白、肉豆蔻、五味子、葛根、槟榔、赤芍、炙黄芪各10克，干姜、补骨脂、桔梗、桂枝6克，吴茱萸、制附片（先煎）各3克，茯苓15克，生白术20克，黄连5克，水煎服。每日1剂。

❸ **食欲不振，消化不良**：薤白9克，橘皮10克，谷芽15克，水煎服。每日1剂。

❹ **肥胖**：薤白、决明子、泽泻各20克，水煎，过滤留汁，每日1剂，分3次服用。

⑤慢性痢疾：薤白、黄芩各11克，白芍12克，甘草6克，水煎服。每日1剂。

⑥糖尿病所致的心脏病：薤白、桂枝、陈皮、半夏、当归、五味子、麦冬、佛手、人参（另煎）各10克，栝楼20克，丹参30克，水煎服。每日1剂。

⑦慢性胆囊炎：薤白、全栝楼、莱菔子、半夏各15克，豆蔻（后下）6克，水煎服。每日1剂。

养生秘方

薤白煮鸡蛋

原料 薤白120克，鸡蛋2枚。

做法 将薤白洗净，切碎，鸡蛋打匀，将二者煮成蛋汤。早、晚空腹顿服。

功效 具有通阳散结、补益阳气的功效。适用于久泻伤阳。

薤白薏苡仁炖猪肚

原料 薤白150克，猪肚1具，薏苡仁适量。

做法 分别洗净，薏苡仁、薤白混合放入猪肚中，用绳扎住，加水、精盐、胡椒等，炖至猪肚熟透。分4次服食。

功效 增进饮食，通阳散结，补益脾胃。适用于脾胃虚弱，形体消瘦，食少不化等。

薤白粳米粥

原料 薤白8茎（切），新鲜羊肾1只，生姜8克，粳米100克。

做法 将羊肾洗净，剖开，去内膜，切细。先煮米作粥，粥熟下羊肾生姜薤白，并放入少许精盐，搅和令匀。空腹食用。

功效 可通阳、散结、宽胸理气，散瘀止痛。适用于胸痹，胸闷气促，肺气喘急等证。

薤白三七鸡肉汤

原料 鸡肉500克，薤白60克，三七12克，陈皮6克，姜5克，干枣10克，料酒10毫升，精盐3克。

做法 三七洗净，打碎成小粒状；鸡肉洗净，切块；陈皮水浸洗净；薤白除去根须，洗净；生姜、红枣（去核）洗净；把三七、鸡肉、陈皮、生姜、红枣放入开水锅内，大火煮沸后，小火煲2个小时。将薤白放入煲好后的汤锅内，再煮沸片刻，调味，放入料酒搅匀即可。

功效 此汤具有行气消滞，通阳散结的作用。适宜孕中期的女性服用。

香橼 Xiang Yuan

【别 名】枸橼。

【源 属】为芸香科植物枸橼或香圆的干燥成熟果实。

【地域分布】主产于江苏、浙江、广东、广西等地。

形态特征 不规则分枝的灌木或小乔木。新生嫩枝、芽及花蕾均暗紫红色，茎枝多刺，刺长达4厘米。单叶，稀兼有复叶，但无翼叶；叶柄短，叶片椭圆形或卵状椭圆形，长6~13厘米，宽3~6厘米，或有更大，顶部圆或钝，稀短尖，叶缘有浅钝裂齿。总状花序，有花12朵，有时兼有腋生单花；花两性，有单性花趋向，则雌蕊退化；花瓣5片，长1.5~2厘米；雄蕊30~50枚；子房圆筒状，花柱粗肥大，柱头头状，果椭圆形、近圆形或两端狭

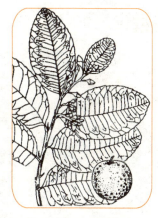

的纺锤形，果皮淡黄色，粗糙，甚厚或颇薄，难剥离，内皮白色或略淡黄色，棉质，松软，瓤囊10~15瓣，果肉无色，近于透明或淡乳黄色，爽脆，味酸或略甜，有香气；种子小，平滑，子叶乳白色，多或单胚。花期4~5月，果期10~11月。

性味归经 辛、微苦、酸，温。归肝、脾、胃、肺经。

采集加工 9~10月果实变黄成熟的时候采摘，用糠壳堆7天，待皮变金黄色后，切成1厘米厚，除去种子以及果瓤，摊开暴晒，遇雨天可烘干。

功效主治 理气宽中，化痰止痛。用于胃痛胸闷，消化不良，痰饮咳嗽，呕吐腹胀。

药理偏方

❶ 气逆不进食或呕哕：香橼2个，川贝、甜橘皮各50克（去心），当归75克（炒黑），通草、西瓜皮各50克，甜橘皮三钱，共研细末，用檀香劈碎煎浓汁泛为丸，如桐子大。每日服15克，开水送下。

❷痰多咳嗽：常与半夏、茯苓等配伍。

❸鼓胀：香橼1枚（连瓤），大核桃肉2枚（连皮），缩砂仁10克（去膜），各煅存性为散，砂糖拌调，空心顿服。

❹胁肋疼痛，胸腹疼痛：可与香附、郁金、栝楼等药配伍应用。

❺咳嗽：香橼（去核）薄切作细片，以酒同入沙瓶内。煮令熟烂，自黄昏至五更为度，用蜜拌匀，当睡中唤起，用匙挑服。

养生秘方

香橼茶

原料 陈香橼1个。

做法 切成粗末，水煎取汁。代茶饮。

功效 舒肝理气。适用于消积，胃脘胀痛，消化不良，痰饮咳嗽气壅等证。

香橼麦芽糖饮

原料 鲜香橼1个，麦芽糖适量。

做法 香橼洗净，切片，和麦芽糖一起放碗内，加盖后隔水炖3～4小时，至香橼熟烂。每服15毫升，每天2次。

功效 理气宽胸，养心宁神，舒肝理气。适用于胸中窒塞，心气不足。

香橼醴

原料 鲜香橼100克，蜂蜜40毫升，65度白酒200毫升。

做法 将香橼洗净切碎，放入锅内，加水200毫升，煮烂后加白酒、蜂蜜，沸后停火，一起放入细口瓶中，密闭贮存，1月后饮用。每服10毫升，每天2次。

功效 理气消痰，补中润燥。适用于久咳不止等证。

香橼露

原料 香橼500克。

做法 加水浸泡2个小时，再入蒸馏器内蒸2次，收集芳香蒸馏液。每服30毫升，炖温服，每天2次。

功效 和中化痰，疏肝理脾。适用于肝脾不和，心烦易怒，胁肋胀痛，以及痰饮咳嗽，痰多清稀等证。

第五章

温里药

花椒 Hua Jiao

【别　名】秦椒、蜀椒、南椒、巴椒、川椒、点椒。

【源　属】为芸香科灌木或小乔木植物花椒、青椒的成熟果皮。

【地域分布】分布于西南、中南及河北、辽宁、陕西、甘肃、山东、安徽、江苏、江西、浙江、西藏等地。

形态特征 落叶灌木或小桥木，高3～7米。枝皮暗灰色，枝暗紫色，疏生平直而尖锐的皮刺。单数羽状复叶互生；小叶5～11，叶缘有齿，齿间有腺点。花单性，雌雄异株，伞房状圆锥花序，顶生，花萼、花瓣、雄蕊均5数。果3个，球状，果熟时红色至紫红色，密生疣状突起的油点。种子近球状，蓝黑色，有光泽。花期3～5月，果期7～10月。

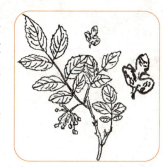

性味归经 辛，热。归脾、胃、肾经。

采集加工 秋季采收成熟果实，晒干后，除去种子以及杂质。

功效主治 温中止痛，杀虫，止痒。主治脾胃寒凝，脾胃虚寒，寒湿中阻之脘腹冷痛，呕吐，泄泻，蛔虫腹痛，呕吐，湿疹瘙痒，妇女阴痒。

药理偏方

❶ 回乳：每次用生花椒14～16粒（约0.4克），研粉装入胶囊内服，日3次，于产后即开始服用，连服3～4日。

❷霉菌性阴道炎：取花椒油3毫升，半合成脂肪酸肪脂加至100克，制成花椒油制霉阴道栓（每粒重4±0.05克），每晚放药1粒，5天为1个疗程，一般1~2个疗程。

❸蛔虫性肠梗阻：用花椒油即以香油60克入锅内熬热，再投入花椒120克炸，而后去花椒，待油温时1次服下。

❹顽癣：川椒（去半子）25克，紫皮大蒜100克。先将川椒研粉，再与大蒜混合，舂成药泥，装入瓶内备用。用温水浸泡，洗净，擦干患处。再以棉签敷上一层药泥，用棉球反复揉搓，合药物渗入皮肤，每日1~2次，10天为1个疗程。皮损基本痊愈，即用羊蹄根煎液洗患处，每周2~3次，坚持2~3个月，以巩固疗效。

❺鸡眼：用大蒜1个，葱白10厘米，花椒3~5粒，共捣烂如泥，视鸡眼大小取不同量药泥敷于鸡眼上。用卫生纸搓一细条围绕药泥，以便药泥集中于病变部位，胶布包扎，密封，24天后去胶布及药泥，3天鸡眼开始发黑，逐渐脱落，最多半月即完全脱落。

❻风热牙痛：花椒5克，细辛、白芷2克。加水3碗，煎剩2碗，徐徐含漱。

养生秘方

花椒火腿汤

原料 花椒6克，火腿肉150克，葱、姜、精盐、酱油各适量。

做法 火腿切成薄片，和花椒加水一起煮汤，撇去浮油，适量葱、姜、精盐、酱油，调味食用。

功效 温中止痛，健脾开胃。适用于腹中冷痛，脾胃虚寒，呃逆呕吐等证。

花椒绿豆汤

原料 花椒6克，绿豆50克。

做法 水煎温服。

功效 温中止呕。适用于反胃呕吐，胃气上逆等证。

花椒红糖水

原料 花椒6克，红糖50克。

做法 将上药加水500毫升，煎到250毫升，放入红糖溶化。于断奶当天趁热1次服用，每天1次，连用3天。

功效 具有回乳的功效。

茴香 Hui Xiang

【别　名】小茴香、茴香子、野茴香、大茴香、谷茴香、谷香、香子、小香。

【源　属】为伞形科多年生草本植物茴香的干燥成熟果实。

【地域分布】我国各地均有栽培。原产于地中海地区。

形态特征 多年生草本，高1～1.5米。全株表面有粉霜，具强烈香气。基生叶丛生，有长柄，茎生叶互生，叶柄基部扩大呈鞘状抱茎，3～4回羽状复叶，最终小叶片线形至丝形。花小，金黄色，顶生和侧生的复伞形花序。双悬果，卵状长圆形，分果常稍弯曲，具5条隆起的纵棱，横切面略呈5边形，背面的4边约等长。有特异的香气。花期5～6月，果期7～9月。

性味归经 辛，温。归肝、肾、脾、胃经。

采集加工 夏末秋初果实成熟时割取全株，晒干后，打下果实，去净杂质。

功效主治 消寒止痛，理气和胃。用于寒疝腹痛，睾丸偏坠，痛经，少腹冷痛，脘腹胀痛，食少吐泻，睾丸鞘膜积液；精盐炒小茴香可暖肾散寒止痛。用于寒疝腹痛，睾丸偏坠，经寒腹痛。

药理偏方

❶ **腰痛**：小茴香、巴戟天、杜仲各10克，桑寄生15克，水煎服。

❷ **腹痛胀气**：小茴香、苦楝子、延胡索各10克，水煎服。

❸ **胃溃疡**：小茴香、香附、白芷各10克，乌贼骨、炒田七粉各15克，延胡索12克，大黄6克。将以上药共研为细末，装入1号空心胶囊内，每日3次，每次空腹时用温开水送服。

❹ **痛经**：小茴香、川芎、当归、香附各10克，吴茱萸3克，姜半夏、炒白芍各12克，延胡索、党参各15克，炙甘草8克。将以上药加水适量，煎至400毫升，每日1剂，分2次温服。

❺ **疝气**：小茴香、柴胡各10克，荔枝核32克，青皮、赤芍各8克，延胡索、川楝子（炒香）、川厚朴各12克，橘核20克，昆布15克（先洗去精盐分），蜜枣3枚。将以上药加水适量，煎至400毫升，每日1剂，分2次温服，连服3～5剂。

养生秘方

小茴香红烧蛋

原料 小茴香 10 克,鸭蛋 10 个,酱油、味精各适量。

做法 鸭蛋煮熟,冷后剥去壳,加酱油、小茴香烧至入味,调入味精。每服鸭蛋 1~3 个,每天 3 次,温热食。

功效 散寒止痛,理气和胃。适用于小儿疝气痛及睾丸、膀胱痛等。

小茴香丸

原料 小茴香、胡椒各 15 克,酒适量。

做法 共为细面,酒糊为丸。每次服 5 克,温酒送下。

功效 散寒理气止痛。适用于疝气胀满,小腹冷痛等。

小茴香黄酒

原料 小茴香(炒黄、为粗末)20 克,黄酒 300 毫升。

做法 茴香用黄酒烧滚,停一刻,去渣。酌量饮用。

功效 理气散寒,适用于白浊(又名"下淋"),精道受风寒。

肉桂 Rou Gui

【别　名】玉桂、牡桂、菌桂、筒桂、大桂、辣桂、桂。

【源　属】为樟科肉桂的干皮、枝皮及根皮。

【地域分布】分布于台湾、福建、云南、广东、广西等地。

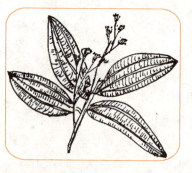

形态特征 常绿乔木,高 12~17 米。枝、叶、树皮干时有浓烈香气。树皮灰色或灰褐色,枝无毛,嫩枝略呈四棱形。叶互生,单叶,鲜叶嚼之有先甜后辣的浓郁的肉桂特有香味;叶片长圆形或近披针形,花期 5~7 月,花小,黄绿色。排成圆锥花序,生于叶腋,花序与叶片等长,有黄色短绒毛;花被裂片 6 片;发育雄蕊 9 枚。果期 10~12 月,果实长圆形,成熟时紫黑色。

性味归经 辛、甘、热。归肾、脾、心、肝经。

采集加工 多于秋季剥取，阴干。

功效主治 温肾壮阳，温中祛寒，温经止痛。用于脏寒久泻，心腹冷痛，肾阳不足，肺寒喘咳，寒痹腰痛，阴疽自陷，痛经，肢体疼痛。

药理偏方

① **胃寒呕吐**：肉桂30克，草果6克，共研为细末，每次3克，每日3次，用开水冲服。

② **附子中毒**：用肉桂5~10克，泡水口服，服药后5~15分钟即出现呕吐，使毒物吐出，15~30分钟后症状逐渐缓解。若不解者再取3~5克肉桂，如法再服。

③ **寒性泄泻**：肉桂、丁香各15克，膏药1张，将前2味药共研为细末，用膏药将药末贴敷在肚脐上。

④ **消化不良**：肉桂、山楂各6克，草豆蔻、槟榔各9克，鸡内金3克，干姜5克，水煎服，隔日1剂。

⑤ **月经不调**：肉桂与当归、川芎、人参、莪术、牡丹皮、牛膝、白芍、甘草配伍，水煎服。

养生秘方

羊肉肉桂汤

原料 肉桂6克，羊肉500克。

做法 将6克桂皮放在炖羊肉中，炖熟之后，吃肉喝汤。

功效 温中健胃，暖腰膝。治腹冷，气胀。

肉桂膏

原料 桂皮、丁香各6克。

做法 将上述配料共研细末，放入膏药中，贴患儿肚脐。

功效 可治疗小儿腹泻。

肉桂冲剂

原料 肉桂3克。

做法 将桂皮研细末，1日2次，温水送服。

功效 可治疗胃气胀，胃寒痛。将肉桂皮粉末加入菜中烹调，有助于控制血糖和胆固醇。

肉桂红糖茶

原料 桂皮3~6克，红糖12克。

做法 将上述配料加水煎去渣，分2次温服。

功效 可治妇女产后腹痛。

肉桂附子鸡蛋汤

原料 桂皮3克，炙附子9克，鸡蛋1个。

【做法】水煎桂皮、炙附子1个小时以上，去渣后，打入鸡蛋，煮熟后食蛋饮汁，1日2次。

【功效】可治疗白带过多。

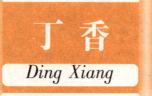

丁香 Ding Xiang

【别　　名】丁子香、支解香、瘦香娇、宁极、雄丁香、公丁香、如宇香、索瞿香、百里馨。

【源　　属】为桃金娘科蒲桃属植物丁香。

【地域分布】分布于东北、华北、山东、陕北、甘肃和四川等地。

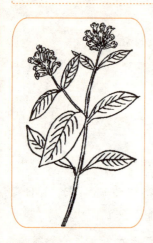

【形态特征】常绿乔木，高10米。叶对生；叶柄明显；叶片长方卵形或长方倒卵形，端尖，基部狭窄，花芳香，顶生聚伞圆锥花序，花萼肥厚，绿色后转紫色，长管状，裂片三角形；花冠白色，稍带淡紫，短管状，子房下位，与萼管合生，花柱粗厚，柱头不明显。浆果红棕色，长方椭圆形，种子长方形。

【性味归经】辛，温。归脾、胃、肾经。

【采集加工】当花蕾由绿色转为红色时采摘。

【功效主治】补肾助阳，温中降逆。用于脾胃虚寒，呃逆呕吐，心腹冷，食少吐泻，肾虚阳痿。

药理偏方

❶ **胃寒呃逆**：丁香、柿蒂各等份，共为粉。每服3克。

❷ **脾胃虚寒，呕吐呃逆**：丁香1.5克，柿蒂5枚，党参、生姜各9克，水煎服。

❸ **脾胃虚寒，吐泻食少**：丁香3克，砂仁5克，白术9克，共为末。每次1.5~3克，每日2~3次。

❹ **口臭**：木香10克，丁香6克，藿香、白芷各12克，葛根30克，煎汤含漱。

❺ **牙龈红肿疼痛，牙齿松动，不能咬物**：露蜂房、黄柏、地骨皮、丁香各12克，知母10克，龟板、骨碎补各15克，生石膏30克，水煎服，每日服3次，1~2天即可治愈。

养生秘方

丁香煨梨

原料 丁香15粒，大梨1只。

做法 梨洗净去核，入丁香，外用菜叶包裹，在蒸熟食。

功效 温中止呕，益胃。适用于胃气虚弱或胃寒所致的反胃吐食，药物不下等。

丁香莲子糯米粥

原料 公丁香37粒，糯米250克，煨姜1片，白莲子（去心）37粒。

做法 丁香、莲子煮烂后去渣，加入煨姜、糯米煮粥。随量食用。

功效 温中散寒，补肾助阳，温中降逆。对呃逆呕吐，心腹冷等证有效。

丁香山楂煮酒

原料 丁香3粒，山楂8克，黄酒80毫升。

做法 黄酒放在瓷杯中，加丁香、山楂，把瓷杯放在有水的蒸锅中加热蒸炖10分钟，趁热饮酒。

功效 温中散寒，补肾助阳。适用于感寒腹痛，腹胀，吐泻等证。

干姜
Gan Jiang

【别　名】白姜、均姜、干生姜。

【源　属】为姜科植物姜的干燥根茎。

【地域分布】我国东南部、中部到西南部各地广为栽培。

形态特征 多年生草本，高40～100厘米。根茎肉质，扁圆横走，分枝，有芳香、辛辣气味。叶互生，2列，无柄，有长鞘，抱茎，叶片线状披针形。花茎自根茎抽出，穗状花序椭圆形，花冠绿黄色，蒴果3瓣裂，种子黑色。

性味归经 辛，热。归脾、胃、心、肺经。

采集加工 秋冬季采挖，除去茎叶及须根，放于湿沙堆中保鲜。刮取的皮叫生姜皮。洗净后打烂绞取的汁叫生姜汁。将生姜晒干或烘干，即为干姜。

功效主治 燥湿消痰，温中散寒。主治肢冷脉微，呕吐泄泻，脘腹冷痛等证。

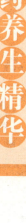

药理偏方

❶ **头晕吐逆**：干姜（炮）7.6克，甘草（炒）3.6克，加水一盏半，煎至一半服下，有效。

❷ **水泻**：干姜（炮）研为末，用稀饭送服6克，即愈。

❸ **血痢**：干姜烧存性，放冷，研为末。每次以米汤送服3克有极效。

❹ **赤眼涩痛**：白姜末，用水调后，贴在脚心上即可。

❺ **牙痛**：川姜（炮）、川椒各等份，研为末，敷搽在患处即可止痛。

❻ **慢性结肠炎**：干姜、诃子各5克，黄连2克，党参、铁苋菜各15克，附子、乌梅、当归、黄柏各8克。加水煎沸15分钟，滤出药液，再加水煎20分钟，去渣，两药液兑匀，分服，每天1剂。

❼ **脾肿大**：干姜5克，醋灸鳖甲150克，大黄15克，麝香1克。一起制成细末，每次冲服10克，每天3次。

❽ **四肢厥逆，神衰欲寐**：炙甘草100克，干姜75克，附子1枚（生用，去皮）。加水3升，煎至1升，去滓温服，每日3次。

养生秘方

干姜茶

原料 干姜30克，茶叶60克。

做法 上药研和，每次用2克；每天3次，开水冲泡，代茶慢饮。

功效 具有回阳通脉，温中散寒止泻的功能。适用于遇冷腹泻，胃痛。

干姜清酒

原料 干姜末20克，清酒600毫升。

做法 温酒至热，将姜末投入酒中。多服，很快能治愈。

功效 温中散寒。适用于治疗老人冷气逆心痛结，肢冷脉微，举动不得等证。有助阳散寒的疗效。

干姜蜂蜜丸

原料 干姜30克，蜂蜜适量。

做法 干姜研成细粉，炼蜜成丸，每丸3克重。每次服1丸，每天2次，用米汤送服。

功效 温中补虚。适用于怯凉，脾虚食少，乏力，消瘦等证。阴虚火旺者及孕妇不宜用。

吴茱萸
Wu Zhu Yu

【别　名】食茱萸、吴萸、茶辣、漆辣子、优辣子、曲药子、气辣子。

【源　属】为芸香科植物吴茱萸、石虎或疏毛吴茱萸的干燥近成熟果实。

【地域分布】广东、广西、海南、台湾、福建、云南、贵州等地有出产。

形态特征 落叶灌木或小乔木，高通常3~8米。嫩枝、嫩芽、叶轴、花序轴均密生锈色柔毛，新鲜嫩枝叶搓烂有特异香气。6~8月开花，花淡黄白色，9~10月结果，果扁球形，直径4~6毫米，密集成团，成熟时暗紫红色，开裂，果皮无皱纹，有粗大油点，内有黑褐色近球形种子或因发育不全种子退化。果实有浓烈而特异的刺鼻香气。

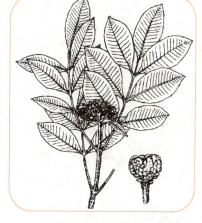

性味归经 辛、苦，热，小毒。归肝、脾、胃、肾经。

采集加工 秋季呈茶绿色尚未开裂时采收为佳，除去杂质，阴干或晒干。

功效主治 散寒止痛，降逆止呕，温脾益肾、助阳止泻，开郁。用于胃寒呕吐，嘈杂吞酸，心腹冷痛，脘腹胀满，五更泄泻，寒疝脚气，虫积腹痛。

药理偏方

❶ **溃疡性口腔炎**：取吴茱萸粉适量，用醋调成糊状，置于清洁布上，分别包在两脚涌泉穴处及周围，24小时后取下。

❷ **湿疹**：吴茱萸30克（炒），乌贼骨20克，硫黄6克，共研为细末备用。患处渗出液多者撒干粉，无渗出液者用蓖麻油或猪板油化开调抹，隔日1次，上药后用纱布包扎。

❸ **喉喘鸣**：将吴茱萸粉末用开水调成稠糊状敷于涌泉穴处，每次1~2克，每晚1次，次日清晨取下，6次为1个疗程。

④ 麻痹性肠梗阻：取吴茱萸10克，研末，用淡盐水调成糊状，摊于2层方纱布上，将四边掀起，长宽各约5厘米，敷于肚脐，用胶布固定，每12个小时更换1次。一般敷药1~2个小时起效，起效最快40分钟，最慢2个小时。

⑤ 小儿腹泻：取吴茱萸15克，灶心土20克，共研成粉末，用醋调成糊状，加温（以不烫手为度），敷肚处，用脐绷带固定，1~2个小时换药1次，根据病情，每日可敷1~3次，一般1~3天可获良效。

⑥ 慢性前列腺炎：取吴茱萸60克，研成末，用酒、醋各半调成糊状，外敷中极、会阴两穴，用胶布固定，每日换药1次。年老体弱无明显热象者，用吴茱萸15~20克，水煎，分2次服，每日1剂，10天为1个疗程。

⑦ 小儿牙痛：取吴茱萸30克，研成细末，分成5份，取1份用醋调成糊状敷脚心（涌泉穴），每天换药1次。

养生秘方

吴茱萸糯米粥

原料 吴茱萸10克，生姜3片，糯米100克。

做法 用纱布包吴茱萸，先下锅，再放入糯米、生姜煮粥，成粥后捡出吴茱萸、生姜。分3次食。

功效 降逆止呕，助阳止泻。苔黄口臭，对胃脘痛有疗效。伴有实热者不宜食用。

吴茱萸南粳米粥

原料 吴茱萸4克，南粳米50克，生姜4片，红糖适量。

做法 吴茱萸研末，和南粳米、生姜、红糖同入沙锅，加水文火煮至沸腾，数滚后米花粥稠，停火盖紧焖5分钟。每天2次，温热食。

功效 降逆止呕，助阳止泻。适用于脘腹冷痛，疝痛，疼痛，头痛及虚寒久泻，胃寒所致的呕吐吞酸等证。凡阴虚有火及孕妇忌服。

吴茱萸炖鲫鱼

原料 鲫鱼1条，橘皮10克，生姜50克，胡椒2克，吴茱萸3克，黄酒50毫升，精盐、葱、味精适量。

做法 将鲫鱼去磷及内脏，生姜切片后放几片于鱼中，其余和橘皮、胡椒、吴茱萸一起用纱布包好，填入鱼腹内，加入黄酒、精盐、葱和水15毫升，隔水清蒸半小时，取出药包加入味精即可。

功效 温胃止痛，治虚寒胃痛，对清水腹泻，腹痛也有效。

附子 Fu Zi

【别　名】天雄、乌头、铁花、五毒。

【源　属】为毛茛科多年生草本植物乌头的子根的加工品。

【地域分布】我国各地均有出产。

形态特征 多年生草本，高约1米。块根通常2个连生在一起，纺锤形至倒卵形，黑褐色，栽培种侧根肥大，倒卵圆形至倒卵形。叶互生，革质，卵圆形，掌状深裂。花紫色或白色，腋生或顶生，呈总状圆锥花序；花期9~10月。蓇葖果长圆形，果期10~11月。

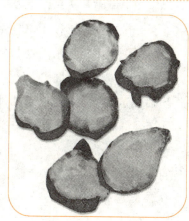

性味归经 辛，热，有毒。归心、脾、肾经。

采集加工 夏、秋季采挖，除去须根及泥沙，加工成盐附子、黑顺片、白附片。

功效主治 散寒止痛，温中止呕，助阳止泻。用于寒滞肝脉、寒疝腹痛等；也可用于肝胃虚寒，浊阴上逆所致之厥阴巅顶头痛，脾肾阳虚，五更泄泻等证；配伍黄连可治疗肝火犯胃，胁痛吞酸。

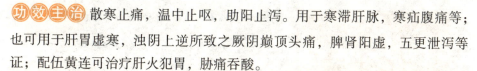

药理偏方

❶脉微欲绝，大汗、大吐、大下后的四肢厥逆或大汗不止证：熟附子15克，干姜4.5克，甘草12克，水煎服。

❷脾胃虚寒，腹痛吐泻，手足不温：党参12克，炒白术9克，干姜、熟附子各6克，炙甘草3克，水煎服。

❸风寒湿痹，周身关节疼痛：熟附子、桂枝各9克，白术12克，炙甘草6克，水煎服。

❹肾阳衰微，身面水肿：附子（炮）、生姜、炒白术各9克，白芍、茯苓各12克，水煎服。

⑤阳痿：制附子、甘草各6克，蛇床子、淫羊藿各15克，益智仁10克，甘草6克，炼蜜为丸。每次9克，每日3次。

养生秘方

附子干姜粳米粥

原料 制附片9克，干姜、红糖各5克，葱白2茎，粳米100克。

做法 前2味加水同煮1个小时后取汁，下粳米，加水适量，煮稀粥。临熟放入葱末，调入红糖。每天3次，温服。

功效 温肺化痰，逐风寒湿邪。适用于肺寒咳嗽，痰涎清稀，反复发作，畏寒肢冷，脾胃虚寒，呕吐泄泻，脘腹冷痛等证。

附子粳米粥

原料 炮附子8克，炮姜15克，粳米100克。

做法 药捣细，罗末，每次取10克，和米同煮粥，空腹食用。

功效 温中散寒，止痛，用于寒湿痹痛。适用于下痢白冻，寒湿痢疾，腹中绞痛，里急后重，喜接喜暖。

高良姜 Gao Liang Jiang

【别　名】凤姜、小良姜、佛手根、海良姜。

【源　属】为姜科植物高良姜的干燥根茎。

【地域分布】广东、广西、海南、台湾、福建、云南、贵州等地有出产。

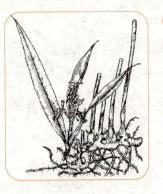

形态特征 多年生草本，高30～80厘米。根茎横走，圆柱形而分枝，直径1～1.5厘米，红棕色或紫红色，节环形，节间长0.2～1厘米，节上生须根，气芳香，味辛辣。茎直立，丛生。叶互生，单叶，无柄；叶片条形，长15～30厘米，宽1～3厘米，先端渐尖或尾尖，基部渐狭，边缘全缘，两面均无毛；叶舌披针形，长2～3厘米，有时达5厘米，棕色。4～10月开花，花淡红色。果期

6～10月，果实球形，有短柔毛，直径约1厘米，成熟时橘红色，种子棕色。

性味归经 辛，温。归脾、胃经。

采集加工 夏末秋初采挖，除去须根及残留的鳞片，洗净，切段，晒干备用。

功效主治 温胃散寒，消食止痛。用于脘腹冷痛，胃寒呕吐，嗳气吞酸。

药理偏方

❶ **慢性胃炎**：高良姜、没药、乳香、甘草各10克，黄芪20克，川芎、当归、枳实各15克。加水煎沸15分钟，滤出药液，再加水煎20分钟，去渣，两煎药液兑匀。分服，每天1剂。

❷ **消化性溃疡**：高良姜、延胡索各5克，制乳香、草果仁各3克。煎服法同上。每日1剂。

❸ **胃脘痛**：高良姜、佛手、陈皮、香橼各5克，黄芪、大枣各12克，神曲、香附、白芍、甘草各8克。水煎服。每日1剂。

❹ **牙痛**：高良姜、铜绿、白芍药各8克，雄黄、干姜各7克，细辛4克，冰片0.3克。共研磨为极细末，放瓷瓶中收存，防止潮解。使用时先将鼻涕拭净，将黄豆大小药物吸入。左齿痛吸入左鼻，右齿痛吸入右鼻。疼痛剧烈可两鼻同吸。眼泪出疼痛就停止。

养生秘方

陈皮椒姜鸡

原料 乌骨鸡700克，陈皮、高良姜、精盐各3克，草果2克，胡椒6克，葱5克。

做法 选乌鸡1只，宰杀后，去毛、肠杂，如常洗净，将陈皮、高良姜、胡椒、草果用纱布包好，放入鸡腹内，另佐以葱、精盐，共放入沙锅内，封口，蒸至鸡肉熟烂即可。每日中、晚餐均可食用。

功效 补虚温中，健脾开胃。适用于脾胃虚冷，脘腹郁滞，腹胀腹泻等证。

二姜烧鸡

原料 鸡肉500克，高良姜10克，草果、陈皮、大葱各5克，干姜20克，胡椒粉、味精、精盐各2克，植物油15克，高汤适量。

做法 将鸡肉切块，干姜、高良姜、草果和陈皮洗净，大葱切段。锅内放植物油烧六成热，放入鸡肉炒到鸡肉变白收缩时，加入高汤、干姜、高良姜、草果、陈皮烧至九成熟时，加葱、胡椒粉、味精、精盐调味，再烧一会儿即可。

功效 此菜具有补中散寒，行气止痛的作用。

六味牛肉饭

原料 牛肉（后腿）、粳米各500克，草果、砂仁、荜茇、高良姜、陈皮、胡椒各3克，生姜30克，料酒10毫升，精盐5克，味精2克。

做法 将牛肉洗净，加料酒稍浸后，放入沸水中烫焯，捞出后切片。将胡椒、荜茇、陈皮、草果、砂仁、高良姜放入锅内，加清水适量，煎汁备用。生姜切片，粳米洗净，一同放入锅内，再加入上述各味药的煎汁，加入牛肉片、精盐、味精和适量的清水，煮成饭即成。

功效 暖脾和胃，理气宽中。适用于脾虚，遇寒胃痛，胸闷不适等。

荜茇 Bi Ba

【别　名】荜拨、鼠尾。

【源　属】为胡椒科植物荜茇的干燥近成熟果穗。

【地域分布】产于我国云南、广东等地。

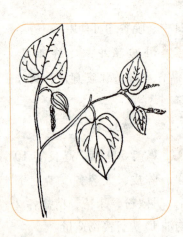

形态特征 多年生草质藤本。茎下部匍匐，枝横卧，质柔软，有棱角和槽，幼时密被短柔毛。叶互生，叶柄长2~3.5厘米，叶片长圆形或卵形，全缘，上面近光滑，下面脉上被短柔毛，掌状叶脉通常5~7条。花单性，雌雄异株，穗状花序；雄蕊2，花丝短粗；雌穗总花梗长1.5厘米，密被柔毛，花梗短；花的直径不及1毫米；苞片圆形；无花被；子房倒卵形，无花柱，柱头3。浆果卵形，先端尖，部分陷入花序轴与之结合。

性味归经 辛,热。归胃、大肠经。

采集加工 9~10月间,果实由黄变黑时摘下,晒干。

功效主治 散寒止痛。用于脘腹寒痛,呕逆反胃,霍乱泄泻;外敷也治牙痛。

药理偏方

1. 暴泄身冷,自汗,甚则欲呕,小便清,脉微弱:荜茇、肉桂各15克,高良姜、干姜各20克,共研为细末。糊丸梧子大。每次30丸,姜汤送服。

2. 胃冷口酸:流清水,心下连脐痛。用荜茇25克,厚朴(姜汁浸炙)50克,共研为细末,入热鲫鱼肉,和丸如绿豆大。每次20丸,立效。

3. 妇人少腹痛,下血无时,月经不调:用荜茇(精盐炒)、蒲黄(炒),各等份,共研为细末,炼丸如梧子大。每次空服温酒送服30丸。

4. 偏头痛:荜茇研为细末,让患者口含温水,随左、右头痛,以左、右鼻吸药末1次,有效。

5. 牙痛:荜茇、白芷、细辛各3克,高良姜2.5克,共研为细末。右边牙痛,用左鼻孔吸药末;左边牙痛,用右鼻孔吸药末,每日早、中、晚各1次。

养生秘方

荜茇炖羊蹄

原料 荜茇、干姜、豆豉各30克,羊蹄4个,羊头1个,葱白50克,胡椒、精盐各10克。

做法 羊头、羊蹄去毛洗净,放入锅内,适量加水,炖至5成熟时,放入干姜、荜茇、豆豉、葱白、精盐,小火炖至熟烂。食肉饮汤。

功效 行气止痛,温中散寒,温补脾胃。适用于久病体弱,脾胃虚寒,腹胀腹痛等证。

荜茇砂仁烧黄鱼

原料 荜茇15克,陈皮、砂仁、胡椒各10克,鲜黄鱼1条。精盐、葱、酱油、素油各适量。

做法 将鱼洗净,把药装入鱼腹中,并放入适量的精盐、葱、酱油,待素油烧热时放入锅内煎熟,加水适量炖羹食用。

功效 行气开胃，益气补中。用于食道癌、胃癌的辅助治疗。

荜茇粥

原料 荜茇6克，沙糖3克，糯米50克，胡椒2克。

做法 把荜茇研成细末；沙糖、糯米加水煮粥，取荜茇末、胡椒调入粥中，慢火煮7分钟。早、晚餐温热食，5天为1个疗程。

功效 适用于呕吐清水，胃寒冷痛，虚寒冷痢，肠鸣水泻等证。凡属一切实热证及阴虚有火者忌食。不能长久食。

胡椒
Hu Jiao

【别　名】浮椒、玉椒。

【源　属】为胡椒科植物胡椒的干燥近成熟或成熟果实。

【地域分布】主产于海南、广东、广西、云南等地。

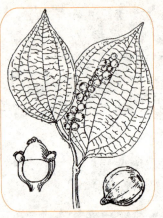

形态特征 常绿藤本。茎长5米多，多节，节处略膨大，幼枝略带肉质。叶互生，叶柄长1.5~3厘米，上面有浅槽；叶革质，阔卵形或卵状长椭圆形，先端尖，基部近圆形，全缘，上面深绿色，下面苍绿色，基出脉5~7条，在下面隆起。花单性，雌雄异株，或为杂性。成穗状花序，侧生茎节上；总花梗与叶柄等长，花穗长约10厘米；每花有一盾状或杯状苞片，陷入花轴内，通常具侧生的小苞片；浆果球形，稠密排列，果穗圆柱状，幼时绿色，熟时红黄色。种子小。花期4~10月，果期10月至次年4月。

性味归经 辛，热。归胃、脾、大肠经。

采集加工 秋末至次春果实呈暗绿色时采收，晒干，为黑胡椒；果实变红时采收，用水浸渍数日，擦去果肉，晒干，为白胡椒。

功效主治 温中散寒，下气，消痰。用于肺寒久咳，胃寒呕吐，食欲不振，受寒胃痛，小儿消化不良等。

药理偏方

❶ **虚寒性胃痛**：红枣7枚，胡椒49粒。将红枣去核，在每枚枣内纳入胡椒7粒，用线扎好，置于饭锅上蒸熟，共捣为丸，如绿豆大，烘干。每次7~10丸，用温开水送服。服后如胃中出现灼热、饥饿感，吃粥、饭即安。

❷ **反胃呕吐**：胡椒（研末）1克，生姜30克，水煎服，每日3次。

❸ **尿潴留**：胡椒7粒，葱白7段（每段长1寸），捣烂成糊状，用纱布包好，敷于脐部，外用胶布固定。

❹ **心口痛**：胡椒49粒，乳香3克，研匀，男用生姜、女用当归，用黄酒送服。

❺ **虚寒型痢疾**：胡椒10粒，乌梅5粒，茶叶5克。共研成粉末，用沸水冲服。每日2次，连用5日。

❻ **冻疮之未破溃皮损**：胡椒粉10克，加入白酒100毫升，浸泡7日后过滤，外涂患处，每日1次。

❼ **寒湿、脾胃虚弱型泄泻**：胡椒9克，艾叶15克，透骨草9克。水煎取汁，浸洗双足，每次30~60分钟，每日3次，连用数日。

养生秘方

胡椒煨鸡蛋

原料 胡椒8粒，鸡蛋1枚，烧酒适量。

做法 给鸡蛋打1个小孔，胡椒为末，放入蛋中，湿纸封口后，用湿白面团包裹壳外4毫米厚，木炭火中煨熟，去面、壳。每次服1枚，空腹烧酒送服，每天3次。

功效 温中止泻。适用于寒泻等证。

胡椒羊肚

原料 白胡椒4克，羊肚1个。

做法 猪肚翻转里外清洗干净，放入白胡椒，头尾用线扎紧，加水慢火烧1个小时，饮汤食肉，连食数次。

功效 健脾和胃，温中止痛。适用于呕吐食物，胃寒反胃，脘腹冷痛，脾胃虚寒，便溏肢冷，胃下垂等证。吐血患者不宜服用。

胡椒乌枣散

[原料] 白胡椒8粒,大枣4个,乌梅2个,醋或酒适量。

[做法] 乌梅和白胡椒一同研磨成粉末,再将枣去核,共捣一处。每日3次,饭后用醋送服;或男子用酒送服,女子用醋送服。

[功效] 温中散寒,制酸止痛。适用于胃痛,吞酸,胃酸过多,十二指肠溃疡等证。

第六章

安神药

酸枣仁
Suan Zao Ren

【别　名】枣仁、酸枣核。

【源　属】为鼠李科落叶灌木或乔木酸枣的成熟种子。

【地域分布】主产于我国河北、陕西、辽宁、河南等地。

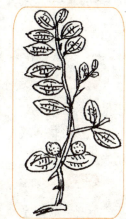

形态特征 生于山坡阳处，常自成灌木丛。落叶灌木或小乔木。枝直立，枝上具刺。叶互生，椭圆形或卵状披针形，托叶常为针刺状。花2~3朵，簇生于叶腋；花小，黄绿色；萼片、花瓣及雄蕊均为5。核果近球状熟时暗红褐色，果肉薄，味酸；果核两端常为钝头。花期4~5月，果期9~10月。

性味归经 甘、酸，平。归心、肝、胆经。

采集加工 秋季果实成熟时采收，将果实浸泡一夜，搓去果肉，捞出，用石碾碾碎果核，取出种子，晒干。

功效主治 养肝，宁心，安神，敛汗。主治虚烦不眠，惊悸怔忡，烦渴，虚汗。

药理偏方

❶ **心脾两虚**：炒酸枣仁、赤茯苓、何首乌各12克，黄芪、党参、熟地黄、当归、生地黄、白芍、白术、鳖甲、阿胶、肉苁蓉各8克，五味子、山茱萸各5克。水煎服。每日1剂。

② 失眠：炒酸枣仁 15 克，茯神、钩藤各 10 克，竹叶、蝉蜕各 6 克，生甘草 3 克。随证加减。每日 1 剂，水煎，分早、晚 2 次服。

③ 唇黯乏力，面色无光，耳鸣，多梦，心悸：黄芪、白术各 30 克，炒酸枣仁、当归、龙眼肉、茯苓各 15 克，紫河车、红人参、远志、甘草各 8 克，广木香 5 克。水煎，每天 1 剂。

养生秘方

酸枣仁粳米粥

原料 酸枣仁 15 克（炒黄研末），粳米 100 克。

做法 粳米煮粥，稍熟，下酸枣仁末，再煮。空腹食用。

功效 宁心安神。适用于失眠，心悸，心烦，多梦。

酸枣仁蜂蜜饮

原料 炒酸枣仁 20 克，蜂蜜适量。

做法 将炒酸枣仁研磨成细末，用蜂蜜水送服。

功效 补阴血，安神魂。适用于肝阴血不足的心悸失眠证。

酸枣仁酒

原料 酸枣仁、黄芪、赤茯苓、羚羊角、五加皮各 120 克，天门冬、防风（去芦）、独活、桂心各 80 克，牛膝（去苗）、葡萄干各 200 克，大麻仁 300 克。

做法 上药锉为细末，生绢袋装，用 30 升酒浸 6 天。饭前随意温热饮用。

功效 光泽肌肤，润养五脏。

酸枣仁散

原料 酸枣仁 10 克，白糖适量。

做法 将酸枣仁研磨成细面，放入白糖调匀。睡前取 3 克用温开水调服。

功效 养血安神。是催眠的效方，适用于失眠者。

酸枣仁猪心汤

原料 猪心 500 克，远志 6 克，酸枣仁 15 克，精盐 5 克。

做法 将猪心剖开，洗净，放入沙锅内。再将酸枣仁及远志洗净一并放入锅内，加清水适量。先用大火烧沸，撇去浮沫。改用小火，炖至猪心熟透即成。加少许精盐调味。

功效 养心安神。

合欢皮
He Huan Pi

【别　名】夜合皮、合欢木皮、合昏皮。

【源　属】为豆科植物合欢的干燥树皮。

【地域分布】主产于湖北、江苏、安徽、浙江等地。

形态特征 落叶乔木，高达10多米。树干灰黑色；小枝无毛，有棱角。2回双数羽状复叶，互生；羽片6~15对；小叶10~30对，无柄；小叶片镰状长方形，先端短尖，基部截形，不对称，全缘，有缘毛，小叶夜间闭合；托叶线状披针形。6~7月开花，头状花序生于枝端，总花梗被柔毛；花淡红色；花萼筒状，先端5齿裂，外被柔毛；花冠漏斗状，外被柔毛，裂片三角状卵形。10月结果，荚果扁平，黄褐色，嫩时有柔毛，后渐脱落，通常不开裂。种子椭圆形而扁，褐色。

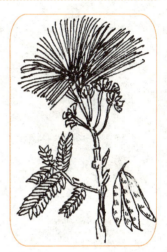

性味归经 甘，平。归心、肝、肺经。

采集加工 夏、秋间采，剥下树皮，晒干，备用。

功效主治 安神解郁，活血消肿，止痛。主要用于情志所伤的急怒忧郁，虚烦不安，健忘失眠，跌打损伤，骨折疼痛以及肺痈、疮肿等证。

药理偏方

❶ **跌打损伤**：取夜晚的合欢粗皮200克，炒成黑色，再炒芥菜子50克，和匀后研成细末，临睡时用温酒送服10克，再用药渣敷贴患处。

❷ **心烦失眠**：合欢皮、鲜景天、三七各15克，夜交藤30克，水煎，分2次服，每日1剂，连用3~5日。

❸ **神经衰弱**：合欢皮、丹参各50克，酸枣仁25克，研粉过筛，混匀，炼蜜为丸，每次10克。

第六章　安神药

④失眠：合欢皮、刺五加、五味子、夜交藤各15～30克，水煎服。每日1剂。

⑤肺痈：合欢皮15克，鱼腥草12克（后下）、薏苡仁20克、桃仁6克，水煎，分2次服，每日1剂，连用5～7日。

⑥疏肝理气：合欢花6～10克。将合欢花洗净，放入茶杯中，用开水冲泡，加入适量白糖即可。

⑦肝郁脾虚型抑郁证：红茶1克，合欢花15克，甘草3克，芡实、红糖各25克。将合欢花、芡实、甘草加水1000毫升，煮沸30分钟，去合欢花、甘草，加入红糖适量，再煎至300毫升，然后加红茶即可。每日1剂，分3次温服。

养生秘方

合欢皮茶

【原料】合欢皮15克。

【做法】开水冲泡。代茶饮用。

【功效】活血消肿，解郁安神。适用于咽喉肿痛。

合欢花粳米粥

【原料】合欢花干品30克（鲜50克），粳米50克，红糖15克。

【做法】上3味同入沙锅内，加清水50毫升，微火煮粥至稠。每晚于睡前1个小时空腹温服。

【功效】安神解郁，活血，消痈肿。适用于虚烦不安，愤怒忧郁，健忘失眠等。

朱砂 Zhu Sha

【别　名】丹砂、赤丹、光明砂、辰砂。

【源　属】为硫化物类矿物辰砂，主含硫化汞。

【地域分布】主产于贵州、湖南、四川、云南等地。

【形态特征】晶体为厚板状或菱面体，在自然界中单体少见，多以粒状、致密状块体出现，也有呈粉末状被膜者。颜色为朱红色至黑红色，有时带铅灰色。条痕为红色。金刚光泽，半透明，有完全平行的纹理。断口呈半贝壳状或参差状。硬度 2～2.5，比重 8.09～8.2，性脆。常呈矿脉，产于石灰岩、板岩、砂岩中。

性味归经 甘，微寒，有毒。归心经。

采集加工 采挖后选择取纯净者，用磁铁吸净含铁的杂质，再用水淘去杂石和泥沙后使用。

功效主治 镇静安神，解毒消肿。用治心神不安，心悸怔忡，失眠多梦，癫痫发狂，小儿惊风，咽喉肿痛，口舌生疮，疮疡肿毒，目赤肿痛。

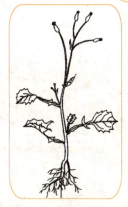

药理偏方

① 咽痛，口舌生疮：朱砂、冰片、玄明粉、硼砂各适量，研末外涂或吹喉。

② 喉咽肿痛：朱砂0.5克，芒硝45克，研匀，每次用少量吹喉。

③ 惊悸失眠：朱砂、牛黄各0.06克，红升丹0.03克，甘草0.15克，研匀，为1粒量。每次1粒，每日2次，饭后服。

④ 惊悸失眠：朱砂10克，生地黄、当归各30克，黄连45克，甘草15克，研匀，炼蜜为丸，每丸9克，每次1丸，每日1次。

⑤ 蛇头疔：朱砂、五倍子虫各3克，鲜苍耳草虫40只，铁锈粉2克，麝香0.5克。一起捣成泥，涂敷于患指，每日1次。

养生秘方

朱砂猪心

原料 朱砂3克，猪心1个。

做法 猪心剖开，将朱砂放入猪心内，用线扎好，煮熟连朱砂一起服用。

功效 宁心安神，清心镇惊。适用于失眠、心悸等证。

朱砂蒸鸡肝

原料 朱砂3克，鸡肝2具，味精、精盐各适量。

做法 鸡肝洗净，切成2厘米长、1厘米厚的块；朱砂为细末，和鸡肝拌匀，盛于碗内，大火蒸熟。

功效 具有养肝明目，宁心安神的功效。适用于视力减退，肝虚目暗，小儿疳眼，夜盲，眼角膜软化，心神不安等证。

柏子仁
Bai Zi Ren

【别　名】柏仁、柏子、柏实、侧柏仁、柏子仁霜。

【源　属】为柏科植物侧柏的干燥成熟的种仁。

【地域分布】全国各地均有生产，主产于山东、河南、河北等地。

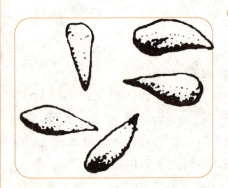

形态特征　长卵形或长椭圆形，长0.3~0.7厘米，直径0.1~0.3厘米。新品黄白色或淡黄色，陈品呈黄棕色，并有油点渗出。种仁外面常包有薄膜质种皮，顶端略尖，圆三棱形，基部钝圆。质软油润，断面黄白色，胚乳较多，子叶2枚，均含丰富的油质。气微香，味淡而有油腻感。花期3~4月，果期9~11月。

性味归经　甘，平。归心、肾、大肠经。

采集加工　冬初种子成熟时采收，晒干，压碎种皮，簸净，阴干。生用。

功效主治　养心安神，润肠，止汗。用于虚眠，心悸怔忡，肠燥便秘，阴虚盗汗。

药理偏方

❶ **失眠**：柏子仁、远志、党参各15克，枣仁12克，茯苓20克，益智仁10克。水煎服，每日1剂。

❷ **便秘**：郁李仁、火麻仁、柏子仁各20克，桃仁15克，水煎服。

❸ **神经衰弱**：柏子仁、酸枣仁各20克，党参、茯苓、白术、黄芪、龙眼肉各10克，灸甘草8克，水煎分3次服，每日1剂。失眠者加夜交藤15克，合欢皮10克；惊悸者加朱砂0.5克，茯神、百合各15克；头昏者加天麻、灸首乌各10克。同时配合针灸疗法，取足三里穴、神门穴、三阴交穴，惊悸者加内关穴，下针得气后留针30分钟，每日1次，6次为1个疗程。

❹**心悸**：柏子仁、炒枣仁、丹参各12克，五味子9克，灵芝、生牡蛎、生龙骨（捣碎，先煎）各15克，水煎服。每日1剂。

❺**脱发**：当归、柏子仁各500克，共研细末，炼蜜为丸，于餐后服6～9克，每日服3次，治脱发。

❻**黄水疮**：先将香油、柏子仁油等量混匀，放沙锅内熬稠，放凉，装入容器内备用。用时先将黄水疮疮面用生理棉棒擦净，涂上香柏油，每日3～5次，2～3日即愈。

养生秘方

柏子仁炖猪心

原料 柏子仁10～15克，猪心1个，生姜1～2片，精盐、生油各适量。

做法 柏子仁洗净；猪心洗净，稍切开一小口挤出瘀血洗净，把柏子仁放入其内。将猪心与生姜一起放入炖盅内，加入适量冷开水，隔水炖3个小时。调入适量精盐和生油便可。此量可供1～2人用，一般作为调理和辅助治疗，宜每周食2次。

功效 中药柏子仁炖猪心有养心，安神，补血，润肠的功效，是仲夏时节养心的汤品，能治心悸，失眠，并能辅助治疗阴虚血少，老人体弱和产后血虚引起的肠燥便秘。

柏子仁粥

原料 粳米100克，柏子仁25克，蜂蜜15克。

做法 粳米淘洗干净，用冷水浸泡半小时，捞出，沥干水分。将柏子仁拣净，拍碎。向锅中放入冷水、粳米、柏子仁，先用旺火煮沸，再改用小火熬煮至粥成，调入蜂蜜搅匀，再煮沸即可食用。

功效 润肠通便，养心，安神。适用于心悸，失眠健忘，长期便秘或老年性便秘。

回春炖盅

原料 桑葚、枸杞子、大枣（干）各30克，女贞子20克，柏子仁15克，菟丝子、覆盆子（干）各10克，鸡腰子40克，姜、大葱各3克，江米酒5毫升，精盐2克。

做法 将药材（除大枣、鸡腰子、姜、大葱、米酒、精盐外）稍冲洗后，加水6杯以上，用大火煮开后，改小火煮至汤汁剩约2杯时，去渣。大枣去核，药汤备用。鸡腰子洗净，入开水氽烫，随即捞起，洗净沥干。向炖盅加入大枣、鸡腰子、其他作料及药汤，加盖入锅蒸至熟透（约20分钟）即可。

第六章 安神药

【功效】养心安神,补肾益精。适宜于中老年人身体虚弱、腰膝酸痛、四肢冰冷、阳痿早泄、子宫虚寒。

柏仁煮花生米

【原料】花生米500克,柏子仁30克,精盐、葱段、姜片、花椒、桂皮各适量。

【做法】花生米去杂洗净,放入锅内。柏子仁洗净,用净布包好,放入锅内。坐锅,放入柏子仁,加葱段、姜片、花椒、桂皮,再加入适量清水,旺火烧沸后,改为小火焖烧至熟,加入精盐再烧一段时间入味后,即可起锅食用。

【功效】养心安神,调节脑神经,增强记忆力,延缓脑功能衰退。

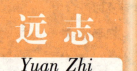

远志
Yuan Zhi

【别　名】棘菀、细草、苦远志、小草根。

【源　属】为远志科多年生草本植物远志或宽叶远志的根。

【地域分布】分布于东北、华北、江苏、西北及山东、安徽和江西等地区。

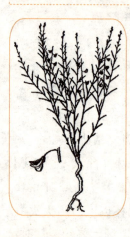

【形态特征】多年生草本,高15~40厘米。根圆柱形,肥厚,外皮浅黄棕色或淡棕色,有较密的横纹及小疙瘩。茎多数,丛生,直立或斜生。叶互生,单叶,近无柄;叶片线形或线状披针形,花期5~7月,花小,淡蓝色或蓝紫色,排成总状花序,生于枝顶,花疏生,常偏生于一侧;萼片5片,内面2片花瓣状;花瓣3片。其中1片较大;雄蕊8枚。果期7~9月,果实扁平,近圆形,顶端凹缺,无毛,边缘有狭翅。

【性味归经】苦、辛,温。归心、肾、肺经。

【采集加工】春、秋两季均可采挖。除去残茎、须根,洗净晒干。生用或炙用。

【功效主治】补益心肾,安神解郁,少寐,祛痰通窍,消散痈肿。用于心神恍惚、失眠善忘、心悸易惊、痰迷心窍、昏聩神呆、咳逆多痰、疮疡疖肿、乳痈肿痛。

药理偏方

① **长期低热**：远志6克，党参、黄芪各30克，茯苓、白术、白芍药、大枣、木香、当归、酸枣仁各12克，甘草3克。加水煎沸15分钟，滤出药液，再加水煎20分钟，去渣，两煎药液调兑均匀，分服，每天1剂。

② **慢性支气管炎**：远志、山药、麻黄、五味子、款冬花、铁渣（敲打铁质落下铁渣）、鱼腥草各30克，黄芪45克，洋金花2克。一同研磨成细末，炼蜜为丸，分40丸，每次服1丸，每天早、晚各服1次。

③ **脓性蛇头疔**：远志60克，白酒60毫升，米醋90毫升。先将远志煮烂，然后同白酒、米醋捣碎成泥状即可，外用敷于患处。

④ **精神分裂**：半夏、陈皮、甘草、竹茹、枳实、炒枣仁、远志，天竺黄各10克，水煎服。

⑤ **夜寐不宁，梦遗滑精**：远志、菖蒲、朱砂各15克，党参、茯苓、酸枣仁、地龙各30克，共研末，炼蜜为丸。每次9克，日服2~3次。

养生秘方

远志莲粉粥

原料 远志30克，粳米50克，莲子15克。

做法 远志泡去心皮研磨为粉，莲子研磨成粉，再煮粳米粥等到熟烂，放入远志和莲子粉，再两沸，随意食取。

功效 补中，益心智，聪耳目。适用于健忘、怔忡、失眠等证。

远志状元红酒

原料 远志（米泔浸洗，去土，去心）适量，状元红酒1杯。

做法 上为细末。状元红酒调药末9克，饮用。同时将酒与药末调成糊状，敷于病处。

功效 对痈疽，发背，疔毒恶候，肿大有死血者均有效。

远志当归状元红酒

原料 远志、全当归各150克，状元红酒1500毫升。

做法 当归细切碎，同远志一起用白布袋装好，用酒浸泡在净容器中，封口，7天后，去渣备用。每晚温服适量。不能间断，用完依照上述方法再制。

功效 补气益血。适用于治疗妇女气血不足。

第六章 安神药

珍珠 Zhen Zhu

【别　名】真朱、真珠、蚌珠、珠子、濂珠。

【源　属】为珍珠贝科动物马氏珍珠贝、蚌科动物三角帆蚌或褶纹冠蚌等双壳类动物受刺激形成的珍珠。

【地域分布】海产的珍珠以广东、广西、海南、台湾等地为主，淡水产的河蚌各地均有生产。

形态特征 呈圆球形、矩圆形或不规则的球形，直径约1～6毫米。表面呈半透明状的银白色、黄白色、淡粉红色或浅蓝色，光滑圆润，具特有的色彩和光泽。质坚硬，破碎后断面呈同心层纹，有的中心见有少许异物存在。

性味归经 咸，寒。归心、肝经。

采集加工 海产者以野生为主，淡水产者以养殖为主。用时研末水飞，或与豆腐同煮，然后取出研磨。

功效主治 平肝定惊，清肝，除翳明目，收敛生肌。用于风热惊痫，肝火头痛，神烦少寐，皮肤燥裂，眼目翳障，疮口不敛。

药理偏方

❶ 小儿尿布皮炎：每次尿便以后，用温开水清洗患处，糜烂有渗出者每分钟用3～5升氧气吹干后，用珍珠粉均匀稍厚地撒在患处，每日5次。

❷ 口腔溃疡：每日用棉签蘸冷茶水，再蘸珍珠粉适量轻涂溃疡面3～4次，口含5分钟，30分钟内不漱口。3天为1个疗程，根据病情变化治疗1～2个疗程。

❸ 表浅伤口不愈合：常规消毒伤口周围皮肤，用0.9%盐水棉球拭去伤口内渗液，如有坏死组织，逐步将其清除。如伤口内脓性分泌物较多，则先用0.9%盐水纱条，拧去多余水分后覆盖于伤口表面，再将庆大霉素均匀撒在纱条上，无菌纱布包扎，每日换药。待感染控制后进行以下操作：将珍珠粉均匀撒在伤口上，注意勿过多，以尚能看到伤口内组织为宜，用凡士林纱条覆盖伤口，无菌包扎。隔1～2日换药，糖尿病患者同时控制血糖。

④ **失眠**：取珍珠粉4.5克，生龙骨20克，琥珀粉5克，共研成细末备用。每次取药末3～4克，加鲜竹沥少许调湿，分为2份，分别用双层纱布包好，于睡前分放在两手心处，外以胶布固定，次日取下。7次为1个疗程。

⑤ **褥疮**：Ⅰ、Ⅱ期褥疮局部经清创、消毒后，用无菌棉棒将珍珠粉轻涂患处，每日3～4次。有水泡者，常规消毒后，用注射器抽吸水泡后，用生理盐水清洗，再涂珍珠粉。Ⅱ期褥疮感染较重，渗出较多者，应先除去疮面的坏死组织，再用生理盐水清洗疮面2～3次，然后将珍珠粉涂于患处，每日3～4次，6天为1个疗程。

养生秘方

珍珠营养霜

原料 珍珠粉半支，日常用的护肤品适量。

做法 用温水清洁面部，然后倒半支珍珠粉与日常用的护肤品充分调和，均匀抹在脸上，轻轻按摩即可。

功效 在面部形成一层保护性滋润层，营养皮肤，隔离外界刺激，自然增白。

珍珠粉定妆

原料 珍珠粉适量。

做法 将珍珠粉均匀地抹在已化妆的脸上，10分钟后，用化妆刷将脸上的珍珠粉刷去。

功效 使脸部化妆保持续久，而且使肌肤白嫩，富有质感。

珍珠香蕉面膜

原料 珍珠粉0.3克，香蕉1根，奶油、浓茶水各2匙。

做法 将香蕉捣烂，然后加入奶油、浓茶水和珍珠粉，调匀后涂抹于面部，10～20分钟后用清水洗净。

功效 可消除皱纹，保持肌肤光泽。

珍珠芦荟面膜

原料 珍珠粉1.5克，芦荟汁2匙，面粉适量。

做法 将芦荟汁、面粉和珍珠粉搅拌成糊状，然后均匀涂于脸上、颈部，当开始干燥时，再涂第二层，20分钟后用清水洗净。

功效 能防止皮肤松驰，延缓皮肤衰老。

口含珍珠粉

原料 珍珠粉0.3克。

做法 将珍珠粉倒入舌下，抿含4~5分钟，然后用温水清洁口腔。

功效 长期服用，可促进睡眠，保持肌肤健康润泽。

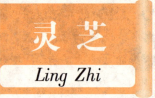

灵芝 Ling Zhi

【别　名】木灵芝、菌灵芝、灵芝草。

【源　属】为多孔菌科灵芝或赤芝的干燥子实体。

【地域分布】主产于浙江、江西、湖南、广西、福建、云南、安徽、四川等地。

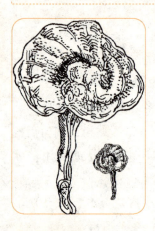

形态特征 灵芝分为紫芝、赤芝。紫芝又名木芝，菌盖木栓质，有柄，半圆形至肾形，有极少部分呈圆形，高、宽各20厘米左右。柄侧生，形长；菌盖及菌柄均有黑色皮壳，表面有光泽，并有环状棱纹和辐射状皱纹；菌肉锈褐色；菌管硬，与菌肉同色；管口圆，色与菌管相似，孢子褐色、卵形，内壁有小疣。赤芝形的外观与紫芝相似，唯菌盖皮盖黄色至红褐色，菌柄紫褐色，菌肉近白色至淡褐色，菌管管口初期为白色，后期为褐色。

性味归经 甘、微苦，平。归心、肝、肺经。

采集加工 全年采收，除去杂质，剪除附有朽木、泥沙或培养基质的下端菌柄，阴干或在40~50℃烘干后可使用。

功效主治 止咳平喘，补气安神。用于心悸气短，眩晕不眠，虚劳咳喘。

药理偏方

❶ **血瘀型闭经**：灵芝、川芎、白芍、厚朴、木香、桃仁各5克，当归、乌药、香附、川牛膝各8克，红花、桂枝各4克，甘草3克。加水煎沸15分钟，滤出药渣，再加水煎20分钟，去渣，两煎药液调兑均匀，分服，每天1剂。

❷ **慢性迁延性肝炎**：灵芝6克，甘草5克。加水煎，去渣，分3次，每顿饭前服用，每天1剂。

❸ 慢性迁延性肝炎：灵芝15克，丹参、柴胡各30克，五味子10克。加水煎沸15分钟，滤出药液，再加水煎15分钟，去渣，两煎药液调兑均匀，每天1剂。

养生秘方

灵芝煮猪舌

原料 灵芝10克，猪舌1000克，料酒、精盐、大葱段、姜片、花椒、胡椒粉、卤汁各适量。

做法 将灵芝洗净切片，加水煮成汁，将卤汁、猪舌同放入锅中，加料酒、精盐、大葱段、姜片、花椒、胡椒粉，武火烧沸，改为文火煮熟透入味，捞出切薄片装盘即成。

功效 本品可补心安神，益脾胃，尤其适合食欲不振、失眠、体弱、心悸等人群食用。

灵芝银耳甜汤

原料 灵芝9克，银耳6克，冰糖15克。

做法 将灵芝、银耳、冰糖放在同一锅中，加适量水，用小火炖2~3个小时，至银耳成稠汁，取出灵芝残渣，分3次服用。可单独服用，也可佐餐服用。

功效 治咳嗽，心神不安，失眠多梦，怔忡，健忘等证。

灵芝酒

原料 灵芝100克，白酒或米酒1000毫升。

做法 将灵芝切块，浸泡于酒内，封盖，放置7天后即可。每次10~20毫升，每日早、晚各1次。

功效 补脑益智，强身壮体。对于身体虚弱，智力减退者效果尤佳。

灵芝茶

原料 灵芝草10克。

做法 将灵芝草切成薄片，用沸水冲泡即可。代茶饮。

功效 可益气，养心，安神，止咳平喘。

灵芝薏苡仁羹

原料 灵芝30克，薏苡仁250克。

做法 将灵芝、薏苡仁洗净，一起加水煮沸后，再改小火慢熬成羹即可。可经常服食。

功效 扶正抗癌。对癌症患者有益。

灵芝三七山楂饮

原料 灵芝 30 克,三七粉 4 克,山楂汁 200 毫升。

做法 先将灵芝洗净,放入沙锅中,注入适量清水,以小火煎煮 1 个小时。去渣后滤取药汁,加入三七粉和山楂汁即成。每日 1 剂,早、晚各 1 次,服用前需摇匀。

功效 益气活血,通脉止痛。主治冠心病心气不足,血脉瘀滞,心悸气短,胸闷胸痛等。

第六章 安神药

第七章

补益药

黄芪
Huang Qi

【别　名】箭芪、绵芪、口芪、黑皮芪、白皮芪、红芪、独芪等。

【源　属】为豆科植物蒙古黄芪、膜荚黄芪的干燥根。

【地域分布】全国大部分省区有栽培。

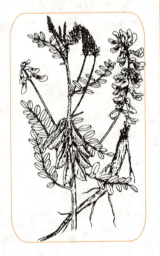

形态特征 多年生草本，高50～100厘米。主根肥厚，圆柱形，外皮土黄色或棕红色，稍带木质，不易折断。嫩枝有细棱，有柔毛。叶互生，单数羽状复叶，小叶片呈椭圆形或长圆状卵形，顶端钝圆或微凹，叶面绿色，无毛，叶背有伏贴的白色柔毛；6～8月开花，花黄色或淡黄色，组成总状花序生于枝顶或叶腋；7～9月结果，果为荚果，半椭圆形，稍扁，半透明膀胱状鼓起，顶端有刺尖，内有几粒黑色种子。

性味归经 甘，微温。归肺、脾经。

采集加工 春、秋两季采挖，除去须根及根头，晒干。

功效主治 补脾益气，补肺固表，利尿消肿。用于胃气虚，脾气虚，中气下陷，脏器下垂（脱肛、子宫脱垂、胃下垂等）；肺气虚弱，咳喘短气；气虚自汗，易于感冒；气虚水肿，小便不利；气血不足，贫血萎黄，肢体麻木，疮疡、创伤不易愈合；消渴（糖尿病）。

药理偏方

❶ **白细胞减少证**：生黄芪30克，太子参15克，小红枣20个，水煎服。

❷ **慢性气管炎**：黄芪24克，旋覆花、百部各10克，地龙6克，制成0.3克重的浸膏片54片，每次6片，每日3次，10天为1个疗程，共服3个疗程。

❸ **气虚衰弱**：黄芪、人参、甘草、当归、橘皮、升麻、柴胡、白术、姜、枣各适量，一起煮汤。

❹ **低血压**：黄芪30克，当归6克，龙眼肉15克，红糖10克，水煎。分2次温服，每日1剂。

❺ **手汗**：黄芪30克，白术、防风、防己各20克，葛根30克，加水1000毫升，水浸30分钟后煎煮30分钟。取汁熏洗患手，每日1～2次，每剂药用2日，3剂为1个疗程。一般治疗2个疗程即可痊愈。

❻ **贫血**：黄芪30克，当归12克。水煎服。

❼ **过敏性鼻炎**：黄芪25克，防风、白术、板蓝根、苍耳子各20克，白芷、连翘、远志各15克，甘草10克。水煎服，每天1剂。

养生秘方

参芪大枣粥

原料 黄芪15克，党参10克，大枣30克，粳米100克。

做法 黄芪、党参煎水取汁，取汁液与大枣、粳米一同煮粥食用。

功效 本方以黄芪、党参补脾益气，用大枣协同奏效。用于脾虚气弱，体倦乏力，自汗，饮食减少，易于感冒者。

芪苓鲤鱼汤

原料 黄芪50克，茯苓30克，鲤鱼1尾，姜、精盐适量。

做法 鲤鱼洗净放入锅中，将黄芪、茯苓以纱布包好后亦放入锅中，向锅中加水同煮，以姜、精盐调味。饮汤吃鱼。

功效 本方以黄芪补脾益气、利尿消肿，茯苓利湿补脾，鲤鱼滋养补脾、利湿。用于脾气虚弱，水肿，小便不利，或有蛋白尿；亦可用于老人体虚气弱，小便点滴不畅者。

白术 Bai Zhu

【别　名】山蓟、于术、山芥、天蓟、山姜、山连、冬白术。

【源　属】为菊科植物白术的根茎。

【地域分布】长江以南大部分地区有栽培，浙江数量最多。

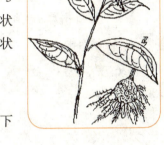

形态特征 多年生草本。根茎肥厚，稍呈拳状，有不规则分枝，外皮灰黄色。茎直立，上部分枝。叶3深裂或羽状5深裂。头状花序，单生于枝顶，管状花，花冠紫色。瘦果椭圆状，富生柔毛，冠毛羽状分裂。花期12月至次年4月，果期7~8月。

性味归经 甘、苦，温。归脾、胃经。

采集加工 于霜降至立冬时采挖2~3年生的地下根茎，除去泥沙，烘干或晒干，再除去须根。

功效主治 健脾益胃，利水渗湿，固表敛汗。用于治疗脾胃气虚引起的不思饮食、倦怠少气、胎动不安、自汗、虚胀，以及脾虚湿盛所致水肿、黄疸、泄泻、眩晕、湿痹等。

药理偏方

❶ 小儿流涎症：白术10克（切碎），放碗中加水适量，蒸汁，或再加食糖少许，分次灌服。

❷ 小儿腹泻：白术、山药各200克，枣树皮、车前子各150克，共为细末。

❸ 白带过多：白术120克，补骨脂60克。共炒黄，研末，每天早晨用米汤冲服9克，酌加食糖。

❹ 习惯性便秘：白术15~120克，桃仁、当归各10克，天花粉、栝楼子、何首乌、陈皮、莱菔子、肉苁蓉各15克，每日1剂，水煎分早、晚2次服。

❺ 眩晕：白术10克，天麻、云苓各15克，半夏、陈皮各9克，炙甘草3克，生姜6克，红枣5枚。每日1剂，水煎分早、晚2次服。

养生秘方

白术羊肚汤

原料 白术30克,羊肚1个。

做法 2味加水炖,熟后吃肉饮汤,每天3次。

功效 健脾调中,益气补虚。适用于久病虚弱羸瘦,四肢烦热,饮食减少等证。

白术红枣饼

原料 白术30克,红枣250克,干姜6克,鸡内金15克,面粉500克。

做法 将白术、干姜装入纱布袋内,扎口,和红枣一起放入锅内,加适量水,大火烧沸后,用小火煮约1个小时,去药包及枣核,枣肉捣泥待用;鸡内金研粉,和面粉混匀,同枣泥一起,加药汁和成面团,分别制成薄饼,小火烙熟。作点心食用。

功效 益气健脾,开胃消食。适用于食后脘闷,饮食无味,大便溏泻等证。

第七章 补益药

西洋参
Xi Yang Shen

【别　名】洋参、花旗参、五叶人参。

【源　属】为五加科植物西洋参的干燥根。

【地域分布】主产于美国、加拿大及法国,我国亦有栽培。

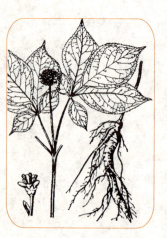

形态特征 多年生草本。全体无毛。根肉质,纺锤状,有时呈分枝状,根茎短。茎圆柱形。掌状5出复叶,小叶广卵形至倒卵形。伞形花序,花多数;总花梗由茎端叶柄中央抽出;萼片钟形;花瓣5,绿白色。浆果扁圆形,熟时鲜红色。花期5~6月,果期6~7月。

性味归经 苦、甘、寒。归心、肺、肾经。

采集加工 秋季采挖,生长5~6年的根,除去分枝及须尾,晒干;也可撞去外皮,用硫黄熏后晒干。

功效主治 补气养阴，清热，生津，用于体虚阴亏，内热，喘咳痰血，虚热烦燥，口燥咽干。

药理偏方

❶ 补气养阴，清火生津：将西洋参研为细末，每次5克，用纱布包好，用沸水冲泡，代茶饮。

❷ 体虚神倦：西洋参6克，石斛、麦冬、沙参各15克，水煎服。每日1剂。

❸ 心肌炎后遗症：西洋参、生姜各6克，麦门冬、白芍、生地黄、大枣各12克，五味子、桂枝、灸甘草、火麻仁各10克，黄芪20克，阿胶15克，水煎服。每日1剂。

❹ 体质虚弱：西洋参6克，冬虫夏草5克，生地黄20克，麦门冬、何首乌、黄精各15克，水煎服。每日1剂。

❺ 健体美颜：西洋参3克，大枣10枚，粟米100克。西洋参洗净，入清水中浸泡一夜，切碎；大枣洗净。将西洋参、大枣、粟米及浸泡西洋参的清水一起倒入沙锅内，再加入适量清水，用文火熬60分钟。每日1次，早晨服用。

❻ 糖尿病：西洋参3克，用沸水冲泡，代茶饮。

❼ 肺结核：西洋参6克，知母、川贝母各8克，水煎，取阿胶15克，烊化冲服。

❽ 气虚体倦，易感冒：西洋参6克，黄芪15克，大枣10枚，水煎服，或炖老母鸭（或猪肚）食用。

❾ 高血脂：西洋参5克，山楂15克，水煎服。每日1剂。

❿ 鼻咽癌化疗反应：西洋参、甘草各5克，水煎，代茶饮。

养生秘方

西洋参酒

原料 西洋参650克，米酒500毫升。

做法 西洋参入瓶内，用酒浸泡6天，每次空腹饮1杯，每日2次。

功效 养阴清热。适用于咳喘痰血，阴虚火旺；气阴两伤，烦倦口渴，津液不足。

西洋参粥

原料 西洋参8克，淡竹叶5克，麦冬10克，粳米30克。

做法 麦冬、淡竹叶煎汤，去渣取汁，同粳米煮粥；粥快熟时，加西洋参切片，煮到粥熟。

功效 益气，养阴清热。适用于气阴不足，有虚热烦渴，乏力气短等证。

太子参 Tai Zi Shen

【别　名】孩儿参、童参、四叶参、米参。

【源　属】为石竹科植物孩儿参的干燥块根。

【地域分布】分布于东北、华北、华东、西北以及湖北、河南、湖南等地。

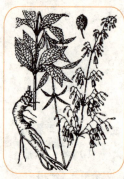

形态特征 多年生草本。块根长纺锤状，肥厚。茎直立，多单生，有2列短柔毛，节部略膨大。叶对生，下部叶匙形或倒披针形，上部叶卵状披针形或菱状卵形。花二型，茎顶花大型；茎下部腋生小的闭锁花，白色。蒴果卵状。花期4~5月，果期5~6月。

性味归经 甘、微苦，性平。归脾、肺经。

采集加工 夏季茎叶大部分枯萎时采集挖取，洗净，除去须根，放入沸水中略烫后晒干或直接晒干。

功效主治 补气养胃，生津。用于身体虚弱，神疲少气，心悸怔忡，失眠健忘，潮热汗多，小儿消瘦食少，津亏口渴等证。

药理偏方

❶ **脾虚体倦，食少**：太子参、党参各15克，白术、山药各12克，陈皮6克，水煎服。每日1剂。

❷ **小儿体虚出汗**：太子参、黄芪各10克，五味子3克，水煎服。每日1剂。

❸ **肺燥干咳**：太子参、百合、麦冬各15克，梨（或甘蔗）、枇杷叶各30克，水煎服。每日1剂。

❹ **心悸，失眠，多汗**：太子参、麦冬各15克，五味子6克，酸枣仁、夜交藤各10克，水煎服。每日1剂。

❺ **小儿夏季热，津伤口渴**：太子参、沙参各12克，淡竹叶15克，水煎服。每日1剂。

养生秘方

太子参煮鹌鹑

原料 太子参30克,玉竹10克,鹌鹑2只,味精、精盐各适量。

做法 将太子参、玉竹、鹌鹑洗净,用水煮熟,加味精、精盐调味。饮汤吃肉。

功效 脾气虚弱、胃阴不足所致之证。

太子沙参粥

原料 太子参、北沙参、枇杷叶各10克,粳米120克,白砂糖适量。

做法 北沙参、枇杷叶煎水取汁,将所取汁液放入太子参、粳米中煮成稀粥。以白砂糖调味吃即可。

功效 阴虚肺热、咳嗽咽干。

二参猪肚汤

原料 太子参20克,北沙参12克,陈皮4克,猪肚500克,生姜3片,精盐适量。

做法 将猪肚洗净,切片先煮,其余配料装入纱布包后放入煮锅,煮至熟烂后,加精盐调味服食。

功效 补气生津和中。

太子参青果饮

原料 太子参30克,绿豆15克,鲜青果20枚,竹叶3克,橙子100克。

做法 取鲜青果洗净去核,橙子洗净切碎,太子参、绿豆洗净。将以上四物及竹叶一并加水煮至绿豆熟透,去渣取汁约350克,晾温分次饮用。

功效 胃痛隐隐,口燥咽干,大便秘结。

山药

Shan Yao

【别　　名】薯蓣、薯藇、山芋、诸薯、薯豫、怀山药、九黄姜、野白薯,淮山。

【源　　属】为薯蓣科多年蔓生草本植物薯蓣的干燥块茎。

【地域分布】分布于华北、西北、华东和华中地区。

形态特征 多年生草质缠绕藤本。块根肉质,略呈圆柱形,垂直生长,长40～90厘米,直径2～9厘米,外皮土黄色,须根多数,断面白色、带黏性。茎细长,光滑无毛,有细纵棱,常带紫色。叶在茎下部互生,至中部以上对生;叶片三角状卵形或三角形,花期7～9月,花极小,黄绿色。果期9～11

补益中药养生精华

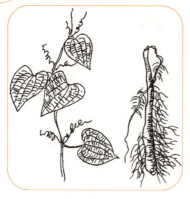

月,果实三棱,表面有白色粉状物。种子周围有薄膜质翅。

性味归经 甘,平。归脾、肺、肾经。

采集加工 每年冬季茎枯萎后采挖,切去根头,洗净,除去外皮及须根,用硫黄熏后,干燥,俗称为毛山药;选择肥大顺直的毛山药,放于清水中,浸泡到无干心,闷透,用硫黄熏后,用木板搓成圆柱形,切齐两端后,晒干,打光,即为光山药。

功效主治 补脾养胃,补肾涩精,生津益肺。用于脾虚食少,肺虚喘咳,久泻不止,带下,尿频,肾虚遗精,虚热消渴。

药理偏方

① **溃疡性口腔炎**:山药20克,冰糖30克,制成煎剂。每日1剂,分早、晚2次服,连服2~3天。

② **糖尿病**:山药、花粉、沙参各15克,知母、五味子各10克。水煎服。

③ **尿频**:山药30克,茯苓15克,水煎服。

④ **咳嗽**:山药30克,麦冬、百部各15克。水煎服。

⑤ **阳痿**:山药、杜仲、苁蓉各15克。水煎服。

养生秘方

山药桂圆粥

原料 粳米50克,山药100克,桂圆肉、荔枝各10克,五味子5克,白砂糖20克。

做法 粳米淘洗干净,泡好备用,山药刮洗干净,切成小薄片。桂圆肉、荔枝肉、五味子均洗净备用。向锅中加入约1000毫升冷水,将上料一起放入,用小火煎煮。待米烂粥稠时,用白砂糖调好味,稍焖片刻即可食之。

功效 补气养血,益智,健脾开胃。

山药兔肉

原料 兔肉500克,山药(干)100克,料酒15毫升,精盐8克,

第七章 补益药

味精2克,植物油75克,胡椒粉、酱油各适量。

做法 山药研成粉。兔肉洗净切块,放入碗内。用料酒、精盐、酱油及味精将兔肉拌匀。再将兔肉外裹山药粉,然后放入油锅中炸至金黄色。起锅撒少许胡椒粉即成。

功效 补中益气,补肺健脾。适用于肢体倦怠乏力,声低懒言,食欲不振,大便溏薄,肺虚咳嗽等证。

山药枸杞炖羊肉

原料 羊肉(瘦)500克,山药、枸杞子、大枣、桂圆肉各20克,植物油25克,姜10克,精盐6克,料酒10毫升。

做法 将羊肉(瘦)洗净切块。山药去皮,洗净,切块。姜洗净,切块。枸杞子、桂圆肉、大枣洗净备用。在锅里加适量植物油,烧至六七成热,放入羊肉、姜块翻炒。加入料酒和适量清水煮沸。将羊肉汤移至沙锅内,加入山药、桂圆、枸杞、大枣煮至羊肉熟烂,加精盐适量调味即可。

功效 本品具有滋肝,益气血,补虚损之功效,适于中老年眼蒙,视弱者食用。亦可增强视力,对体质虚弱者尤其适宜。

山药炖猪脑

原料 猪脑150克,枸杞子、精盐各3克,山药、大葱各15克,姜2克,米酒20毫升,高汤适量。

做法 将猪脑洗净,用沸水汆烫备用。削去山药皮,并切为片。将大葱切段,留葱白;将姜切片备用。将猪脑、山药片、枸杞子一同放入碗中,加入葱白、姜片、米酒、高汤适量,上蒸笼或入锅内,隔水蒸30分钟,加精盐调味即可食用。

功效 益气养阴,健脑。

第七章 补益药

补益中药养生精华

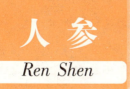

人参
Ren Shen

【别　名】棒棰、人衔、鬼盖、神草、西参。

【源　属】为五加科多年生宿根草本植物人参的干燥根。

【地域分布】野生于吉林、黑龙江、辽宁及河北北部,现今吉林、辽宁栽培很多,河北、北京、山西也有引种栽培。

形态特征 多年生草本,高20~70厘米。主根肥大,肉质,圆柱状或纺锤

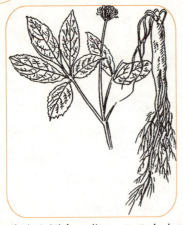

状，黄白色，有分支。根茎短。茎单一，直立。掌状复叶，轮生茎端，小叶片多为5枚；小叶椭圆形至长椭圆形，两面无毛。伞形花序，顶生，花小，淡黄绿色，10～50朵不等。浆果状核果，扁球状，熟时鲜红色。种子2枚。花期6～7月，果期7～9月。

性味归经 甘、微苦，平。归肺、脾、心经。

采集加工 多在秋季采挖，洗净，剪去大小支根。用硫黄熏过后，放于日期光下晒干，即称为生晒参，蒸2～2.5个小时，取出后，烘干或晒干，为红参。

功效主治 大补元气，复脉固脱，补脾益肺，生津安神。用于体虚欲脱，肢冷脉微，脾虚食少，肺虚喘咳，津伤口渴。

药理偏方

① **脾虚食少，腹泻**：人参、白术、木香、黄连、陈皮、山药、神曲同研末，制丸（名"人参健脾丸"）。

② **体质虚弱**：茶叶15克，五味子20克，人参10克，龙眼肉30克。茶叶、五味子、人参、龙眼肉用沸水冲泡15分钟，随量饮服。

③ **肺虚咳喘**：人参、五味子各6克，熟地黄15克，熟附片10克，

核桃仁1.5克，蛤蚧1只，水煎服。每日1剂。

④ **糖尿病**：人参、枸杞子各3克，生地黄12克，天冬8克，山茱萸6克，水煎服，每日1剂，分3次服，连用1个月。

⑤ **气阴两虚，倦怠气短，口渴神疲**：人参、麦冬各9克，五味子6克，水煎服。每日1剂。

养生秘方

人参猪腰

原料 人参、当归身各15克，猪腰1只。

做法 将猪腰洗净切细，加750毫升水与人参、当归身一起煮，用小火炖至猪腰熟烂即可。吃猪腰时，须搭配汤汁服用，连续服数日。

功效 益气养血，宁神定志。主治贫血、妇女更年期综合征属心

脾两虚证，如气血不足，心悸怔忡，自汗频出等。

人参煮羊肉

原料 人参50克，枸杞子30克，肉苁蓉15克，羊肉250克，葱白适量，豆豉汁适量。

做法 先把人参、枸杞子、肉苁蓉刨成细末，再用1500毫升水浸泡2天。去渣滤出1000毫升药汁，加入羊肉、葱白、豆豉汁，炖至羊肉烂熟即可。

功效 益气血，补脾肾。主治低血压属脾肾阳虚证，如头晕目眩，体倦无力，腰酸腿软，小便频数，大便溏泻等。

人参炖乌鸡汤

原料 人参150克，乌骨鸡2只，猪肘1斤，母鸡1只，料酒、精盐、葱、姜、胡椒粉各适量。

做法 母鸡、乌骨鸡宰杀后用沸水烫一下，去毛、去头、斩爪、去内脏、洗净；人参用温水洗净；猪肘用刀刮洗干净，洗净；葱切段，姜切片备用。沙锅放于旺火上，加水，放入猪肘、母鸡、葱段、姜片，沸后撇去浮沫，小火炖，到母鸡和猪肘五成烂时，将乌骨鸡和人参加入同炖，用精盐、料酒、胡椒粉调味，到鸡煮烂即可。

功效 大补元气，益精血，益脾宁志。适用于老年性神经衰弱，体质虚弱，月经不调，功能性子宫出血，小儿体虚发育不良，病后体虚等证。

人参茯苓汤

原料 人参、茯苓各50克。

做法 一同研磨为粗末，水煎取汁。代茶饮用。

功效 补脾益肺，生津，大补元气，生脉固脱，安神。适用于脚气水肿，脾虚水肿，便溏等证。

人参莲肉汤

原料 白人参10克，莲实（去皮、芯）10枚，冰糖30克。

做法 先将白人参、莲实放入碗内，用适量的清水泡发，再加入一些冰糖。再把盛有人参和莲实的碗放入锅内隔水蒸1个小时即可。食莲实，喝汤。人参可以连续用3次，其他2味可取第1次的量，并且制法相同。第3次连同人参一起吃完即可。

功效 补气益脾。可用于中老年人病后体虚、气弱、脾虚，食少，疲倦，自汗，泄泻等证。

党参

Dang Shen

【别　　名】上党人参、黄参、台党参、上党参。

【源　　属】为桔梗科植物党参、素花党参或川党参的干燥根。

【地域分布】主产于山西、陕西、甘肃、四川、重庆等地。

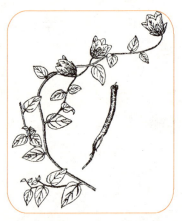

【形态特征】生于山地灌木丛及林缘。多年生草本。根长圆柱形，顶端有一膨大的根头，外皮乳黄色至淡灰棕色，有纵横皱纹。茎缠绕，长而多分支，下部疏生白色粗糙硬毛，上部光滑，叶对生、互生或假轮生。被疏柔毛；叶片卵形或广卵形，全缘或微波浪状。上面绿色，下面粉绿色。花单生，具细花梗；花萼绿色，圆状披针形，先端钝，光滑或稍被茸毛；蒴果圆锥形，有宿存花萼。种子小，褐色，有光泽。花期8～9，果期9～10月。

【性味归经】甘，平。归脾、肺经。

【采集加工】秋季采挖，反复揉搓、晾晒至干。

【功效主治】健脾益肺，补中益气。用于脾肺虚弱，气短心悸，虚喘咳嗽，食少便溏，内热消渴。

药理偏方

❶ **低血压**：黄精、党参各30克，炙甘草10克，水煎服，每日1剂。可连续服用。

❷ **慢性鼻炎**：白扁豆30克，党参10克，同煎30分钟，去渣取汁，加入粳米100克煮为成稀粥。早、晚空腹食用。

❸ **脱肛**：党参30克，升麻9克，甘草6克，水煎服。

❹ **功能性子宫出血**：党参30克，当归15克，水煎服。

❺ **慢性咳嗽**：党参9克，五味子6克，胡桃肉30克，水煎服。

养生秘方

参苓粥

原料 党参、茯苓、生姜各10克,粳米100克,精盐适量。

做法 先将党参等3味中药煎水取汁,后下粳米煮成粥。可加精盐调味食之。

功效 本方以党参、茯苓补脾益胃,生姜温中健胃、止呕,粳米健脾养胃。用于脾胃虚弱,少食欲呕,消瘦乏力之证。

参枣米饭

原料 党参、大枣各10克,糯米150克,白砂糖适量。

做法 先将党参、大枣洗净,煎水取汁,另将糯米隔水蒸熟后反扣于碗中,上浇党参、大枣及其汁液,放入适量白砂糖。每日可食2次。

功效 本方以党参补脾益气,大枣、糯米与党参协同奏效。用于脾虚气弱。

两仪膏

原料 党参、熟地黄各等份,白砂糖适量。

做法 向党参、熟地黄中加水煎取浓汁,另加等量白砂糖再煎至浓稠。每次吃1~2匙,或以温水冲化饮用。

功效 补中益气,滋阴。

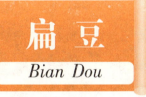

扁豆 Bian Dou

【别　名】南扁豆、蛾扁豆、羊眼豆、膨皮豆、小刀豆、树豆、藤豆、眉豆。

【源　属】为豆科植物扁豆的干燥、成熟种子。

【地域分布】主要分布于中南、华东、西南及辽宁、山西、河北、陕西等地。

形态特征 种子扁椭圆形或扁卵形,长0.8~1.3厘米,宽6~9毫米,厚约7毫米。表面淡黄白色或淡黄色,平滑,稍有光泽,有的可见棕褐色斑点,一侧边缘有隆起的白色半月形种阜,长7~10毫米,剥去后可见凹陷的种脐,紧接种阜的一端有珠孔,另一端有种脊。质坚硬,种皮薄而脆,子叶2片,肥厚,黄白色。气微,味淡,嚼之有豆腥气。

性味归经 甘,微温。归脾、胃经。

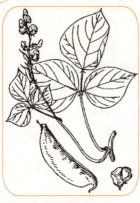

采集加工 秋、冬二季采收成熟果实，晒干，取出种子，再晒干。炮制时除去杂质，生用或炒用。

功效主治 补养五脏，止呕吐。长久服食，可使头发不白；可解一切草木之毒，生嚼吃、煮汁喝，均有效；使人体风气通行，治女子白带过多，又可解酒毒、河豚毒；可以治痢疾，除暑热，暖脾胃，去湿热，止消渴；研末，和醋一起服下，可治疗呕吐、腹泻不止。

药理偏方

❶ 水肿：扁豆炒黄，磨成粉。每日早、午、晚饭前，用灯心草煎汤送服。大人每次用9克，小儿用3克。

❷ 细菌性痢疾：干扁豆花100克，制成100%煎液。口服剂量按每次每千克体重0.5～1毫升计算，每6小时服1次，7天为1个疗程。

❸ 白带过多：扁豆100克，纳入1个猪肚内，炖服，常食用。

❹ 血小板减少性紫癜：扁豆100克，红枣20枚，冰糖50克。共煮服。每日2次。

❺ 百日咳：扁豆10克，红枣10枚，水煎服。连服3～5日。

❻ 急性胃肠炎：扁豆末，每服12克，温水送服，日服3～4次。

养生秘方

扁豆瘦肉汤

原料 扁豆80克，猪肉（瘦）320克，山药（干）12克。

做法 扁豆用水洗净放入煲内。瘦猪肉原块洗净放入煲内，向煲内放入山药，加水3碗，煲2个小时。至豆烂即可饮用。

功效 此汤能清暑健胃，祛湿热疮毒、麻痘毒，对霍乱、呕吐、痢疾或急性肠炎、腹痛、痧证均有疗效。

扁豆参米粥

原料 扁豆30克，党参10克，粳米100克。

做法 取扁豆、党参同煎30分钟，去渣取汁，向汁液中加入粳米煮成稀粥。直接食用即可。

功效 此粥具有益气健脾，主

治慢性鼻炎。

三白煨鸡

原料 鸡肉500克，白术、白果（干）、茯苓、扁豆、大葱各15克，巴戟天、姜各10克，料酒10毫升，精盐、味精各2克。

做法 将白果（干）去壳，放入开水烫一下，撕去膜皮，切去两头，用竹签去心，再用开水泡去苦味。将白术、茯苓、巴戟天、山药、姜洗净，并把姜切块，然后将这些配料用白纱布包好扎紧。将鸡肉切成块。将大葱切段。沙锅置于旺火上，加入清水，加入鸡肉块炖至水沸，撇净血沫，加入准备好的药包、白果、莲子、扁豆、料酒、葱段用温绵纸封住沙锅口或加盖，移至小火上煨熟透，取出药包，拣出葱，加味精、精盐调味即可食用。

功效 温经散寒，健脾化湿。

三豆冬瓜汤

原料 冬瓜500克，绿豆、红豆、扁豆各50克，精盐3克，味精适量。

做法 将冬瓜去皮后洗净，并切成块。将绿豆、红豆、扁豆一同置于锅中，加入适量清水煮沸。锅中加入冬瓜块煮至豆熟汤浓。再加入适量精盐、味精等调味即可食用。

功效 具有清热利湿之功效，适于湿热内盛所致的口干口苦、头晕目眩、肢体沉重、小便赤热及高血压，高脂血症，脂肪肝等患者食用。

甘草 Gan Cao

【别 名】美草、蜜甘、蜜草、国老、灵通、粉草、甜草、甜根子、棒草。

【源 属】为豆科植物甘草、光果甘草或胀果甘草的根及根茎。

【地域分布】产于东北、华北、西北等地。

形态特征 多年生草本，高约30~70厘米。根茎圆柱状；主根长，粗大，外皮红褐色至暗褐色。茎直立，稍带木质，被白色短毛及腺鳞或腺状毛。单数羽状复叶，托叶披针形，早落；小叶片呈卵圆形、卵状椭圆形或近于圆形，先端急尖或近钝状，基部通常圆形，两面被腺鳞及短毛。花期6~7月，总状花序腋生，花密集，花萼钟形。7~9月结果，荚果呈线状长圆形，镰刀状或

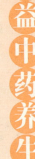

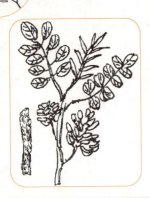

弯曲呈环状，通常6~8毫米，密被褐色的刺状腺毛。种子呈扁圆形或肾形，黑色光滑。

性味归经 甘，平。归脾、胃、心、肺经。

采集加工 秋季采挖为佳，洗净，晒干备用。

功效主治 补脾益气，清热解毒，润肺止咳，祛痰，缓急止痛。用于脾胃不和，腹痛，呕吐，泄泻，咳嗽痰多，咽干喉痛，痈疽肿毒。

药理偏方

❶ 神疲肢软：甘草15克，豨莶草、当归、山药、薏苡仁、怀牛膝、白芍、桑枝、继断各9克，伸筋草6克，水煎服，每日1剂，分3次温服。

❷ 脾胃虚弱：炙甘草、白术、茯苓各9克，党参6克，水煎服，每日1剂，分早、晚2次服用。

❸ 痰咳哮喘：甘草6克，研末，每日2次，用温开水送服。

❹ 心悸：炙甘草10克，桂枝、人参各9克，水煎服。每日1剂。

❺ 清热解毒：乌梅肉、生甘草、沙参、麦冬、桔梗、玄参各10克，捣碎研末，每次15克，用沸水冲服。

❻ 益气养阴：黄芪15克，麦冬10克，甘草3克，水煎服。每日1剂。

养生秘方

甘草醋茶

原料 甘草6克，醋6毫升，蜂蜜30克。

做法 甘草以沸水冲泡稍凉后再加入醋、蜂蜜。代茶饮，早、晚各1次。

功效 祛痰止咳，平喘，清热解毒。适宜于慢性支气管炎。

甘草生姜黑豆汤

原料 甘草10克，黑豆50克，生姜1片。

做法 将上3味用水煎服。

功效 缓急止痛，补脾益气，清热解毒。适用于肾虚烦热，小便涩少，色黄等证。

大枣
Da Zao

【别　　名】干枣、美枣、良枣、红枣、干赤枣、胶枣、南枣、白蒲枣、半官枣、刺枣。

【源　　属】为鼠李科植物枣的成熟果实。

【地域分布】主产于河北、河南、山东、山西、陕西等地。

形态特征 落叶灌木或小乔木，高可达10米。枝平滑无毛，具成对的针刺，直伸或钩曲，幼枝纤弱而簇生，叶卵圆形至卵状披针形，少有卵形，先端短尖而钝，基部歪斜，边缘具细锯齿，侧脉明显。花小形，黄绿色；萼5裂，上部呈花瓣状，下部连成筒状，绿色；核果卵形至长圆形，长1.5～5厘米，熟时深红色，果肉味甜，核两端锐尖。

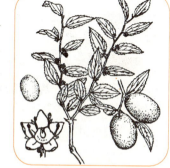

性味归经 甘，温。归脾、胃经。

采集加工 秋季果实成熟时采收，晒干。

功效主治 补中益气，养血安神。用于营养不良，白细胞减少证，神经衰弱，过敏性紫癜，血小板减少证等。

药理偏方

❶**乳腺增生**：大枣、胡桃仁各50克，地鳖虫、金银花各100克，猪苦胆汁75克，制马钱子25克，冰片2克，先将猪胆汁煮沸1个小时，冷却后加入冰片拌匀，然后把马钱子同其他药一同研为细末，和猪胆汁混合，炼蜜为丸，每丸重9克，每次1丸，每日2次，温开水送服。体质衰弱者慎用。

❷**产后缺乳**：大枣、当归各15克，猪蹄750克，生麦芽45克，党参、黄芪、通草根各30克，穿山甲珠12克。加水煎沸15分钟，滤去药液，再加水煎20分钟，去渣，两煎药液调兑均匀，滤液再炖猪蹄，食用时放入少许精盐，2天服完。

❸**更年期综合征**：大枣、丹参、生地黄、浮小麦各30克，白芍、当归、白术、茯苓、甘草各10克，柴胡5克，水煎，分2次服。每天1剂。

养生秘方

红枣桂圆汤

原料 红枣20克,桂圆15克,红糖30克。

做法 红枣洗净去核,桂圆去皮去核,将红枣与桂圆肉同放入锅内,加入大约500毫升清水,用大火烧沸,改用小火炖煮35分钟,加入红糖搅匀即可食用。可单独随量服用,也可佐餐服用。

功效 补气血,益脾胃。适用于贫血,神经衰弱,脾胃虚弱等证。

大枣蒸鸡

原料 母鸡1只,大枣50克,黄酒20毫升,精盐3克,葱花10克,姜丝5克。

做法 母鸡去杂洗净,斩块,在沸水中汆一下,捞出;将鸡块排列在大汤碗内,加大枣、黄酒、精盐、葱、姜、清水,碗口用丝棉纸封好,上笼用旺火将鸡蒸酥。

功效 益气扶正。

刺五加 Ci Wu Jia

【别　名】刺拐棒、刺木棒、坎拐棒子。

【源　属】为五加科植物刺五加的干燥根及根茎。

【地域分布】分布于河北及东北、山西等地。

形态特征 落叶灌木,茎直立或攀援,高2~3米。根皮黄黑色,内面白色。枝灰棕色,软弱而下垂,蔓生状,无毛,节上通常疏生反曲扁刺。掌状复叶在长枝上互生,在短枝上簇生,叶柄常有细刺,叶片膜质至纸质,倒卵形至倒披针形,先端尖至短渐尖,基部楔形,边缘有细锯齿。夏、秋开花,伞形花序。花瓣5片,雄蕊5个,子房2室,花柱2枚。果实扁桃形,黑色,有宿存花柱。种子半圆形而扁,淡褐色。

性味归经 辛、微苦,温。归脾、肾、心经。

采集加工 夏、秋季采挖根部,洗净,趁鲜剥取根皮,鲜用或晒干备用。

功效主治 补肝肾,祛风除湿,强筋壮骨,活血祛瘀。用于阳痿,早泄,腰膝酸痛,风湿酸痛,体虚乏力,食欲不振。

药理偏方

❶ **神经衰弱**：刺五加40克，五味子20克，糖50克，加水1000毫升，熬至300毫升，每次服用100毫升。

❷ **经前紧张综合证**：刺五加、大枣、黄芪、党参各30克，茯神、五味子各15克，当归、酸枣仁、白术各12克，远志、木香各10克。加水煎沸15分钟，滤出药液，再加水煎20分钟，去渣，两煎药液调兑均匀，分服，每天1剂。

❸ **肾虚阳痿**：刺五加15克，肉苁蓉、山药、熟地黄各10克，水煎服。

❹ **腰腿酸痛**：刺五加30克，大力王12克，九龙藤25克，鸡血藤35克，五指风10克，水煎服，每天1剂，分2次服。

养生秘方

刺五加茉莉花茶

原料 刺五加、茉莉花、绿茶各9克。

做法 用热开水冲泡，多次饮用。

功效 补肾安神，益气健脾。适用于神经衰弱，失眠，多梦，健忘，体质虚弱，肾功能衰弱，气短乏力，神疲怠倦。

刺五加明眸茶

原料 刺五加、红枣各9克，麦冬30克，白芷、丹参各3克，洋甘菊3大匙，马鞭草2大匙，适量果糖。

做法 洋甘菊及马鞭草除外，其余中药加水2500毫升浸泡半小时。大火煮滚后转小火熬煮约1个小时，然后加入洋甘菊及马鞭草，开滚后熄火焖约3分钟。过滤后晾凉，加入果糖调味即可饮用，可当作日常饮料，3天内喝完。

功效 益气补血，补肾安神，益气健脾，生津止渴。

茉莉龙加茶

原料 刺五加、茉莉花、乌龙茶各5克。

做法 先将茉莉花、刺五加放入滤杯中，冲入800毫升的热开水后，泡约15分钟后再取出滤杯，加入乌龙茶，再闷泡约10分钟。待茶色变成褐色，去除茶包就可以喝了。

功效 益气补血，可作为瘦身茶。

黄精 Huang Jing

【别　名】黄精根、甜黄精。

【源　属】为百合科植物黄精、多花黄精的干燥根茎。

【地域分布】分布于全国各地。

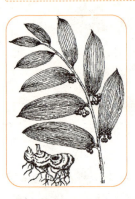

形态特征 多年生草本，高50~120厘米。全株无毛。根状茎黄白色，肥厚，横走，直径3厘米左右，由多个形如鸡头的部分连接而成，节明显，节部有少数须根。茎单一，圆柱形。叶4~5或6~7片轮生（白及黄叶互生），无柄，叶片条状披针形，长8~12厘米，宽5~12毫米，先端卷曲，下面有灰粉，主脉平行。夏开绿白色花，腋生，下垂，总花梗长1~2厘米，顶端2分叉，各生花1朵；花被筒状，6裂；雄蕊6个。浆果球形，熟时黑色。

性味归经 甘，平。归脾、肺、肾经。

采集加工 于春、秋季采挖（以秋季质量为好），除去地上部分及须根，洗净，置沸水中略烫或煮至透心，晒干。

功效主治 补气养阴，健脾，润肺，益肾。用于脾胃虚弱，体倦乏力，口干食少，肺虚燥咳，经血不足，内热消渴。

药理偏方

❶ 肺燥咳嗽：黄精15克，北沙参12克，苦杏仁、桑叶、麦冬各10克，生甘草6克，水煎服。

❷ 慢性乙型病毒性肝炎，肝肾阴虚，气阴两虚：南沙参、黄精、石斛、赤芍、白芍、虎杖各15克，枸杞子、牡丹皮、麦冬各12克，生山楂30克，水煎2次，每日早、晚分服。

❸ 低血压：黄精、党参各30克，炙甘草10克，水煎顿服。

养生秘方

黄精蒸鸡

原料 黄精、党参、山药各30克。

做法 蒸鸡食。

功效 治脾胃虚弱，体倦无力。

黄精炖猪肉

原料 黄精15～30克，猪肉150克。

做法 水煎服或炖猪肉食。

功效 治肺结核，体虚。

黄精冰糖炖

原料 鲜黄精6克，冰糖3克。

做法 开水炖服。

功效 治肺痨咳血，赤白带。

何首乌
He Shou Wu

【别　名】首乌、地精、马肝石。

【源　属】为蓼科植物何首乌的块根。

【地域分布】主产于河南、湖北、两广、贵州、四川、江苏等地，其他地区亦有栽培。

形态特征 多年生蔓草，地下有黑褐色肥大的块根和横行的根茎。茎缠绕，绿紫色，基部木质，空心。叶互生，卵状心形。花小而繁密，绿白色。果实三棱形，黑色而光亮。花期8～10月，果期11月。

性味归经 甘、苦、涩，微温。归肝、肾经。

采集加工 秋、冬二季茎叶枯萎时采挖，洗净，切片，晒干，即生首乌，发黑豆煮汁拌蒸，晒后变为黑色，即为何首乌。

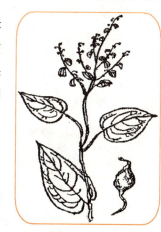

功效主治 治瘰疬，消痈肿，疗头面风疮，治五痔，止心痛，益血气，乌须发，悦颜色，久服长筋骨，益精髓，延年不老；亦治女性产后及带下诸疾；久服令人有子，治腹脏宿疾，冷气肠风，泻肝风。

药理偏方

❶ **白血病**：何首乌15克，半枝莲、板蓝根、天花粉、黄精、石斛、太子参、生地黄、熟地黄各12克，麦门冬、白术各9克。水煎服，每日1剂。同时配合化疗。

❷ **须发早白，脱发**：何首乌、生地黄、侧柏叶、女贞子、墨旱莲、黑芝麻各30克，陈皮15克，大青叶12克，川椒9克，水煎2次，去渣，合并煎液，入黑豆500克，煮至药汁吸尽，取出黑豆晾干，为乌发丸，每次嚼食60粒，每日3次。

❸ **养肝益肾，补血乌发，抗衰老**：制首乌50克，粳米100克，大枣5枚。何首乌放入沙锅中，加水适量，煎煮，去渣取汁，再加粳米、大枣，同入沙锅煮粥。粥将熟时，加入红糖少许调味，再煮1～2沸即可。分2～3次，趁微温时服用。

❹ **少年白发**：何首乌、黑豆、精盐、墨旱莲各25克，水煎2次，分2次服用，每日1剂。

❺ **脱发**：何首乌25克，当归、黑芝麻各20克，生地黄、熟地黄、侧柏叶各15克。水煎2次，分2次服用，每日1剂。

❻ **动脉硬化，高血压，冠心病，高血脂**：何首乌15克，钩藤10克，山楂12克，银杏叶9克，水煎服。每日1剂。

❼ **风疹瘙痒**：生首乌15克，荆芥、防风、徐长卿各10克，水煎服；或生首乌、艾叶各适量，煎汤外洗。每日1剂。

养生秘方

制首乌炒鸡肝

原料 制首乌、黑木耳各20克，鸡肝200克，莴笋50克，淀粉30克，鸡蛋清1个，精盐、姜各5克，味精3克，料酒15毫升，葱10克，植物油50克。

做法 将制首乌煮软，切薄片；鸡肝洗净，切成薄片，加淀粉、酱油、鸡蛋清、精盐、味精，抓匀；莴笋洗净，切成薄片；姜切片，葱切段。将炒锅置武火上烧热，加入植物油烧至六成热时，下入姜、葱爆香，放入首乌片、鸡肝片、黑木耳、莴笋片、料酒、精盐、味精，炒熟即成。

功效 补肝肾，疗瘠积，益气血。

鲜蘑黄瓜汤

原料 鲜蘑、黄瓜各100克，何首乌10克，鸡汤、精盐、味精、明油各适量。

做法 鲜蘑洗净切片，黄瓜洗净切片，鸡汤烧开，加入何首乌煮30分钟，捞出药渣，放入鲜蘑，再放黄瓜，加精盐、味精，淋上明油即可随意服用。

功效 生发乌发，尤适用于脂溢性脱发者。

何首乌酒

原料 何首乌、冰糖各150克，白酒1000毫升，红糖50克。

做法 将上述各原料与白酒共同浸泡半年即可。空腹饮用，每次20克，早、晚各1次。

功效 养血益肝，强筋壮骨，乌须发。

何首乌茶

原料 何首乌6克。

做法 将何首乌洗净，切为薄片，放入茶杯，用沸水冲泡15分钟左右即可。代茶饮用，每日1~2次。

功效 养血祛风，补肝益肾。尤其适用于阴虚血枯，筋骨不健，须发早白，失眠等。

熟地黄 Shu Di Huang

【别　名】熟地。

【源　属】为玄参科植物地黄的炮制加工品。

【地域分布】主产于河南、河北、内蒙古及东北等地，全国多数地区均有栽培。

形态特征 多年生草本，高20~40厘米，全株有白色长柔毛和腺毛。基生叶丛生，倒卵形至长椭圆形；茎生叶小。总状花序顶生；花萼钟状，5裂；蒴果卵圆形。花期4~5月，果期5~6月。

性味归经 甘，微温，归肝、肾经。

采集加工 通常以黄酒为辅料，经反复蒸晒，至内外皆黑色油润，质地柔软黏腻。切片用。

功效主治 补血益精，滋肾养肝。用于血虚衰弱，阴虚劳损，怔忡心悸，头晕目暗，气短喘促，肺虚咳血，崩中漏下。

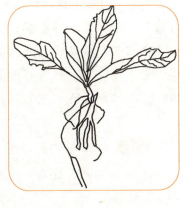

药理偏方

❶ 中老年人肝肾阴虚、腰膝酸软、头晕目眩、耳鸣耳聋：熟地黄20克、山茱萸肉10克、红糖少许。将熟地黄及山茱萸肉水煎1个小时，加红糖调味，代茶饮用。或服用中成药六味地黄丸，按说明书服用。

❷ 电光性眼炎：熟地黄洗净，切片，每片约2厘米厚。4片即够用，患者平卧或头后仰，将熟地黄贴在眼上，约2分钟换1次。轮流重复使用。

❸ 崩漏：熟地黄30克，阿胶6克（烊），艾叶9克，水煎服。

❹ 须发早白：熟地黄（捣碎）250克，糯米酒2500毫升。将熟地黄放入酒中，加盖密封，21天后饮服。

❺ 糖尿病多饮、多尿：熟地黄、山药各30克，五味子9克，太子参15克，水煎服。

养生秘方

熟地酒

原料 熟地黄60克，枸杞子30克，白酒1000毫升。

做法 将熟地黄、枸杞子洗净，干燥，切碎。装入纱布袋内，扎紧袋口，置于瓷坛内，加入白酒，密封坛口。服完后，药渣可再加白酒500毫升，浸泡15日后饮用。每次15毫升，1日2次。

功效 补血养阴，滋肾益精。适用于精血不足、健忘、脱发、不孕、腰膝酸软等。

熟地补血汤

原料 熟地黄、鸡血藤各15克，当归12克，白芍药10克。

做法 将以上4味补药洗净，加入清水，浸渍2个小时后，煎煮40分钟，取汁温服。药渣再加清水，煎煮30分钟，取汁再服。每日1剂，早、晚各服1次。

功效 补益精血，滋养肝肾。

二地膏

原料 熟地黄、干地黄各500克，蜂蜜1000克。

做法 将熟地黄、干地黄洗净，切碎，一并放入沙锅内，加入清水浸渍12个小时。分别加水煎煮3次，第1次煮3个小时，第2次、第3次各煮2个小时，分次滤取药液，合前滤液，用文火煎熬至膏状。向膏状液中加入蜂蜜调匀，用文火浓缩成膏。每次15克，1日2次，白开水化冲服用。

功效 滋阴凉血，补血生血。适用于精血亏虚，形体消瘦，腰脊酸楚，脚软乏力等。

当归 Dang Gui

【别　名】秦归、云归、西当归、岷当归。

【源　属】为伞形科植物当归的干燥根。

【地域分布】甘肃、云南、四川、贵州、陕西、湖北等省为主要栽培地。

形态特征 多年生芳香草本，高达1米。茎直立，稍带紫色，具明显纵沟纹。叶互生，2~3回奇数羽状分裂，叶片卵形，小叶3对，叶面深绿色，膜质有光泽，边缘有齿状缺刻和粗锯齿，叶柄基部扩大成鞘状长达叶柄的一半。花白色，顶生复伞形花序，花期6~7月。双悬果。带有翼形附属物；果期7~8月。

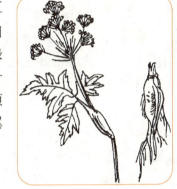

性味归经 甘、辛，温。归肝、心、脾经。

采集加工 秋末采挖，除去须根及泥沙，待水分稍蒸发后，捆成小把，上棚，用烟火慢慢熏干。

功效主治 补血活血，调经止痛，润肠通便。用于血虚萎黄，眩晕心悸，月经不调，经闭痛经，虚寒腹痛，肠燥便秘，风湿痹痛，跌打损伤，痈疽疮伤。

药理偏方

❶ **脾肿大，虚寒腹痛**：藏红花、桃仁、血竭、川芎、当归各30克，麝香2克。研磨成细末。每次服5克，每日2次。

❷ **右下腹疼痛，急性阑尾炎**：当归、川芎、白术各12克，白芍120克，茯苓、泽泻各30克，香附18克。加水煎沸15分钟，滤出药液，再加水煎20分钟，去渣，两煎药液调兑均匀，分服，每日2剂。

❸ **大肠癌**：黄芪30克，枸杞子、黄精、槐花、鸡血藤、马齿苋、败酱草、仙鹤草、白英各15克。加水煎沸15分钟，滤出药液，再加水煎20分钟，去渣，两煎药液调兑均匀，分服，每天1剂。脾肾两虚加党参15克，菟丝子、白术、女贞子各10克；脾胃不和加党参15克，白术、茯苓、陈皮、半夏各10克；心脾两虚加党参15克，当归、酸枣仁、茯苓各10克。同时应用抗癌西药。

养生秘方

当归羊肉

原料 羊肉250克，当归100克，生姜、葱、精盐各适量。

做法 将羊肉洗净，切块；当归煎成药汁，然后用当归汁煮羊肉。待羊肉煮透，再加入生姜、葱、精盐煮至熟烂即可。

功效 温阳散寒，养血活血。主治乳腺癌、子宫颈癌，阳虚内寒证，畏寒肢冷，面色苍白等。

归脾汤

原料 当归、远志、红枣各3克，白术、茯神、黄芪、龙眼、酸枣仁各30克，人参、木香各15克，炙甘草8克，生姜6克。

做法 将上述药物一同放入沙锅内，加水煎煮30分钟，取汁饮用。每日1剂，分2次温服。

功效 主治心脾两虚、气血不足引起的失眠心悸、食少体倦、妇女崩漏、面色萎黄等证。

当归酒

原料 当归30克，米酒500毫升。

做法 洗净当归，放入瓶内，加入米酒，密封瓶口。每日摇1次，浸泡7日。每次饮30毫升，1日2次。

功效 补血活血，通络止痛。适用于血虚夹瘀所致的手臂久痛、酸胀麻木、活动不利、痛经等。

当归补血茶

原料 黄芪30克，当归6克。

做法 将黄芪与当归研为细末，放入茶杯。入沸水，加盖焖15分钟即可。空腹饮用，每日1剂，分2次温服。

功效 对过度劳累、身体虚弱、肌热面红、面黄萎黄、烦躁口渴有较好的效果。

龙眼 Long Yan

【别　名】桂圆、益智、龙眼肉、荔枝奴、亚荔枝、圆眼、元眼肉、龙眼干。

【源　属】为无患子科植物假种皮。

【地域分布】产于广东、广西、福建、云南、四川、贵州、台湾。

形态特征 常绿乔木，高达20余米。圆锥花序，顶生和腋生，长12～15厘米，花杂性，簇生，黄白色；花萼5裂；花瓣5；雄蕊8，着生花盘内侧；子房无柄，2～3室，密被长柔毛，有小瘤体，柱头2～3裂。果核球形，果皮干时脆壳质，不开裂；种子球形，黑褐色，有光泽，为肉质假种皮所包裹。

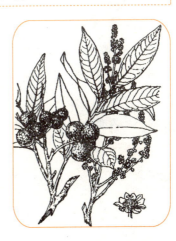

性味归经 甘，温。归心、脾经。

采集加工 夏、秋季采收成熟果实，干燥，除去壳、核，晒至干爽不黏。

功效主治 养血安神，补益心脾。用于心悸怔忡，气血不足，肌肤萎黄，健忘失眠。

药理偏方

❶ 失眠、心悸：龙眼肉、炒酸枣仁各10克，芡实12克，煮汤睡前饮。

❷ 妇女崩漏，贫血，血小板减少：龙眼肉15～30克，大红枣15克，水适量，同蒸熟食用。

❸ 贫血：龙眼肉泡酒服，或配伍党参、白术、当归、白芍，水煎服。

❹ 产后浮肿：龙眼肉12克，生姜15克，大枣6克，水煎服。

❺ 头晕目眩：龙眼肉、枸杞子各15克，菊花9克，水煎服。

❻ 血虚萎黄，气血不足：龙眼肉、当归、党参、黄芪、熟地黄各20克，白芍、远志、茯神、川芎、白术、酸枣仁各10克，甘草5克。加水煎沸15分钟，滤出药液，再加水煎20分钟，去渣，两煎药液调兑均匀，分服，每日1剂。

养生秘方

龙眼丹参远志汤

原料 桂圆肉30克,远志、丹参各15克,红糖适量。

做法 上药水煎,加红糖调服,每天2次。

功效 活血化瘀,补益心脾。适用于心脾两虚,心悸气短,气滞血瘀,食少便溏,胸痛头晕,面唇青紫等证。

龙眼沙参蜂蜜膏

原料 龙眼肉、沙参各200克,党参250克,蜂蜜30克。

做法 将党参、沙参切片,与龙眼肉同入13杯水中,煮沸1个小时,过滤药液;加水2升,再煮沸30分钟,过滤药液;合并2次药液,慢火浓缩到稀流膏状;另取蜂蜜加热后过滤,并继续加热至沸,向稀流膏中边搅边加蜂蜜煮沸后,凉食用。每次服用15毫升,每天2次,温开水冲服。

功效 补元气,清肺热,适用于消瘦烦渴,体质虚弱,声音嘶哑,干咳少痰等证。

龙眼粥

原料 龙眼、冰糖各20克,大米150克。

做法 龙眼肉洗净除去杂质,大米洗净,放入锅内,加水适量。冰糖熬成汁。锅置火上烧开,小火熬50分钟,加入冰糖汁即成。

功效 健脑益智,养心补血。适用于智力低下,反应较慢,血虚等证。

糖渍龙眼

原料 鲜龙眼500克,白糖300克。

做法 龙眼去皮和核,放入碗内加白糖,反复上笼蒸3次,晾3次,至色泽变黑。制好的龙眼肉拌少许白糖,装入瓶中即成。服用时,每次服龙眼4～5粒,每日2次。

功效 养心血,安心神。适用于病后体弱,以及心血不足的失眠,健忘等证。

龙眼红枣鹌鹑

原料 龙眼肉50克,鹌鹑蛋50克,红枣6枚。

做法 鹌鹑蛋煮熟剥皮备用,红枣龙眼肉分别洗净。将剥皮后的鹌鹑蛋及洗净的红枣及龙眼肉放入炖盅内,加适量温水,蒙上保鲜膜,放在锅中隔水蒸熟即可。

功效 安神、益气、补血。

阿胶 E Jiao

【别　名】驴皮胶、傅致胶、盆覆胶。

【源　属】为马科动物驴的皮，去毛后熬制而成的胶状物。

【地域分布】以山东、浙江、江苏等地产量较多。

形态特征 又名驴皮胶，为马科动物驴的皮经加工熬制，使胶原水解后，再浓缩而成的固体胶块。成品呈整齐的长方形块状，长约8.5厘米，宽约3.7厘米，厚约0.7厘米，表面棕黑色或乌黑色，平滑，有光泽。

性味归经 甘，平。归肺、肝、肾经。

采集加工 10月至次年5月为生产季节。先将驴皮放到容器中，用水浸软，除去驴毛，剁成小块，再用水浸泡使其白净，然后再放入沸水中，皮卷缩时捞出，再放入熬胶锅内熬炼，胶出尽后捞去驴皮，浓缩，倒入容器内，凝固后切成小块，晾干。

功效主治 养血止血。用于虚劳咳血，便血，吐血等多种出血后的头晕、乏力。

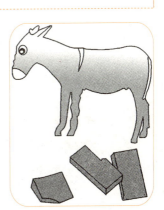

药理偏方

❶ **尿血**：阿胶30克（蒲黄炒，烊化）、栀子、车前草（炒后布包煎）、甘草各15克，水煎服。每日1剂。

❷ **贫血**：阿胶（烊化）、当归各15克，熟地黄25克。水煎，分3次服，隔日1剂。

❸ **白带异常**：阿胶（蒲黄炒）、炮姜、煅龙骨、赤石脂各15克，艾叶适量。将前4味药共研为细末，每日早、晚饭前服6克，用艾叶煎水送服。

❹ **月经不调**：阿胶12克（烊化），当归、白芍、艾叶各6克，水煎，分3次服，每日1剂。

❺ **慢性支气管炎，咳嗽**：阿胶（炒）、人参各100克，研为末。每次10克，豉汤1盏，葱白少许，水煎，分3次服，每日1剂。

❻ 妊娠腹痛，下痢不止：阿胶（炙）60克，黄连、石榴皮、当归各90克，艾叶45克。将以上药材共研为细末，水6升，煎至2升，分3次服，每日1剂。忌生冷、肥腻。

❼ 小儿肺虚，气粗喘促：阿胶（麸炒）45克，牛蒡子（炒香）、甘草（炙）各9克，马兜铃（焙）15克，杏仁（去皮尖，炒）7个，糯米（炒）30克。将以上药材共研为细末。每次3～6克，水1盏，煎至6分，饭后温服。

❽ 妊娠下血不止：阿胶150克（研末），酒1升，烊化。每日3次，每次20毫升。又方：阿胶（末）100克，生地黄250克，共捣汁，入清酒2升。每日3次，每次服20毫升。

养生秘方

阿胶麦冬粥

原料 糯米100克，阿胶30克，麦门冬15克。

做法 先将阿胶捣碎，备用。将麦门冬切碎，以冷开水捣绞取汁。将糯米加适量水煮粥，待粥煮熟时，放入捣碎的阿胶、麦门冬汁，边煮边搅匀，视粥稠胶化即可。每日1剂，早、晚温热服食，连服3日。

功效 滋阴补虚，养血润燥。

阿胶牛肉汤

原料 牛肉（肥瘦）100克，阿胶15克，米酒20毫升，姜10克，精盐1克。

做法 将牛肉去筋，切片；姜切片。牛肉片与姜片、米酒一起放入沙锅内，加水适量，用文火煮30分钟。加入阿胶、盐即可。

功效 滋阴养血，温中健脾。适用于月经不调，经期延后，头昏眼花，心悸少寐，面色萎黄，胎动不安者。

鸡蛋阿胶汤

原料 鸡蛋1个，阿胶100克，大枣（干）6克，麦门冬10克，红糖15克。

做法 将大枣、麦门冬放入锅内，加入适量清水，用旺火煮沸。向锅内磕入鸡蛋与大枣和麦门冬同煮，转用文火煲约1个小时。阿胶捣碎，放入碗中，用煮沸的枣、麦门冬、鸡蛋汤溶化，加入红糖调匀即成。

功效 补血，滋阴润燥。

白芍 Bai Shao

【别　名】白芍药、杭芍、川芍、亳芍。

【源　属】为毛茛科植物芍药的干燥根。

【地域分布】栽培于浙江、安徽、四川等地。

形态特征 多年生草本，高50～80厘米。根肥大，圆柱形，或略呈纺锤形表面黑褐色或棕黄色，茎直立，光滑无毛。叶互生，下部茎生叶，小叶片狭卵形、椭圆形或披针形，顶端尖，基部楔形，叶面无毛。5～6月开花，花朵大而美丽，白色，有时有深紫色或红色斑块，数朵生于枝顶或枝端，花瓣倒卵形。8月结果，果实由3～5个小分果组成，无毛，先端钩状向外弯。

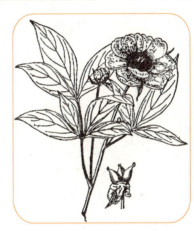

性味归经 苦、酸、微寒。归肝、脾经。

采集加工 根可入药，夏、秋季采，锅内煮至无硬心后除去外皮，或先除外皮再煮，晒干备用。

功效主治 平肝泄火，缓急止痛，养血和阴。用于血虚肝旺，头晕眼花，胁痛腹痛，痢下赤白，月经不调。

药理偏方

❶ 高血压，头痛眩晕：白芍、怀牛膝各15克，菊花、生地黄各12克，石决明（先煎）20克，水煎服。每日1剂。

❷ 肝郁胁痛，神疲食少，或兼月经不调：柴胡、白芍、当归、茯苓、白术各15克，甘草6克，生姜3片，薄荷3克，水煎服。每日1剂。

❸ 肝郁不舒，月经不调：丹参、制香附各30克，柴胡9克，白芍15克，加水1500毫升，煎沸20分钟，将药液倒入盆中，浸洗双足，水温保持在40℃，每次30分钟。每日1剂，每剂可浸洗2次。

❹细菌性痢疾：白芍12克，白头翁15克，黄芩10克，唐松草（毛茛科）5克，水煎服。每日1剂。同时配合抗菌治疗。

❺慢性肝炎：五指毛桃根、白背叶根各30克，丹参20克，白花蛇舌草、白芍各15克。水煎服，每日1剂。连用3~4个月。

❻自汗、盗汗：白芍、桂枝各10克，生姜3片，大枣10枚，水煎服。每日1剂。

❼脘腹疼痛，泄泻：白芍、白术各10克，木香3克，防风、陈皮各8克，水煎服。每日1剂。

❽便秘腹痛：白芍30克，枳实15克，生甘草20克，水煎服。每日1剂。

❾妇女妊娠腹痛：当归9克，白芍500克，茯苓120克，泽泻250克，川芎90克，共为散，每服2克，以酒调下。

养生秘方

八宝鸡汤

原料 母鸡1500克，猪肉（瘦）、猪排骨（大排）各750克，党参、茯苓、炒白术、白芍各5克，当归、熟地黄各8克，川芎、甘草各3克，大葱15克，姜、精盐各10克，米酒20毫升，味精2克。

做法 将党参、茯苓、炒白术、炙甘草、熟地黄、白芍、当归、川芎配齐后，装入洁净纱布袋内，扎口备用。将母鸡宰杀后，去毛及内脏，洗净，将猪肉洗净，猪排骨捶破；将姜拍破，大葱切成段。将猪肉、鸡肉、猪排肉、药袋放入锅内，加水适量，先用武火烧开，撇去浮沫，加入葱段、姜、料酒，改用文火煨炖至熟烂。将药袋捞出不用，捞出鸡肉、猪肉切好，再放入锅内，加少许精盐、味精即可。

功效 适用于气血两虚，面色萎黄，食欲不振，四肢乏力等证。

养血止痛粥

原料 粳米100克，黄芪、当归、白芍各15克，泽兰10克，红糖30克。

做法 将黄芪、当归、白芍、泽兰煎15分钟，去渣取汁。向中药汁中放入粳米煮粥，将熟烂时加入适量红糖即可。

功效 补气血，健脾胃，止疼痛。

冬虫夏草

Dong Chong Xia Cao

【别　名】冬虫草、夏草冬虫、虫草。

【源　属】为麦角菌科真菌冬虫夏草寄生在蝙蝠蛾科昆虫幼虫上的子座及幼虫尸体的复合体。

【地域分布】主产于四川、西藏、青海、云南等地。

形态特征 虫体似蚕，表面深棕黄色至黄棕色，有环纹20~30个，近头部的环纹较细。头部红棕色，足8对，中部4对较明显，质脆，易折断，断面略平坦，淡黄白色。子座单生，细长圆柱形，表面深棕色至棕褐色，有细纵皱纹，上部稍膨大，质柔韧，断面纤维状，类白色。

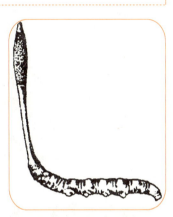

性味归经 甘，温。归肾、肺经。

采集加工 初夏子座出土，孢子未发散时挖取。晒至六七成干，除去似纤维状的附着物及杂质，晒干或低温干燥。生用。

功效主治 补虚损，益精气，止咳化痰。用于肺结核，病后体虚，性机能减退，阳痿遗精等。

药理偏方

❶ 肺肾两虚，咳喘不安，肺结核，支气管炎，支气管扩张：冬虫夏草、枸杞子各10克，甘草、蛤蚧各5克，川贝母12克，共为粉。每次服10~15克，日服2次。

❷ 肺气肿：红参、清半夏、冬虫草各9克，麦冬、核桃肉各12克，五味子、厚朴各4.5克，炙甘草、炒苏子各3克，杏仁、桂枝各6克，生姜2片，水煎服。

❸ 冠心病：冬虫夏草适量，研为细末，装入胶囊。每次0.5克，每日1次，连用2周。

❹ 病后虚损：冬虫夏草3~5枚，老雄鸭1只，宰杀，去肠杂，将鸭头劈开，冬虫夏草纳入鸭头中，用线扎好，加酱油、黄酒，蒸至鸭肉烂熟即可。

养生秘方

冬虫夏草瘦肉粥

原料 冬虫夏草15克,小米150克,瘦猪肉50克。

做法 将冬虫夏草与小米、猪肉切成片同煮粥。喝粥吃肉。

功效 益精气,补虚损,润肺补肾。适用于虚喘,肺肾阴虚,咯血,劳嗽,自汗盗汗,腰膝酸痛,阳痿遗精,病后久虚不复等。

冬虫夏草蒸猪脑

原料 冬虫夏草15克,猪脑1只,精盐、黄酒各适量。

做法 将冬虫夏草洗净,滤干备用。将猪脑挑去血筋,洗净,最好保持全脑不破碎,备用。冬虫夏草、全只猪脑放入瓷盆中,再加黄酒1匙,冷水2匙,精盐少量。瓷盆不加盖,让水蒸气进入,隔水蒸1个小时食,也可单食用。

功效 补脑益智,畅肺气,除风眩。适用于肾虚头晕,行步欲跌。

菟丝子 Tu Si Zi

【别　名】	菟丝实、吐丝子、黄藤子、龙须子、豆须子、缠龙子、黄丝子。
【源　属】	为旋花科植物菟丝子的干燥成熟种子。
【地域分布】	全国大部分地区均有分布。

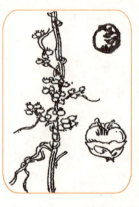

形态特征 一年生无叶的寄生草本,常寄生于豆科、菊科、藜科或山茶科植物上。茎肉质、蔓性、左旋、丝状、橙黄色,长可达1米,随处生吸盘附着于寄生主体上。花白色,细小多数,簇生为球形;花期7~9月,蒴果略呈球形,直径约3毫米,顶部中央凹入花柱及萼宿存;种子黄褐色;果期8~10月。

性味归经 甘,温。归肝、肾、脾经。

采集加工 秋季果实成熟时采收植株,晒干,打下种子,除去杂质备用。

功效主治 补肝肾，益精髓，明目。可治腰膝酸痛，遗精，消渴，小便不禁，目暗等；《山东中药》记载："治妇人常习流产。"脾胃虚弱经常腹泻者可用菟丝子改善；菟丝子也常用于补肝养血，尤其有利于缺铁性贫血。

药理偏方

❶**尿路感染**：菟丝子30克，水煎3次。分早、中、晚3次服用，每日1剂。

❷**肾虚腰痛**：菟丝子（酒浸后晒干）、杜仲（精盐水炒）各等量。共研为细末，用山药末煮糊制丸，烘干，每次10克，早、晚各服1次，用淡盐开水送服。

❸**眼睛赤痛**：鲜菟丝适量，洗净，捣汁滴眼。

❹**男子不育**：菟丝子20克，海狗肾1具，蛇床子、五味子各10克，补骨脂、全当归各12克，桑螵蛸30克，韭菜子、覆盆子、生山药各15克，车前草（包）、知母、黄柏各9克，水煎，分早、晚2次服，每日1剂。

❺**黄褐斑**：菟丝子、白茯苓各30克，生地黄、枸杞子、何首乌、女贞子、白芍各15克，僵蚕6克，白蒺藜、桃仁各10克，水煎，早、晚分2次服，每日1剂。

❻**先兆流产**：菟丝子、桑寄生、川续断、阿胶各45克，椿根皮15克，共研为细末，每次9克，每月逢1日、2日、3日、11日、12日、13日、21日、22日、23日各服1次。

❼**身面浮肿**：菟丝子1升，入白酒5升，浸泡两三夜，每次20毫升，每日2次。

❽**痔疮疼痛**：菟丝子适量，炒至黄黑色，研为粉末，用鸡蛋清调匀，涂搽患处。

养生秘方

菟丝子粥

原料 菟丝子30克，粳米100克，适量白糖。

做法 先煎菟丝子，去渣，后放粳米煮粥，等到粥熟后，加入白糖。

功效 补肾气，壮阳道，益精髓，养肝明目，固精缩尿，止泻。适用于腰膝酸痛，肾阳不足，尿有余沥等证，对阳痿滑精，目暗不明也有疗效。

菟丝枸杞麻雀

原料 菟丝子、枸杞子各15克，

麻雀3只。

做法 将麻雀去毛、爪及内脏；二药混匀后放入麻雀腹内，用线缝好，放于沙锅内煮1个小时。温饮汤食麻雀。

功效 养肝明目，固精缩尿，补益肝肾，安胎，止泻。适用于肾虚阳痿、遗精、早泄、尿频、夜尿多、头晕眼花等证。

菟丝子煎蛋

原料 酒制菟丝子10克，鸡蛋1个。

做法 鸡蛋打入碗内；菟丝子研磨成末，调入鸡蛋内搅匀，下锅煎熟。

功效 养肝明目。适用于视物模糊、肝血不足等证。

鹿茸 Lu Rong

【别　名】	斑龙珠。
【源　属】	为鹿科动物梅花鹿或马鹿的雄鹿未骨化、密生茸毛的幼角。
【地域分布】	东北、华北、华东、西北、西南等地有出产。

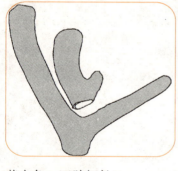

形态特征 体长约1.5米，体重约100千克，尾短，长约9厘米。耳大直立。颈细长。臀部有明显白色斑块。雄鹿有角，雌鹿无角。角实心，起初为瘤状，紫褐色，布满茸毛，富有血管，生长完全的共有4个枝叉。冬毛厚密栗棕色，白色斑点不明显。腹毛淡棕色。夏毛薄，无茸毛，全身红棕色，白色斑点显著，腹毛淡黄白色。四肢细长。

性味归经 甘、咸，温。入肾、肝经。

采集加工 鹿茸于夏秋季锯取，经加工后，阴干或烘干备用。鹿角多于春季拾取骨化的或锯茸后次年春季脱落的角基，除去泥沙，风干备用。

功效主治 壮阳益精，强筋健骨，固崩止带，温补托毒。用于腰膝酸软、发育不良、神经衰弱、再生障碍性贫血、性机能减退等。

药理偏方

① **老年性遗尿症**：鹿角霜60克，五味子30克，共为细末，装瓶备用，每晚用黄酒冲服6克，10天为1个疗程。

② **通乳汁**：鹿角霜研粉，每服3克，以热黄酒冲服。本品煎汤内服每日量为5~10克，或研末服，外用磨汁涂或研末敷。

③ **尿路结石**：以鹿角霜为主药，每剂30克，疗效显著。

④ **慢性淋巴结炎**：鹿角霜90克，研极细末，用麻油调敷患处，每日涂2次。

养生秘方

炖鹿茸

原料 鹿茸20克，鸡肉100克。

做法 先刮去鹿茸毛，切片。鸡肉洗净切小块。鹿茸片、鸡肉块同放入盅内，隔水炖3个小时，即可食用。

功效 在春、冬季节适当进补，每星期吃2次，对身体大有益处。炖鹿茸具有治疗血气不足的功效。

鹿茸香菇菜心

原料 香菇（鲜）200克，油菜心300克，玉兰片50克，鹿茸、味精、精盐各2克，白酒20克，料酒5毫升，淀粉（豌豆）、姜各3克，猪油适量。

做法 将鹿茸片加白酒浸泡；玉兰片泡发，切片，备用。将淀粉以水调成湿淀粉，姜切成末备用。将铁锅烧热，加入猪油，油热时先取适量姜末下锅略炸，再将香菇、青菜心下锅煸炒。加入适量味精、料酒、精盐和鹿茸浸泡酒液。搅匀收汁，汁浓时投入玉兰片，用水与淀粉勾芡。起锅装盘，鹿茸片点缀在菜上即可食用。

功效 温肾助阳，补气养血。用于治疗年老体弱或久病，元气虚衰，阳痿，滑精，腰膝酸冷，眩晕耳鸣，气短乏力，食欲不振。

归杞鹿茸炖牛鞭

原料 牛鞭（泡发）1300克，当归、鹿茸各20克，大枣（干）、枸杞子各40克，白酒10毫升，姜5克。

做法 牛鞭对半剖开，取出尿道，切成一段一段，洗净。放入滚水中煮10分钟后，取出，沥干水。当归、枸杞和鹿茸用清水洗干净，鹿茸、当归切片。姜和大枣（干）用水洗净。姜刮去皮，切2片。大枣去核。将全部材料放入炖盅内加入凉开水和1汤匙白酒，盖上盅盖，放入锅内。隔水炖4个小时后，即可饮用。

功效 此汤可补血养肝、补肾益精、壮阳祛寒。此汤美味甘甜，男女均适宜，日常饮用，可以补益强身，祛风散寒，增强抗病能力。

杜仲
Du Zhong

【别　　名】思仙、思仲、木绵、石思油、扯丝皮、丝连皮、棉皮、玉丝皮、丝棉皮。

【源　　属】为杜仲科植物杜仲的干燥树皮。

【地域分布】分布于陕西、河南、浙江、甘肃、湖北、贵州、四川、云南等地。

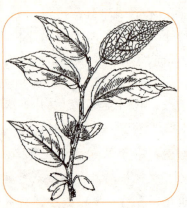

形态特征 落叶乔木，高可达20米。小枝光滑，黄褐色或较淡，皮、枝及叶均含胶质。单叶互生；椭圆形或卵形，先端渐尖，基部广楔形，边缘有锯齿，幼叶上面疏被柔皮，下面毛较密，老叶上面光滑。下面叶脉处疏被毛。花期4～5月，花单性，雌雄异株，与叶同时开放，或先叶开放。果期6～9月，果实偏平，长椭圆形，长2～3.5厘米，周边有膜质状翅，内含种子1粒。

性味归经 甘，温。归肝、肾经。

采集加工 4～6月剥取，刮去粗皮，堆置"发汗"至内皮呈紫褐色，晒干后使用。

功效主治 养肝固肾，强健筋骨，安胎。主治肝肾不足引起的腰膝酸软，阳痿，尿频等证。对胎动不安、习惯性堕胎亦有很好的治疗功效。

药理偏方

① 肾阳虚，骨质疏松：杜仲、山蓉各20克，附子、桂枝各10克。药、黄芪、菟丝子、补骨脂、肉苁 水煎服，每日1剂。

❷ 颈部筋脉拘急，落枕，肾虚腰痛，闪腰岔气：杜仲、南山楂、北山楂、川续断各50克，葛根20克，青皮、延胡索各15克，羌活10克。加水煎沸15分钟，滤出药液，再加水煎20分钟，去渣，两煎药液调兑均匀，分服，每日1次。

❸ 腰肌劳损，腰痛：杜仲10克，炒黄，为末，黄酒冲服，每日1次。

养生秘方

杜仲枸杞鹌鹑汤

原料 鹌鹑2只，枸杞子25克，杜仲20克。

做法 3味水煎取汁。饮汤吃鹑。

功效 补肝肾，强筋骨，强腰膝。适宜于肝肾虚弱，腰膝酸软或疼痛等。

杜仲兔肉汤

原料 杜仲15克，兔肉100克。

做法 先水煎杜仲，去渣取汁，放入兔肉煮熟。饮汤食肉。

功效 补肝肾，强筋骨。适用于肝肾不足，腰膝酸痛，眩晕，乏力，小便频数等证。

杜仲煲猪肚

原料 杜仲50克，猪肚200克，精盐适量。

做法 猪肚用精盐水里外搓洗净干净，切块，和杜仲加水炖汤，到猪肚烂熟，调味食用。

功效 强筋骨，补肝肾，益精血，健脾胃。适用于腰膝酸痛，肝肾不足，小便频数清长，遗精阳痿，慢性腰肌劳损等证。

益智仁 Yi Zhi Ren

【别　名】益智子、益智、英华库、益忘子、益智棕。

【源　属】为姜科植物益智的干燥成熟果实。

【地域分布】分布于广东和海南、福建、云南和广西等地。

形态特征 多年生草本。根茎密结。茎直立，丛生。叶2列，互生，披针形或狭披针形，叶缘具细锯齿，两面无毛，叶舌尖，2裂，苞片膜质，棕色。圆

补益中药养生精华

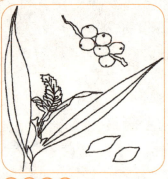

锥花序顶生，花蕾时包藏于鞘状苞片内，花序轴被短毛，唇瓣倒卵形，粉白色。蒴果椭圆状或纺锤状，果皮有明显脉纹。花期3~5月，果期5~6月。

性味归经 辛，温。归脾、肾经。

采集加工 夏、秋间果实由绿变红时采收，晒干或者低温干燥。

功效主治 摄唾涎，温脾止泻，固精缩尿，暖肾。用于脾寒泄泻，口多唾涎，腹中冷痛，肾虚遗尿，小便频数，遗精白浊。

药理偏方

❶垂体前叶功能低下，寒热错杂，肾虚，阴阳失调：益智仁、桂枝、柴胡、附子、白芍、黄芩、仙茅、黄柏、淫羊藿各10克，黄芪、党参、白术、大枣各15克，干姜、生姜、肉桂各2克，甘草5克。煎服。每日1剂。

❷肾虚遗尿，尿崩：益智仁30克，覆盆子、鹿茸、山茱萸、山药、乌药各15克，研成细末，每次服5克，每日3次。

养生秘方

益智白茯苓粥

原料 益智仁、白茯苓、糯米各30~50克。

做法 将益智仁和白茯苓研为细末，再用糯米煮粥，然后调入药末，稍煮片刻，待粥稠即可。每日早、晚2次，温热服。连用5~7日。

功效 益脾暖肾固气，适用于小儿流涎，小儿遗尿。脾胃积热者不宜用。

玄参益智仁汤

原料 玄参15克，益智仁12克。

做法 玄参研末。锅内放适量水，加玄参末、益智仁一起水煎。

功效 本品具有滋阴润燥、补肾助阳等功效，适宜咽喉干燥，心中烦热，大便干燥，头晕，腰痛等证患者食用。

巴戟天
Ba Ji Tian

【别　名】鸡肠风、鸡眼藤、三角藤。

【源　属】为茜草科植物巴戟天的根。

【地域分布】主产于广东、广西、福建等地。

形态特征 生长于山地树林下、林边、溪边、山谷或栽培。藤本。根肉质肥厚，圆柱形，呈串珠状，外皮黄褐色。茎有纵棱，小枝幼时有褐色粗毛。叶对生，长椭圆形。头状花序，有小花1~3朵，排成伞形花序，花冠白色。核果球状至扁球状，成熟时红色。花期4~5月，果期9~10月。

性味归经 辛、甘，微温。归肝、肾经。

采集加工 于巴戟天生长5~6年后秋、冬季挖取其根部，洗净泥土，晒至六七成干时，用木槌轻轻捶扁，晒干。

功效主治 舒经通络。用于阳痿遗精，宫冷不孕，月经不调，少腹冷痛，风湿痹痛，筋骨痿软。

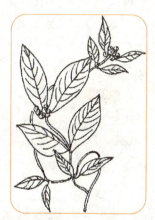

药理偏方

❶ **治疗男子不育**：巴戟天、覆盆子各25克，熟地黄、菟丝子、枸杞子各30克，茯苓20克，车前子、肉桂、沉香各10克，五味子15克，鹿茸、胡桃仁各5克。将上药研末，炼蜜为丸，每丸重9克，每次服1丸，每日3次。

❷ **治疗阳痿**：巴戟天、人参各30克，肉桂、当归各9克，炒枣仁15克，远志、柏子仁、菟丝子各6克，茯神、高良姜、附子各3克。水煎服，每日1剂，分2次服。

❸ **高血脂**：巴戟天、制首乌、枸杞子各10克，生地黄15克，水煎，分2次服，每日1剂。

养生秘方

巴戟胡桃炖猪脬

原料 猪脬200克,巴戟天30克,胡桃24克,精盐3克。

做法 将巴戟天、胡桃肉洗净,猪脬用粗盐洗净,用沸水烫过。把巴戟天、胡桃肉放入猪脬内,置于炖盅内,加开水适量,炖盅加盖,文火隔开水炖1个小时,调味即可,随量饮用。

功效 肾病属肾气不足者,证见小便频数,夜尿多,或排尿无力,腰膝酸冷,或泌尿系结石久不能排,或遗尿等,肾病属阴虚火旺者不宜饮用本汤。

五味巴戟粥

原料 粳米50克,五味子、巴戟天各30克。

做法 将五味子、巴戟天置于沙锅中。加入适量清水煎取1000毫升汁液。灰后用药汁熬成煮至粳米成粥即可食用。

功效 本品具有滋阴壮阳,固精缩尿之功效,适于阴阳两虚型糖尿病患者食用。

巴戟天狗肉汤

原料 狗肉150克,肉苁蓉15克,巴戟天24克,小茴香子5克,姜8克,精盐3克,食用油适量。

做法 将狗肉、姜洗净,姜切片。锅内加入油烧热,再放入姜片、狗肉,煎炒片刻,铲起。将巴戟天、肉苁蓉、小茴香子洗净。把全部用料一起放入瓦锅内,加清水,武火煮沸后,文火煮至狗肉熟烂为度,加入精盐调味即可食用。

功效 补肾壮阳。糖尿病并发阳痿及肾阳不足者,证见阳事不举,或临房举而不坚,伴腰膝酸软,头晕目眩,夜尿频数量多,精神萎靡,面色白,舌淡胖苔白润,脉沉细。糖尿病并发阳痿属于虚火旺者不宜饮用本汤。

巴戟炖猪大肠

原料 巴戟天50克,猪大肠250克,葱、姜、精盐、味精各适量。

做法 洗净猪大肠,将马戟天装入猪大肠内,放入瓷碗,加葱、姜、精盐及清水适量,隔水炖熟后,再加少许味精拌匀,每日1次,连续服用。

功效 固下元,温肾阳。适用于妇女子宫脱垂。

仙茅 Xian Mao

【别　名】独茅、独脚仙茅、蟠龙草、地棕、茅爪子、婆罗门参。

【源　属】为石蒜科植物仙茅的干燥根茎。

【地域分布】分布于中南、华东、西南等地。

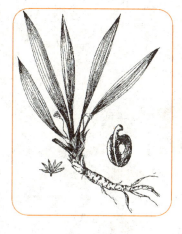

形态特征 多年生草本植物。高10～40厘米。根茎长，可达30厘米，圆柱形，肉质，外皮褐色；根粗壮，肉质。叶基生，3～6片，狭披针形，长10～25厘米，基部下延成柄，向下扩大成鞘状，有散生长毛。花茎极短，藏于叶鞘内，花被下部细长管状。上部6裂，黄白色。蒴果椭圆形，种子球形。

性味归经 辛，热，有毒。归肾、肝、脾经。

采集加工 秋、冬二季采挖，除去根头和须根，洗净，晒干。生用。

功效主治 温肾壮阳，祛寒除湿。可治肾阳虚衰，腰痛阳痿，精冷不育，宫寒不孕，风湿冷痹，腰膝冷痛，筋骨无力。常用于治疗性功能低下，阳痿、早泄、骨质疏松、风湿性关节炎，退行性骨关节炎，老年性痴呆，肾病综合征等。

药理偏方

❶ **老年性贫血，补肾阳，祛寒湿：** 仙茅、当归、菟丝子、陈皮、代赭石各10克，鸡血藤、熟地黄各15克，熟附子5克，大枣10枚，煎法同上。每天2剂。咳嗽、咯血去附子、仙茅、鹿角霜，加仙鹤草30克，白及20克，茜草10克；消化道出血去附子、仙茅、鹿角霜，加海螵蛸、地榆炭各20克，浙贝母5克；慢性支气管炎伴感染去附子、仙茅、加鱼腥草、败酱草各20克，醋炙麻黄5克。

②再生障碍性贫血，阴阳俱虚，筋骨痿软：仙茅、枸杞子、山茱萸、何首乌、天门冬、麦门冬、淫羊藿、菟丝子、党参、黄芪、当归、白芍、鸡血藤各20克，附子、甘草、肉桂各10克。加水煎沸15分钟，滤出药液，再加水煎20分钟，去渣，将2次煎好的药液调兑均匀，分服，每天1剂。

③心肾不足，气逆虚喘：仙茅15克，阿胶30克，元参0.3克，鸡内金1个，共研为末，每次用6克，糯米汤调服。

④小儿疳积：土党参12克，仙茅2～4克，猪瘦肉60克，上物加水炖，服汤食用。

⑤阳痿：仙茅、杏叶防风、淫羊藿根各30克，泡于500毫升酒中。每次服药酒15毫升，每日2次。

养生秘方

仙茅金樱炖鸡肉

原料 仙茅10克，金樱子15克，鸡肉300克，精盐适量。

做法 将仙茅用米泔水浸泡3日，然后取出备用；将鸡肉切块，放入沙锅，加适量水。先将水用大火煮沸，再用小火慢炖1个小时。放入仙茅、金樱子共炖1个小时，待鸡肉熟烂后，加入少量精盐即可。

功效 补肾壮阳。主治肾虚早泄，滑精，遗尿，尿频等。

仙茅羊腰汤

原料 仙茅、淫羊藿、枸杞子、薏苡仁、杜仲各20克，羊腰2个，姜、葱各10克，料酒6毫升，精盐、味精、胡椒粉各3克，高汤800毫升。

做法 将羊腰一切两半，去白色臊腺，洗净，切成3厘米见方的腰花；将前5味中药用清水煎煮成300毫升的汁液；姜拍松，葱切段。将羊腰花、药汁、姜、葱、料酒同放炖锅内，加入高汤和水500毫升，置大火上烧沸，再用小火炖30分钟，加入精盐、味精、胡椒粉即成。

功效 补肾壮阳。适用于阳痿，早泄，遗精等证。

延龄不老酒

原料 薏苡仁120克，白酒2000毫升，沙苑子、仙茅、桂圆、淫羊藿各120克。

做法 仙茅用米泔水浸一夜，再与沙苑子、桂圆肉、淫羊藿、薏苡仁和酒同装于大口瓶内，密封40天后即可饮用。每次服用20毫升。

功效 延年益寿。

肉苁蓉
Rou Cong Rong

【别　名】大芸、寸芸、苁蓉、地精、沙漠人参。

【源　属】为列当科植物肉苁蓉的干燥带鳞叶的肉质茎。

【地域分布】分布于内蒙古、甘肃、青海、陕西、宁夏、新疆。

形态特征 多年生寄生草本。高10～40厘米。茎肉质肥厚，圆柱形，直径3～10厘米，黄色，不分枝，或有时从基部分2～3枝。叶鳞片状，黄褐色，覆瓦状排列，呈披针形或条状披针形，先端渐尖。花期5～6月，花黄色，组成穗状花序圆柱形，长5～20厘米，宽约5厘米，花多数而密集；苞片卵状披针形，长约1.5厘米，小苞片狭披针形，与花萼近等长，花萼5浅裂，裂片近圆形，花冠近唇形，5裂，雄蕊4枚。果期6～7月，蒴果椭圆形，内有多数种子。

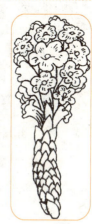

性味归经 甘、咸，温。归肾、大肠经。

采集加工 大多在春季苗未出土或刚出土时采挖，除去花卉，切段，晒干后使用。

功效主治 补肾阳，益精血，润肠通便。主治肾阳虚衰，精血亏损，阳痿，遗精，腰膝冷痛，耳鸣目花，带浊，尿频，月经愆期，崩漏，不孕不育，肠燥便秘。

药理偏方

❶ **补肾降火，润肠通便**：肉苁蓉、栝楼子各15克，火麻仁、怀牛膝各12克，炒枳壳9克，升麻3克，郁李仁6克。水煎，分早、晚2次温服，每日1剂。

❷ **温补肾阳**：肉苁蓉、锁阳各500克，水煎浓汁，过滤留汁，加入蜂蜜250克，熬为膏状，装入瓷罐中备用。每次4匙，每日2次，饭前用温水送服。

❸ 肾虚遗精，滑泄，小便频数：肉苁蓉、桑螵蛸、芡实各15克，莲子18克，黑芝麻30克，共捣为粉末，过筛，炼蜜为丸如梧子大。每次9克，每日2次，用开水送服。

❹ 老年人肾虚便秘：肉苁蓉、火麻仁各12克，怀牛膝、当归各10克，升麻5克。水煎服。每日1剂。

❺ 肾虚腰痛腿软：肉苁蓉、牛膝、狗脊、续断、桑寄生各10克。水煎服。每日1剂。

❻ 阳痿：酒炒肉苁蓉、鹿角霜各15克，制附子6克，每日1剂，水煎，分3~4次服，连用7日。

❼ 肾虚白浊：肉苁蓉、鹿茸、山药、白茯苓各等份，共研为末，加米糊做成丸，如梧桐子大，每服30丸，以枣汤送下。

养生秘方

肉苁蓉羊肉粥

原料 肉苁蓉30克，羊肉200克，大米40克，精盐10克，味精适量。

做法 将羊肉洗净切片，放锅中加水煮熟，加大米、肉苁蓉煮粥，精盐、味精调味后服用。

功效 补肾益精，温里壮阳。适用于腰膝冷痛，阳痿遗精，肾虚面色灰暗等证。

肉苁蓉炖羊腰子

原料 肉苁蓉40克，羊腰子1对，精盐适量。

做法 羊腰子去脂膜臊腺，切片，和肉苁蓉一起煮熟；去除肉苁蓉，用精盐调味后服食。

功效 补肾壮阳，益精血。适用于肾虚阳痿，小便夜多，腰膝酸痛，便秘等证。

山萸苁蓉酒

原料 肉苁蓉60克，山药25克，五味子35克，炒杜仲、川牛膝、菟丝子、白茯苓、泽泻、熟地黄、山萸肉、巴戟天、远志各30克，醇酒2000毫升。

做法 上药共加工捣碎，用绢袋或细纱布盛之，放入净瓷坛或瓦罐内，倒入醇酒浸泡，封口。春夏5日，秋冬7日，既可开封，取出药袋，过滤澄清既成。每日早、晚各1次，每次空腹温饮服10~15毫升。

功效 滋补肝肾。适用于肝肾亏损，头昏耳鸣，耳聋，怔忡健忘，腰脚软弱，腰体不温等证。

淫羊藿 Yin Yang Huo

【别　名】	仙灵脾、三枝九叶草、铁菱角、铜丝草、千两金。
【源　属】	为小檗科植物淫羊藿的干燥地上部分。
【地域分布】	山西、陕西、甘肃、青海、广西、湖南、安徽均有分布。

形态特征 淫羊藿为多年生草本植物。根茎长，横走，质硬，须根多数。叶为2回3出复叶，小叶9片，有长柄，小叶片薄革质，卵形至长卵形，先端尖，边缘有刺毛状细齿，侧生叶，外侧呈箭形，叶面无毛，叶背面有短伏毛。3月开花，花白色，组成圆锥形花序生于枝顶；花瓣4片；雄蕊4片。秋季结果，果卵圆形，长约1厘米，内有多数黑色种子。

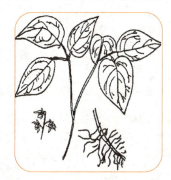

性味归经 辛、甘，温。归肾、肝经。

采集加工 夏、秋间茎叶茂盛时采割，除去粗梗及杂质，晒干或阴干。

功效主治 补肾阳，强筋骨，祛风湿。用于阳痿遗精，筋骨痿软，风湿痹痛，麻木拘挛，妇女围绝经期高血压。

药理偏方

❶ **老人小便失禁**：淫羊藿15克，狗肉250克。水煎顿服。

❷ **外阴白斑**：淫羊藿100克，研极细末，以鱼肝油软膏适量调匀，洗净外阴后以该药涂于患处，日2次，痊愈为止。

❸ **白细胞减少症**：将淫羊藿制成冲剂，每包相当生药15克，第1周每日3包，第二周每日2包，共治疗30～45天。

❹ **排卵期出血**：淫羊藿10～15克，温开水洗净，开水泡10分钟饮用，泡饮3～5次无苦味时停用。自月经第9天起，每日饮1剂，连用1周为2个疗程，月经第15天后停用，下1个月经周期重复使用。

养生秘方

淫羊藿炒鸡肾

原料 淫羊藿20克,鸡肾150克,韭菜、植物油各50克,料酒15毫升,姜、精盐各5克,味精3克,葱10克。

做法 将淫羊藿洗净,用沸水100毫升煮6分钟,滤取药液。鸡肾洗干净,沥干水分;韭菜去黄叶、杂质,洗净,切为3厘米长的段;姜切片,葱切段。将炒锅置武火上烧热,加入植物油烧至六成热时,下入姜、葱爆香,再下入鸡肾、韭菜、淫羊藿药液、料酒、精盐、味精,炒熟即成。

功效 补肾壮阳,强筋健骨,祛风除湿,止咳平喘。适用于高血压、阳痿、腰膝酸软、四肢麻痹、早泄、遗精等证。

淫羊藿酒

原料 淫羊藿200克,白酒2000毫升。

做法 将淫羊藿捣碎,装入布袋中,浸泡在白酒内,密封3天后即可饮用。每次服20~30毫升。

功效 补肾壮阳,强筋健骨。

温阳止痛茶

原料 淫羊藿3克,当归、川芎各2克。

做法 将上述药材用水煎煮,代茶饮用。

功效 本方可治疗阳虚引起的手足关节病及头痛的病证。

淫羊藿蒸羊腰

原料 淫羊藿20克,羊腰400克,姜、精盐、五香粉各5克,葱、酱油、白糖各10克,香菜30克,料酒10毫升。

做法 将淫羊藿洗净,用200毫升水煎煮25分钟,滤取药液;羊腰洗净,切成两半,除去臊腺,洗净,切成腰花;香菜洗净,切成段;姜切片,葱切段。将羊腰花放入碗内,加入淫羊藿药液、姜、葱、精盐、味精、料酒、酱油、五香粉、白糖,抓匀,腌渍35分钟。将羊腰花抓起,放入蒸碗内,置大火上蒸35分钟,停火,取出蒸碗,撒上香菜即成。

功效 补肾壮阳,强筋壮骨,祛风除湿,止咳平喘。适用于阳痿、腰膝酸软、四肢麻木、神疲健忘、高血压、更年期综合征等。

淫羊藿蛎肉汤

原料 淫羊藿9克,太子参24克,牡蛎肉60克,生姜、大枣、精盐各适量。

做法 将以上几种原料洗净沥水,放入锅内,加清水适量,武火烧沸后,文火煮2个小时,加精盐调味即可。

功效 滋阴生津,养心安神。

补骨脂
Bu Gu Zhi

【别　名】婆固脂、破故纸、破故芷、胡韭子。

【源　属】为豆科植物补骨脂的干燥成熟果实。

【地域分布】西南及广东、江西、福建、安徽、河南、山西、陕西等地出产。

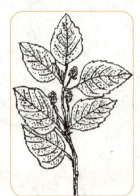

形态特征 一年生草本，全体被黄白色毛及黑褐色腺点。茎直立，枝坚硬，具纵棱。叶互生，叶阔卵形或三角状卵形。叶两面均有显著的黑色腺点。花多数，密集成穗状的总状花序；花冠蝶形，淡紫色或黄色。荚果椭圆形，果皮黑色，与种子粘贴，种子1枚，气香而腥。花期7~8月，果期9~10月。

性味归经 辛、甘、温。归肾、脾经。

采集加工 秋季果实成熟，采取果穗，晒干，打下果实，除去杂质。

功效主治 温肾助阳，纳气，止泻。用于阳痿遗精，腰膝冷痛，肾虚作喘，遗尿尿频，五更泄泻；外用治白癜风，斑秃。

药理偏方

❶ **白血病**：补骨脂、仙茅、巴戟天、山茱萸、鹿角片、白术、山药各9克，黄芪、淫羊藿、党参各15克，炙甘草5克，大枣5枚，水煎，分2次服。宜于急、慢性白血病之具有头晕、气短、乏力、水肿等证状者。

❷ **银屑病**：补骨脂30克，用75%的乙醇100毫升浸泡1周，用纱布过滤浓缩至原量1/3，涂搽患处。

养生秘方

补骨脂蒸核桃肉

原料 补骨脂50克，核桃肉1000克，白糖300克，甜杏仁30克，生姜4片。

做法 核桃肉用温水浸泡15分钟，滤干，微火烘干；铁锅内入精盐，炒热，再倒入核桃肉，炒香（10分钟），到核桃变黄，再翻炒3分钟，筛出核桃肉，将大块切成小块，吹去已脱下的部分核桃衣；补骨脂、甜杏仁洗净，与核桃肉、白糖拌匀，一部分成泥，另一部分成碎粒，装入瓷盆，放上生姜，盖上一层白糖，旺火隔水蒸1个小时，冷却后装瓶盖紧，每日食2次。

功效 纳气化痰，温补肺肾。适用于年老阳衰，受寒即发作的咳嗽，哮喘。

补骨脂鱼鳔汤

原料 补骨脂15克，鱼鳔20个。

做法 放入锅中一起煮，汤沸50分钟后，调味饮汤食鱼鳔。

功效 补肾壮阳，纳气止泻。用于腰部酸痛，下元虚冷，夜尿多，尿频，遗尿，遗精等证。

蛤蚧

Ge Jie

【别　名】蛤蟹、蛤蟹、仙蟾、蚧蛇、大壁虎。

【源　属】为脊椎动物，壁虎科动物蛤蚧去除内脏的干燥全体。

【地域分布】主产于广西、广东、云南等地。

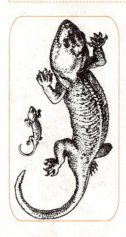

形态特征 头较大，呈扁三角状，两眼多凹陷成窟窿，口内有细齿，生于颚的边缘，无异型大齿。吻部半圆形，吻鳞不切鼻孔，与鼻鳞相连，上鼻鳞左右各1片，上唇鳞12～14对，下唇鳞21片。腹背部呈椭圆形，腹薄。背部呈灰黑色或银灰色，有黄白色或灰绿色斑点散在或密集成不显著的斑纹，脊椎骨及两侧肋骨突起。四足均具5趾，除前足第1支趾外，其余均有钩爪。尾细而坚实，微现骨节，与背部颜色相同，有7个明显的银灰色环带。全身密被圆形或多角形微有光泽的细鳞，散有紫褐色疣鳞，腹部鳞片方形，镶嵌排列。

性味归经 咸，平。归肺、肾经。

采集加工 每年5~9月捕捉，剖腹取出内脏后，将全体撑平固定于竹片上，用火焙干后入药。

功效主治 纳气定喘，补肺益肾，助阳益精。用于劳嗽咳血，肾虚气促，阳痿遗精。

药理偏方

❶ **补肺益肾，纳气定喘**：蛤蚧1对，黄酒1000毫升。蛤蚧去头、足，切成小块，连尾巴一起放入适量黄酒中，浸泡7~10日。每日饮5~10毫升，温服。

❷ **阳痿**：蛤蚧尾10克，鹿茸粉5克，研为细末。每日1剂，早、晚分2次空腹服。

❸ **元气虚寒，咳喘年久不愈**：炙蛤蚧1对，炼钟乳、款冬花、肉桂、白矾（水飞，另研）、炙甘草各15克，共研为粉末。每次1.5克，每日2次，餐前用米汤调服。

❹ **虚劳咳嗽**：蛤蚧（头尾俱全，涂醋炙令黄）1对，贝母（煨微黄）、紫菀（去苗、土）、杏仁（汤浸去皮、尖、双仁，麸炒微黄）、皂荚仁（炒令焦黄）、桑白皮（锉）各30克，鳖甲（涂醋炙令黄，去裙襕）60克。将以上药材捣研为粉末，炼蜜和匀，捣200杵，制丸如梧子大。每次20丸，用红枣汤送服，每日3次。服此方忌苋菜。

❺ **肾虚喘促咳嗽**：蛤蚧1对，核桃仁250克，五味子60克，炒酥，研为粉末。每次6克，早、晚各1次，用温水冲服。

❻ **肾虚气喘**：蛤蚧1只，研为粉末，备用。核桃（敲碎）2个，党参15克，五味子10克，南沉香7.5克（研为粉末，后下），水煎，分2次冲服蛤蚧粉。

❼ **慢性支气管炎**：蛤蚧2对，海螵蛸500克，研为细末，加白糖适量，分为48份，每次1份，每日2次，连用1个月。

养生秘方

蛤蚧糯米团

原料 蛤蚧粉25克，糯米250克，白糖20克。

做法 糯米洗净焙干为末，与蛤蚧粉混合均匀，加水适量，放入白糖，合均揉为面团，上笼蒸熟食之，每天1剂。

功效 纳气定喘，补肺益肾。对于支气管哮喘等证有疗效。

蛤蚧炖龟肉

原料 蛤蚧1对，乌龟800克，火腿30克，瘦猪肉120克，鸡清汤1500毫升，花生油、精盐、味精、胡椒粉、绍兴黄酒、姜、葱各适量。

做法 将龟去壳、颈和爪尖，刮去黄皮，洗净，切块，用开水氽透捞出洗净，瘦猪肉亦用开水氽好。龟肉与姜、葱一同炒片刻，加入绍兴黄酒，开锅后5分钟捞出龟肉，弃掉原汤。把龟肉放入盛有鸡清汤的锅内，把蛤蚧捣碎，与火腿、瘦猪肉一起放入锅内烧沸，加入精盐、味精、胡椒成即可食用。

功效 滋阴降火，补益肺肾，补阴血，降气平喘。用于劳嗽咳血，肾虚气促，阳痿遗精等证。

续断 Xu Duan

【别　名】川续断、川断、属折、接骨、龙豆、南草。

【源　属】为川续断科植物川续断的干燥根。

【地域分布】主产于四川、湖北、湖南、云南、西藏等地。

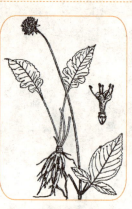

形态特征 多年生草本，高60~90厘米。根长圆锥形，具细长须根。茎直立，多分枝，具棱和浅槽，生细柔毛，棱上疏生刺毛。叶对生；基生叶有长柄，叶片羽状深裂，边缘有粗锯齿；茎生叶多为3裂，中央裂片最大，椭圆形至卵状披针形，边缘有粗钮齿，两面被白色贴伏柔毛；茎梢的叶3裂或全缘。花小，呈球形头状花序，总苞片数枚、花冠白色或浅黄色。雄蕊4，生于花冠管上部，花丝伸出花冠外，雌蕊1。瘦果淡褐色。花期8~9月，果期9~10月。

性味归经 苦，辛，微温。归肝、肾经。

采集加工 秋季采挖最佳，除去须根，洗净，晒干备用。

功效主治 补肝肾，强筋骨，续筋接骨，益肾安胎。用治肝肾不足，腰膝酸痛，跌打损伤，筋断骨折，肝肾不固之妊娠下血、胎动不安。

药理偏方

① **肾虚腰痛**：续断、牛膝、寄生、当归、菟丝子各10克，水煎服。每日1剂。

② **跌打损伤，筋骨疼痛**：续断、当归、延胡索各10克，川芎3克，水煎服。每日1剂。

③ **腰膝酸痛，四肢痿软无力**：续断20克，破故纸、牛膝、木瓜、草薢、杜仲各10克，共研为粉末，炼蜜为丸。每次9克，每日2次。

④ **滑胎不孕**：炒菟丝子40克，桑寄生、续断、阿胶各20克，共研为粉末，炼蜜为丸。每次10克，每日2次。

⑤ **男子不育**：续断、杜仲、枸杞子各9克，菟丝子、黄精、鹿角胶（或霜）各12克，水煎服。每日1剂，连服1～3个月。

⑥ **乳汁不下**：川续断15克，当归、川芎各4.5克，麻黄、穿山甲（煅）各6克，天花粉9克，水煎，饭后服。每日1剂。

⑦ **乳痈初起**：川续断400克（酒浸，炒），蒲公英200克（晒干，炒）。共研为末，每天早、晚各服10克以清白汤调下。

养生秘方

续断煲猪尾

原料 续断25克，杜仲30克，猪尾2条，精盐适量。

做法 续断、杜仲洗净，装入纱布袋内，扎紧袋口。猪尾去毛，洗净，与药袋一同放入沙锅内，加水适量。用武火煮沸后，改用文火炖至猪尾熟烂，加入精盐调味。吃猪尾喝汤。

功效 补肾强腰，益气养血。适用于肾虚腰痛。

固胎粥

原料 生山药90克，川续断、杜仲、苎麻根各15克，糯米250克，食用油、精盐各适量。

做法 续断、杜仲、苎麻根洗净，用纱布包好，与山药、糯米同煮粥。煮至粥熟，去药包，加食用油、精盐少许调味。分2次温服，宜常服。

功效 安胎固胎。

锁阳 Suo Yang

【别 名】地毛球、锈铁棒、锁严子。

【源 属】为锁阳科植物锁阳的干燥肉质茎。

【地域分布】新疆、青海、宁夏、甘肃、内蒙古、陕西等省区有出产。

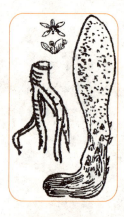

形态特征 多年生寄生草本，高30～50厘米。茎肉质肥厚，圆柱形，直径3～6厘米，暗褐色或棕褐色，下部埋藏于土中。叶鳞片状，呈卵圆形、三角形或三角状卵形，长0.5～1厘米，宽不到1厘米，先端尖，密集于茎基部，覆瓦状排列，上部排列稍疏松，螺旋状排列。6～7月开花，花很小，暗紫色或紫红色，密集，排列成穗状花序棒状长圆形，长5～15厘米，直径2.5～6厘米；花被片5片；雄蕊1枚。7～8月结果，果实小，球形；有硬壳状果皮。

性味归经 甘，温。归脾、肾、大肠经。

采集加工 4～5月份采收，除去花序。去其肉质茎，或置沙锅中半埋半露，便其干燥。取原药材，浸泡或闷润至软，或加适量水煮至八成干，待水吸干取出，切1～4毫米厚的片，及时晒干或低温干燥。置通风干燥处，防虫。

功效主治 补肾阳，益精血，润肠通便。用于腰膝痿软，阳痿滑精，肠燥便秘。

药理偏方

❶ **肾阳不足，遗精滑泻**：锁阳、桑螵蛸各30克，龙骨、茯苓各10克，共研为粉末，炼蜜为丸。每次10克，每日2次。

❷ **肾虚阳痿**：锁阳、肉苁蓉、枸杞子、核桃仁各12克，菟丝子9克，淫羊藿15克，水煎服。每日1剂。

❸ **神经衰弱**：锁阳、山茱萸各9克，何首乌、枸杞子各90克，共研为细末，每次6克，每日2次，用开水冲服。

④消化不良：锁阳15克，水煎，分3次服，每日1剂。

⑤泌尿系感染，尿血：锁阳、金银花藤各15克，白茅根30克，水煎服。每日1剂。

⑥老年人气弱阴虚，大便燥结：锁阳、桑葚各15克，水煎取汁，加蜂蜜30克，分2次服。

养生秘方

锁阳苁蓉膏

[原料] 锁阳、肉苁蓉各等量，炼蜜适量。

[做法] 将2种中药加水煎取浓汁，加约等量的炼蜜，混匀，一同煎沸，收膏即可食用。每次吃1~2匙。

[功效] 补肾阳，益精血，润肠通便。

锁阳粥

[原料] 锁阳30克，大米适量。

[做法] 大米与锁阳共煮，煮成粥后拣出锁阳即可食用。

[功效] 壮阳固精，养血强筋。

海马

Hai Ma

【别　名】水马、马头鱼、龙落子鱼。

【源　属】为海龙科动物线纹海马、刺海马、大海马、三斑海马或小海马（海蛆）的干燥体。

【地域分布】主产于广东、福建、台湾等沿海省份。

[形态特征] 海马产于南海，外形如马，长5~6寸，属虾类，背弓起，有竹节纹，雌者为黄色，雄者为青色。

[性味归经] 甘，温。归肝、肾经。

[采集加工] 夏、秋两秋捕捞，洗净，晒干，或除去皮膜及内脏，晒干。

[功效主治] 补肾壮阳，散结消肿。用于肾阳不足，阳痿遗精，尿频遗尿，腰膝酸痛及癥瘕积块，痈肿疮毒，外伤瘀血肿痛等。

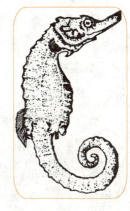

药理偏方

❶ 肾阳虚，腰膝酸软，阳痿遗精，短气懒言，精神萎靡，面色苍白，形寒肢冷，自汗，便溏，舌体伴有齿痕：海马、蛤蚧、鹿鞭、鹿茸、山药、山茱萸、鹿肾、党参各20克，熟地黄30克，茯苓、牡丹皮、白芍、枸杞子、泽泻、五味子、淫羊藿、菊花、牛膝、鸡血藤、砂仁各10克。加水煎沸15分钟，滤出药液，再加水煎20分钟，去渣，两煎药液调兑均匀，分服，每天1剂。也可配制成丸药，用量酌情。

❷ 精液不化证：海马、牡丹皮各50克，黄柏、枸杞子、车前子各100克，生地黄、淫羊藿各200克。先将生地黄、枸杞子混煎过滤取汁，浓缩成膏状，再将余药粉碎过筛，将药末纳入膏中，让其吸收水分后晒干，炼蜜为丸，每丸重10克，每天2次，每次1丸，早、晚服。

❸ 瘀毒内阻型乳腺癌中晚期：蜈蚣6只，海马1只，炙穿山甲45克（焙干），共研为粉末，用黄酒冲服。每次3克，每日3次。同时配合手术或化疗。

养生秘方

海马酒

原料 海马1对，白酒500毫升。

做法 将海马浸入酒内，封固，2周后饮，每天临睡前饮1杯。

功效 温肾壮阳，散结消肿。适用于治疗肾阳虚损，命门火衰，阳痿腰膝酸冷。孕妇、阴虚火旺者禁用。

海马童子鸡

原料 海马10个，净仔公鸡1只，水发香菇30克，火腿40克，精盐6克，料酒25毫升，葱段、姜片各15克，清汤500毫升，味精适量。

做法 海马用温水洗净；把鸡在开水中煮约5分钟取出，剔除骨取肉，连皮切成长方条；火腿、香菇切丁。将鸡条整齐摆在蒸碗里，加入海马、火腿、香菇及调料，上屉蒸1个小时取出，拣去葱、姜，调入味精食用。

功效 补肾壮阳。适用于肾阳不足之阳痿、遗精、早泄、尿频；妇女白带清稀，小腹冷感；年老体衰，神倦肢冷等。

龟甲

Gui Jia

【别 名】龟板、乌龟壳、下甲、血板、烫板、神屋、败龟甲、败龟、龟底甲、龟腹甲、坎版。

【源 属】为龟科动物乌龟的背甲及腹甲。

【地域分布】主产于我国河北、湖南、安徽、浙江等地。

形态特征 龟甲背甲呈长椭圆形拱状。外表面棕褐色或黑色，前端有颈角板1块，脊背中央的椎角板5块，两侧各有对称的肋角板4块，边缘每侧具缘角板11块，尾部具臀角板2块。腹甲呈板片状，近椭圆形，长10~20厘米，宽7~10厘米，厚约5毫米。外表面淡黄棕色至棕色，角板共12块，每块具紫褐色放射状纹理，内表面黄白色至灰白色，骨板9块，呈锯齿状嵌接。前端钝圆截形，后端具三角形缺刻；两侧均呈翼状向斜处方弯曲的甲桥（墙板）。

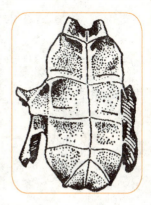

性味归经 咸，寒。归肝、肾经。

采集加工 一年均可捕捉，以秋、冬两季最佳，捕捉后杀死，或用沸水烫死，剥取背甲及腹甲，除去残肉，晒干。

功效主治 养阴清热，平肝熄风，软坚散结。治劳热骨蒸，阴虚风动，劳疟，经闭经漏，小儿惊风。

药理偏方

① **肾结核**：龟版、地骨皮、枸杞子、白薇、阿胶（焊化）各12克，糯米根40克、夜交藤30克，龙骨、牡蛎、肉苁蓉、桑螵蛸、生地黄、熟地黄、山药各15克，煅入中白、山茱萸各8克，甘草2克，煎服法同上。每日1剂。同时冲服海狗肾、黄狗肾粉各5克。

② **尿失禁**：龟版30克，补骨脂、黄芪、杜仲、菟丝子、益智仁、枸杞子、锁阳、知母、黄柏、当归各20克，陈皮、牛膝、白芍、虎骨各10克。加水煎沸15分钟，滤液，再加水煎沸20分钟，去渣，两煎药液调兑均匀，分服，每日1剂。

❸ 肾阴虚型慢性再生障碍性贫血，手足心热或低热，紫癜，头晕乏力，四肢躯干有散血点，肝肾两虚：黄芪、枸杞子、山药、生地黄、何首乌各25克，当归、白芍各20克，熟地黄、龟版胶、阿胶各15克，陈皮、鸡内金各10克。煎法同上。每天1剂。

养生秘方

龟肉曲酒

原料 龟肉、米、曲各适量。

做法 龟肉切细，装入纱布袋，扎口，和曲置于缸底，蒸熟后盖在上面，密封酿酒饮。

功效 益肾强骨，滋阴潜阳，养血补心。适用于多年久咳不愈，或咯血，骨蒸劳热等证。

龟血炖冰糖

原料 拳大乌龟3只，冰糖适量。

做法 取乌龟血加冰糖、清水，隔水炖熟服食。每天1次，7次为1个疗程。

功效 益肾强骨，滋阴潜阳，养血补心，养血通脉。适用于中风后遗症之半身不遂，肢体麻痹等证。

龟胶桂术煎

原料 龟肉30克，土炒白术60克，肉桂15克。

做法 各味药平均分成5份，每次取1份，先用肉桂、白术水煎取汁，再趁热烊化龟胶服。

功效 温阳散寒，益气养血。适用于气血亏虚，久疟不止，脾胃虚弱，寒热久发等证。

女贞子
Nü Zhen Zi

【别　名】女贞、冬青子、熟女贞、酒女贞。

【源　属】为木犀科植物女贞的干燥成熟果实。

【地域分布】分布于华南、华东、华中及西南各省。

形态特征 常绿大灌木或小乔木，高可达10米。叶对生，革质，叶片卵形或卵状披针形，全缘，正面有光泽。花小，白色，密集于枝顶成大圆锥花丛。浆果状核果，长圆形，一侧稍凸。熟时蓝黑色。

性味归经 甘、苦，凉。归肝、肾经。

采集加工 果实于冬季成熟时采收，除去杂质，稍蒸或置沸水中略烫后，晒干或直接晒干备用。女贞叶和女贞皮全年可采。

功效主治 用于肝肾阴虚之腰酸腿软、头晕目眩、须发早白，视力减退、目暗不明，以及阴虚阳亢之耳鸣、头痛、烦躁不眠。

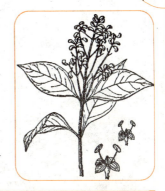

药理偏方

❶ **神经性耳聋**：女贞子、北沙参、生地黄各30克，枸杞子、麦门冬、白芍药各20克，川楝子、全当归、牡丹皮、佛手片、甘菊花各10克。加水煎沸15分钟，滤出药液，再加水煎20分钟，去渣，两煎药液调兑均匀，分服，每日1剂。

❷ **视网膜静脉周围炎，急性出血期**：女贞子、黑地榆、当归各10克，连翘、白芍药、白茅根各20克，生地黄、藕节各15克，牡丹皮、茜草根、墨旱莲各12克，川芎3克，三七粉（冲服）、甘草各2克。水煎服。每日1剂。

❸ **高血压病，头晕目眩，胸闷心悸，头痛耳鸣，肝肾两虚，失眠多梦，腰酸肢麻，夜尿频**：女贞子、旱莲草、珍珠母各30克，桑葚、白芍、丹参各15克，茺蔚子、钩藤、杜仲、牛膝各12克，地龙10克。水煎服。每日1剂。

养生秘方

桑葚二至膏

原料 女贞子、桑葚、旱莲草、炼蜜各等份。

做法 加水煎取以上中药浓汁，加入等量的炼蜜，煮沸收膏。每次食1~2匙。

功效 本方以女贞子、桑葚补肝肾，滋阴血，以旱莲草增强其功能。用于肝肾不足，腰膝酸软，须发早白。

二子菊花饮

原料 女贞子、枸杞子各15克，菊花10克。

做法 将以上中药煎水饮用即可。

功效 本方以女贞子、枸杞子

补肝肾、明目,以菊花养肝明目。用于肝肾阴虚,眼目干涩,视物昏花或视力减退。

女贞子脊骨汤

原料 猪脊骨250克,女贞子20克,杜仲15克,精盐3克,味精1克。

做法 将猪脊骨洗净,放炖盅中,加适量清水。再将女贞子、杜仲用纱布包好。将药包放入炖盅中与猪脊骨同煮约1个小时。去药包,用精盐、味精适量调味即可喝汤。每日1剂,连饮5剂。

功效 本品具有补肾填髓之功效,适于中老年性关节炎患者食用,证见关节隐隐作痛、腰膝酸软、腰腿不利,伴有头晕、耳聋、目眩等。

女贞子酒

原料 女贞子200克,低度白酒500毫升。

做法 冬季果实熟时采收,将女贞子洗净,蒸后晒干,放入低度白酒中,加盖密封,每天摇1次,1周后开始服用。每日1~2次,每次1小盅。

功效 补益肝肾,抗衰祛斑。

麦冬 Mai Dong

【别　名】麦门冬、沿阶草。

【源　属】本品为百合科植物麦冬(沿阶草)的干燥块根。

【地域分布】主产于四川、贵州、云南、浙江、湖北、广西、福建、安徽等地。

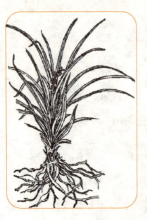

形态特征 多年生常绿草本,有匍匐茎。须根顶端或其一部分膨大成块状。叶多数丛生,线形,长15~30厘米,宽可达1厘米。花茎从叶间抽出,上部生多数淡紫色花。浆果球形,蓝黑色。8~9月开花,9~10月结果。

性味归经 甘,微苦,微寒。归心、肺、胃经。

采集加工 夏季采挖,洗净,反复曝晒、堆置,至七八成干,除去须根,干燥。

功效主治 养阴生津，润肺清心，养胃。用于慢性胃炎，肺结核咯血，糖尿病，便秘。

药理偏方

① 慢性咽炎，咽痒干燥，灼热疼痛：北沙参15克，麦冬12克，马勃、甘草各6克，蒲公英30克，水煎服。

② 消谷善饥明显之糖尿病：生地黄、熟地黄各30克，生石膏30克，知母12克，麦门冬15克，水煎服。

③ 肾阴虚损所致牙痛：麦冬10克，枸杞子15克，白糖适量。将枸杞子和麦冬用水煮沸15分钟，取汁加白糖频饮。

养生秘方

二冬膏

原料 天冬、麦冬各等量，炼蜜适量。

做法 加水煎取天冬和麦冬的浓汁，入约等量的炼蜜共煎沸。每次吃1匙。

功效 本方以二冬养阴润肺，清热降火。用于阴虚肺热或肺痨咳嗽，咽干口渴，发热或潮热。

太子参兔肉汤

原料 兔肉100克，太子参30克，麦冬30克，姜3克，精盐2克，味精1克。

做法 将太子参、麦冬、兔肉（洗净）、姜放入瓦锅内，加适量清水武火煮沸后，文火煮至兔肉熟烂，然后加精盐、味精调味即可。

功效 清养肺胃，生津止渴。

糖尿病属肺胃气阴两虚者，证见口渴多饮，善食易饥，虽是多食，但却形体消瘦，神疲乏力，小便频数，大便如常，舌嫩红，苔白薄或苔少，脉细而虚。

麦冬山楂炖甲鱼

原料 甲鱼1000克，麦冬、山楂各15克，山楂15克，姜10克，胡椒、味精各2克，精盐5克，味精2克。

做法 将甲鱼宰杀，破肚取肠洗净后，置入沙锅内，加水，放入麦冬、山楂、姜（切片）、胡椒，用文火炖煮，待肉熟烂再放精盐、味精即成。每周服用1次。

功效 滋阴清热，益气活血。适用于心阴不足、虚火内扰型冠心病。

百合 Bai He

【别　名】药百合、白百合、野百合、山丹、川百合、黑百合。

【源　属】为百合科多年生草本植物百合、卷丹或细叶百合的干燥肉质鳞叶。

【地域分布】全国大部分地区均产，主产于湖南、浙江、江苏、陕西、四川等地。

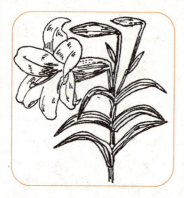

形态特征 多年生草本，高达1.5米，鳞茎球形。茎常有紫色条纹。叶片披针形或窄披针形，长2~10厘米，宽0.5~1.5厘米；叶柄短。花1至数朵生于茎端；花被片6，乳白色，微黄，长约15厘米，背面中脉带淡紫色，裂片向外张开或反卷，长13~20厘米。蒴果长圆形，长约5厘米。花期5~7月，果期8~10月。

性味归经 甘，微寒。归心、肺经。

采集加工 秋季采挖，洗净，剥取鳞片，置沸水中略烫，干燥。生用或蜜炙用。

功效主治 养阴润肺，消心安神。用于阴虚久咳，痰中带血，虚烦惊悸，失眠多梦，精神恍惚。

药理偏方

❶ **咳嗽不已，痰中有血**：百合（焙，蒸）、款冬花各等份。上药共为细末，炼蜜为丸，如龙眼大。每服1丸，饭后临卧前细嚼，姜汤咽下，嚼化尤佳。

❷ **支气管扩张，咯血**：百合、蛤粉各60克，白及120克，百部30克。共为细末，炼蜜为丸，每丸重6克，每次1丸，每日3次。

❸ **湿疮**：生百合捣涂，一二天即可见效。

❹ **肠风下血**：百合子，酒炒微赤，研为末，开水冲服。

❺ **痈疮未溃**：鲜百合、精盐各适量。鲜百合洗净，加精盐少许，捣烂如糊状，敷于患处，每日更换2次，以消退为度。

养生秘方

蜂蜜蒸百合

原料 百合120克，蜂蜜30克。

做法 先将百合与蜂蜜拌和均匀，再蒸之令其熟软，时时含数片，咽津、嚼食。

功效 百合、蜂蜜同用，更能补肺润燥，百合又兼可清热。适用于肺脏壅热烦闷，或燥热咳嗽，咽喉干痛。

百合地黄汤

原料 百合60克，生地黄30克。

做法 将百合与生地黄，加水煎汤服用即可。

功效 百合润养心肺，生地黄凉血清热。用于百合病，证见精神恍惚、虚烦不安、口苦、小便赤、脉微数。

百合花茶

原料 干百合花2朵，蜂蜜10毫升。

做法 将干百合以沸水冲泡10分钟，饮用时加入蜂蜜即可。

功效 排毒，美容养颜。

百合金菊茶

原料 干百合花2朵，菊花3朵，绿茶1克，金银花0.5克，薄荷0.5克。

做法 将所有配料混合后用沸水冲泡5分钟。代茶饮，每日1剂。

功效 清肝明目，利咽消肿。适用于内热，咽喉肿痛，肝热目赤等。

百合洋参茶

原料 干百合5朵花，西洋参、竹叶各1克，枸杞子3克。

做法 将全部配料混合后以沸水冲泡10分钟即可饮用。

功效 清热润肺，养心安神，养颜抗衰。

石斛 Shi Hu

【别　名】林兰、禁生、杜兰、金钗花、千年润、黄草、吊兰花。

【源　属】为兰科植物环草石斛马鞭古斛、黄草石斛、铁皮石斛或金钗石斛的干燥茎。

【地域分布】产于湖北、广西及西南等地。

形态特征 多年生附生草本，高30~50厘米。茎丛生，直立，黄绿色，多节，

补益中药养生精华

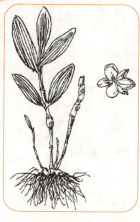

叶无柄,近革质,叶脉平行,叶鞘紧抱于节间。花期5~6月,总状花序,自茎节生出,通常开花2~3朵。苞片膜质,小,卵形。花甚大,下垂,花萼及花瓣白色,末端淡红色。花瓣卵状长圆形或椭圆形,蒴果。

性味归经 甘、淡、微苦,微寒。归胃、肺、心、肾经。

采集加工 全年均可采挖,但以秋后采挖者为佳。

功效主治 益胃生津,滋阴清热。用于阴伤津亏,口干烦渴,食少咽干,病后虚热,目暗不明。

药理偏方

❶ **热病伤阴口渴**:石斛、麦冬各12克,鲜地黄30克,天花粉、桑叶、南沙参各10克,水煎服。

❷ **肺阴虚热,久咳不止**:石斛15克,南沙参、玉竹各10克,麦冬6克,水煎服。

❸ **温疟,暑疟,阴虚有汗,烦渴**:石斛12克,地骨皮、南沙参各10克,天花粉6克,青蒿9克,水煎服。

❹ **肾经虚热、盗汗**:石斛12克,五味子6克,玄参15克,南沙参、麦冬各10克,水煎服。

❺ **口舌生疮**:葛根6克,石斛、天花粉各9克,连翘4.5克,薄荷、防风、桔梗各3克,白茅根、石膏各15克,淡竹叶20张,水煎服。

养生秘方

石斛麦冬茶

原料 石斛、麦冬、谷芽各10克。

做法 将全部配料以沸水浸泡,代茶饮。

功效 方以石斛、麦冬养阴清热、益胃生津,谷芽消食和中。用于阴虚胃热,呕逆少食,咽干口渴,舌光少苔。

石斛蔗浆饮

原料 石斛30克,甘蔗500克。

做法 将石斛煎水取汁;甘蔗去皮,切碎略捣,绞取汁液。将两汁混合。频频饮用。

功效 本方以石斛养阴清热,

益胃生津，甘蔗清热除烦，生津止渴。用于热伤津液，烦热口渴，舌红少苔。

石斛杞菊汤

原料 石斛、枸杞子、女贞子各15克，菊花10克。

做法 将以上配料煎汤饮用即可。

功效 本方以石斛、菊花养阴清热、明目，枸杞子、女贞子补养肝肾。用于肝肾阴虚，目昏眼花，视力减退。

山竹石斛生鱼汤

原料 猪肉（瘦）100克，黑鱼400克，玉竹40克，山药（干）20克，石斛12克，精盐4克，姜、陈皮各适量。

做法 黑鱼去鱼鳞、鳃，用水冲洗，抹干。将姜下油锅煎至微黄。山药、玉竹和石斛用水洗净。山药、玉竹切片。猪肉和陈皮用水洗净。加水于瓦煲内，煲至水沸。向瓦煲内放入全部材料，候水沸起，用中火煲3个小时。加入精盐调味，即可。

功效 健脾开胃，生津解渴。此汤补而不燥，润而不腻，适合全家饮用。对糖尿病有作用。

石斛花生米

原料 花生仁（生）500克，石斛50克，精盐6克，八角3克，沙姜3克。

做法 将石斛用清水洗净，淘去泥沙，切成约1厘米长的节子。挑拣完好的花生仁，用水洗净，沥干水分待用。锅内注入适量清水，放入精盐、八角、沙姜、石斛，待精盐溶化后，把花生仁倒入锅中，置武火上烧沸。移至文火上煮约1.5个小时，待花生仁入口成粉质时，即成。

功效 本品具有养阴润燥、清热生津和补虚扶羸的作用。适合肺胃阴虚、咽干津少、舌上无苔、咳嗽痰少、肠燥便秘、妇女乳汁清稀的病人食用。

枸杞子 Gou Qi Zi

【别　名】枸杞红实、甜菜子、西枸杞、地骨子、血枸子、枸杞豆、血杞子。

【源　属】为茄科植物宁夏枸杞的干燥成熟果实。

【地域分布】分布于西北、华北等地，其他地区也有栽培。

形态特征 小灌木，约1米多高。枝条细长；叶片披针形或长椭圆状披针

补益中药养生精华

第七章 补益药

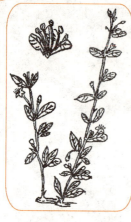

形，互生或丛生，叶腋有锐刺；7~8月开淡紫红色或粉红色的花；花萼通常2裂至中部；花冠5裂，裂片边缘无毛，雄蕊5枚；9~10月结果，成熟时红色，卵形或长椭圆形，长6~21毫米，直径3~10毫米，味甜；种子多数。

性味归经 甘，平。归肝、肾经。

采集加工 夏、秋两季果实呈红色的时候采收，热风烘干，除去果梗；或晾到皮皱后，晒干，除去果梗。

功效主治 滋补肝肾，益精明目。用于虚劳精亏，腰膝酸痛，眩晕耳鸣，内热消渴，血虚萎黄，目昏不明。

药理偏方

❶ 胃热口疮：石斛、生地黄、麦冬、石膏、知母各12克，黄芩、灯心草、枇杷叶、茵陈各9克，甘草6克，水煎服。每日1剂。

❷ 虚热烦闷：石斛、麦冬、生地黄、玄参、黄芪各9克，茯苓、远志、甘草各6克，水煎服。每日1剂。

❸ 温热有汗，热病伤津：鲜石斛、连翘各15克，天花粉10克，鲜生地黄、麦冬各20克，参叶4克，水煎服。每日1剂。

❹ 口干思饮，恶心，食欲不振：鲜石斛、沙参各15克，玉竹、麦冬各12克，山药10克，甘蔗汁250毫升，将前5味加水适量，煎汁，兑入甘蔗汁，代茶饮。

❺ 虚热盗汗：石斛12克，玄参、沙参、麦冬各10克，五味子6克，水煎服。每日1剂。

❻ 肝火上炎型高血压：石斛15克，石决明30克，先煎，再加入桑寄生15克，草决明10克。水煎服，每日1剂，早、晚分2次服。

❼ 补肝肾，舒筋脉：石斛、怀牛膝、木瓜各15克，枸杞子30克，菟丝子10克，水煎服，每日1剂。

养生秘方

枸杞肉丝

原料 精猪肉500克，枸杞子100克，青笋200克，猪油、绍兴黄酒、酱油、白糖、精盐、味精、麻油各适量。

做法 猪肉切丝；青笋切丝；枸杞洗净。烧热锅，放猪油，热后下笋丝、猪肉丝，划散，绍兴黄酒，加酱油、白糖、精盐、味精各5克，放枸杞子翻炒几下，淋上麻油，推匀起锅。

功效 养血明目，滋阴养肾。对于血虚眩晕，肝肾阴虚，心悸，视物模糊，腰痛，肾虚阳痿，以及体弱乏力，神疲等证有疗效。

枸杞子糯米粥

原料 枸杞子30克，白糖20克，糯米60克。

做法 将上3味一起放入沙锅内，加水用小火烧至微滚到沸腾，待米开花，汤稠有油出现即停火，焖5分钟。每日早、晚温服，可长期食用。

功效 益精明目，滋补肝肾。适用于肝肾阴虚，头晕目眩，视力减退，阳痿，遗精，腰膝酸软等证。

枸杞炖鲫鱼

原料 鲫鱼3尾，枸杞子15克，葱、姜、胡椒粉、料酒、精盐、味精、香油各适量。

做法 鲫鱼在沸水中烫一下捞出，划十字花刀。油烧至八成熟时用葱、姜炝锅，后放清汤、胡椒粉、料酒、精盐煮沸，将鱼、枸杞子下入汤锅中，烧沸后用文火炖至鱼熟，加味精、香油调味即成。

功效 健脾益胃。适用于慢性胃炎，消化不良，糖尿病等证，健康人常食更佳。

黑芝麻
Hei Zhi Ma

【别　名】胡麻、脂麻、乌麻、巨胜子、黑脂麻。

【源　属】为脂麻科（胡麻科）植物脂麻的干燥成熟种子。

【地域分布】除西藏高原外，全国各地均有栽培。

形态特征 多年生草本，高约1米，全株有短柔毛。茎直立，四棱形。叶对生或上部互生，单叶；叶片卵形，长圆形或披针形，长5~14厘米，先端尖，基部楔形，边缘近全缘或疏生锯齿，接近茎基的叶常掌状3裂，两面有柔毛，叶脉上的毛较密。花期6~8月，花白色，常杂有淡紫色或黄色，单朵或数朵生于叶腋；花萼5裂；花冠唇形。果期

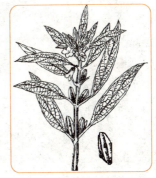

8~9月，果呈四棱、六棱或八棱，长筒状。种子扁卵圆形，表面黑色，光滑，或有网状皱纹，一端尖，另一端圆，富油性。

性味归经 甘，平。归肝、肾、大肠经。

采集加工 秋季果实成熟时，采割地上部分，晒干，打下种子，除去杂质，再晒干备用。

功效主治 补肝肾，养血，润燥。用于老年性白内障，视神经萎缩，高血压，更年期综合征，少年白发等。

药理偏方

① **慢性肾炎、肾病综合征之蛋白尿**：黑芝麻、核桃仁各500克。共研为细末，每服20克，以温开水送下，并嚼服大枣7枚，每日3次，药尽为1个疗程。

② **婴幼儿哮喘性支气管炎**：与芡实、半夏、白芍、陈皮、茯苓等配伍，水煎服。

③ **淋巴结结核**：黑芝麻、连翘各等份，为末，频食之。

④ **消化性溃疡**：与延胡索共焙干研末，放入煮好的豆浆中，搅匀，然后放入鸡蛋清，饭前15分钟喝下。

⑤ **便秘**：黑芝麻、桑叶各等份。为末，炼蜜为丸。日服12~15克。

⑥ **老年腰膝疼痛，四肢无力**：黑芝麻与薏苡仁、干地黄配伍，泡酒。每次饮30~60毫升。

养生秘方

芝麻蜜糕

原料 用黑芝麻100克，蜂蜜150克，玉米粉200克，白面500克，鸡蛋2个，发酵粉1.5克。

做法 先将黑芝麻炒香研碎，和入玉米粉、蜂蜜、白面粉、鸡蛋液、发酵粉，加水和成面团，以35℃保温发酵1.5~2个小时，上屉蒸20分钟即熟。

功效 有健胃，保肝，促进红细胞生长的作用。

黑芝麻桑葚糊

原料 黑芝麻、桑葚各60克，大米30克，白砂糖10克。

做法 将大米、黑芝麻、桑葚分别洗净，同放入石钵中捣烂。另向沙锅内放清水3碗，煮沸后放入白砂糖，再将捣烂的米浆缓缓倒入，煮成糊状即可。

【功效】补肝肾，润五脏，祛风湿，清虚火。

芝麻核桃粥

【原料】黑芝麻50克，核桃仁100克，大米适量。

【做法】将黑芝麻和核桃一起捣碎，加适量大米和水煮成粥。

【功效】此粥补肝肾，对继发性脑萎缩症有食疗作用。

芝麻木耳茶

【原料】生黑木耳、炒焦黑木耳各30克，炒香黑芝麻15克。

【做法】将配料共研末，装瓶备用。每次取5克，用沸水冲代茶饮。

【功效】此茶能凉血止血，对血热便血，痢疾下血有食疗作用。

芝麻杏仁蜜

【原料】黑芝麻500克，白砂糖、蜂蜜各125克，甜杏仁100克。

【做法】将黑芝麻炒香研末。将黑芝麻末和甜杏仁共置瓷盆内，上锅隔水蒸2小时，离火，冷却。每日2次，每次服2~4匙，温开水配服。

【功效】能补肝益肾，润肺止咳，是支气管哮喘患者的食疗方，并有一定防癌作用。

桑葚

Sang Shen

【别　名】桑仁、桑实、桑果、乌椹、桑枣、桑葚子、桑粒。

【源　属】为桑科落叶乔木桑树的成熟果穗。

【地域分布】分布于全国各地。

【形态特征】聚花果由多数小瘦果集合而成，呈长圆形，长1~2厘米，直径5~8毫米。黄棕色、棕红色至暗紫色，有短果梗，小瘦果卵圆形，稍扁，长约2毫米，宽约1毫米，外具肉质花被片4枚。

【性味归经】甘，寒。入心、肝、肾经。

【采集加工】4~6月果实变红时采收，晒干或略蒸后晒干。

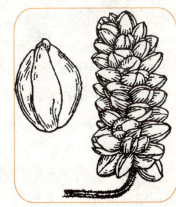

功效主治 补血滋阴，生津润燥。用于眩晕耳鸣，心悸失眠，须发早白，津伤口渴，内热消渴，血虚便秘。

药理偏方

❶ **再生障碍性贫血**：桑葚、菟丝子、女贞子、枸杞子、熟地、仙灵脾、补骨脂等配伍，水煎服。

❷ **老年便秘**：桑葚30克，何首乌、黑芝麻各15克，水煎服。

❸ **糖尿病**：桑葚、生地黄各15克，石斛12克，水煎服。

❹ **闭经**：桑葚15克，红花30克，鸡血藤12克。加黄酒和水煎，1日2次温服。

❺ **失眠**：鲜桑葚30~60克。水煎服。

❻ **头晕目眩**：黑桑葚5000克，水煎。煎液浓缩成稠膏，另加蜂蜜2千克收膏。每次10克，每日2次。

养生秘方

桑葚乌骨鸡

原料 乌骨鸡1只（约750克），干桑葚50克，笋片200克。精盐、绍兴酒各适量。

做法 将乌骨鸡、桑葚洗净，一起放入沙锅中，加水用小火炖至八分熟。再放入笋片、精盐、绍兴酒煮至熟透即可。

功效 补益肝肾。主治动脉硬化属肝肾亏虚证，证见头昏眼花、须发早白、腰酸腿软等。

桑葚甲鱼汤

原料 甲鱼1只，桑葚、生地黄、生牡蛎各15克。

做法 将甲鱼活杀，去壳、头及内脏，用开水除去血水；桑葚、生地黄、生牡蛎洗净；把全部用料一起放入沙锅，加适量的水和调料共煮，约煮1个小时，甲鱼肉烂熟即可。

功效 补益肾精。

桑葚酒

原料 桑葚1200克，糯米600克，酒曲适量。

做法 桑葚捣汁煮沸；将米煮熟，沥干水分，与桑葚汁搅匀蒸煮，加适量酒曲搅匀，装入瓦坛，发酵至味甜可口时取出即可。开水冲服。每次4勺，每日2次。

功效 补肝益肾，聪耳明目，对抗衰老。适用于肝肾不足所致的耳鸣耳聋，视物不清等。

锁阳桑葚茶

原料 锁阳、桑葚各20克，蜂蜜10克。

做法 锁阳、桑葚均捣碎，置于保温瓶中，加蜂蜜。用适量沸水，冲泡，加盖闷15~20分钟。1日内频频饮尽。

功效 既可补肾阳，又可益肾精，还可润肠通便。尤其适合于肾阴肾阳两虚，或年老体弱，腰膝酸软，肠燥便秘等证。

黑豆桑葚汤

原料 黑豆、桑葚各30克。

做法 黑豆与桑葚分别洗净，一同放入锅中，加入适量清水，用小火慢炖1个小时左右，至熟烂即可。吃豆喝汤。

功效 此汤不仅甘淡可口，而且还具有滋补肝肾，生津止渴，润燥通便的作用。

玉竹 Yu Zhu

【别　名】葳蕤、女萎、萎参、玉术、葳香、山玉竹、竹节黄、山姜、尾参。

【源　属】为百合科植物玉竹的干燥根茎。

【地域分布】我国大部分地区有分布，以河北及江苏产者质量最佳。

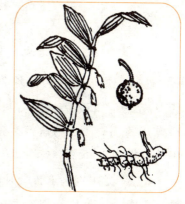

形态特征 多年生草本。地下根茎横走，黄白色，密生多数细小的须根。茎单一，光滑无毛，具棱。叶片略带革质，呈椭圆形或狭椭圆形，叶脉隆起。4~5月开花，花被筒状，白色，先端6裂，裂片卵圆形或广卵形，带淡绿色；雄蕊6，着生于花被筒的中央，花药狭长圆形，黄色；子房上位，具细长花柱，柱头头状。8~9月结果，浆果球形，成熟后紫黑色。

性味归经 甘，平。归肺、胃经。

采集加工 秋季采挖为佳，除去须根，洗净，晒至柔软后反复揉搓，晾晒至无硬心，晒干备用；或蒸透后，揉至透明，晒干备用。

功效主治 养阴润燥，生津止咳。用于肺胃阴伤，燥热咳嗽，咽干口渴，内热消渴。

药理偏方

① **虚痨咳嗽**：玉竹15克，猪肉适量，煮服，食肉喝汤。

② **眼目昏花，赤痛**：玉竹（焙）120克，研为粗末。每次3克，加水200毫升，入薄荷叶2片，生姜1片，蜂蜜少许，同煎至七分，去渣，睡前服。

③ **冠心病**：玉竹、黄芪、人参、枳壳、薤白、栝楼、麦冬各10克，炒枣仁、丹参、赤芍川芎各15克，生蒲黄（布包）、地龙各20克。每日1剂，水煎，早、晚分2次温服。连用30日。

④ **阴虚外感，头痛发热，微恶风寒**：玉竹12克，白薇、淡豆豉各9克，桔梗、薄荷各6克，炙甘草3克，生葱白3根，大枣3枚，水煎服。

⑤ **糖尿病**：玉竹、山药各18克，何首乌12克，黄芪、天花粉各9克，水煎服。

⑥ **慢性支气管炎**：玉竹15克，川贝母10克，知母、桔梗、枇杷叶各9克。水煎服，每日1剂。

⑦ **头痛**：玉竹15克，柴胡、法半夏、黄芩、钩藤、夏枯草、甘草各10克，丹参、牡蛎、白芍各20克，白蒺藜、菊花各12克。每日1剂，水煎，早、晚分2次服。20日为1个疗程。

养生秘方

龙眼玉竹炒猪心

原料 龙眼肉、玉竹各20克，猪心、莴笋各250克，火腿肉50克，料酒10毫升，姜、精盐各5克，葱10克，植物油25克。

做法 龙眼肉、玉竹分别洗净；猪心洗净，切薄片；莴笋去皮，洗净，切薄片；火腿肉切薄片；姜切片，葱切段。沙锅内放入玉竹，加适量水，小火煮1个小时，去渣取液。炒锅放植物油烧至六成热，加入姜片、葱段爆香，下入猪心片、料酒炒至变色，加入玉竹药液、龙眼肉、火腿肉、莴笋、精盐，炒熟即可。

功效 养阴润燥，益智健脑，延缓大脑松果体钙化。

玉竹猪心

原料 玉竹50克，猪心100克，葱、花椒各适量。

做法 玉竹洗净切成节，用水煎熬2次，滤取药汁约1500毫升。

猪心剖开，洗净血水。将猪心与药液、葱、花椒一起放入锅内，煮熟捞起，并捞掉浮沫。每日2次，佐餐食用。

功效 滋阴养血，宁心安神。主治风湿性心脏病有阴血不足、心律不齐。

玉竹粥

原料 玉竹15～20克（鲜者用30～60克），糙米100克，冰糖适量。

做法 先将玉竹洗净，切碎煎取浓汁后去渣，加入糙米与适量的水煮为稀粥。再放入冰糖调味，重新煮沸一两次即可。早、晚食用，以5～10日为1个疗程。

功效 滋阴润肺，生津止渴。主治糖尿病燥火伤肺、口渴饮多、小便频数等。

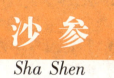

沙参 Sha Shen

【别　名】白沙参、苦心、泡参、桔参、泡沙参、山沙参。

【源　属】为伞形科多年生草本植物珊瑚菜的干燥根。

【地域分布】全国大部分地区均出产。

形态特征 生长于山坡草丛中、林边、山路旁。多年生草本，有白色乳状汁液。根粗壮，圆锥形。茎直立，无毛或近于无毛。叶无柄或有极短叶柄，基生叶，丛生。叶片卵圆形或条状披针形，两面有疏生短柔毛。花期7～9月，花蓝色或蓝紫色，花梗通常下垂；果期8～9月，果实球状，圆锥形。

性味归经 甘、微苦，微寒。归肺、胃经。

采集加工 多于夏、秋两季采挖，除去须根，洗净，用开水烫过剥去外皮。润软切片或切段生用。

功效主治 南沙参清肺火、益肺阴兼有热风感冒而肺燥热者，即气虚感邪在表，可用于补肺气、止咳化痰；北沙参多用于养阴清肺，生津益胃，有外感者不宜用。

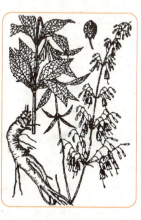

药理偏方

❶ **肺热咳嗽,无痰咽干**:沙参、桑叶、麦冬各12克,枇杷叶、杏仁、贝母各10克,水煎服。每日1剂。

❷ **肺阴虚,干咳音哑**:沙参、桑白皮、百部、白前各10克,水煎服。每日1剂。

❸ **胃癌**:沙参、藤梨根、白花蛇舌草、夏枯草、鱼腥草、望江南、紫草根各30克,炙穿山甲、炙鳖甲各15克,水煎服,每日1剂。同时配合手术或化疗。

❹ **产后无乳**:沙参根12克,猪肉(瘦)250克,共炖至猪肉熟烂,调味即可。每日1剂。

养生秘方

北沙参炖兔肉

原料 北沙参20克,兔肉50克,胡萝卜100克,料酒10毫升,精盐、姜各5克,葱10克。

做法 把北沙参润透切片;兔肉洗净,切为4厘米见方的块;胡萝卜洗净,切为4厘米见方的块;姜拍松,葱切段。把北沙参、兔肉、姜、葱、料酒、精盐放入炖锅内,加水800毫升。把炖锅置武火上烧沸,再用文火炖30分钟即成。

功效 益胃生津,润肺补血。

南沙参烧草鱼

原料 南沙参30克,草鱼1条,料酒10毫升,姜、葱各10克,精盐4克,味精、白糖各3克,鲜汤300毫升,素油50克。

做法 南沙参泡一夜,切为3厘米长的段;鱼宰杀后去鳞杂;姜切片,葱切段。鱼放入六成热的油锅,炸3分钟,沥干油,备用。将炒锅置武火上烧热,下姜、葱爆香,再下草鱼、料酒、南沙参、精盐、味精、白糖、鲜汤,烧熟即成。佐餐食用。

功效 清肺化痰,平肝和胃,补气补血。适用于痰火咳嗽,喘逆,头晕,呕吐,目赤,白带,疔毒疮疡,气血两亏等证。

沙参粥

原料 北沙参15克,白米50克,冰糖适量。

做法 将北沙参洗净,加250毫升水熬煮,煮沸约3分钟之后去渣。再加入250毫升水,接着放入白米煮成粥。最后放入冰糖,待糖溶化后即成。

功效 养阴润肺,止咳。主治肺阴不足型肺病、干咳痰少或痰黏难咳。

第八章

驱虫药

槟榔 Bin Lang

【别　名】大腹子、橄榄子、大腹槟榔、槟榔子、青仔、槟榔玉、榔玉。

【源　属】为棕榈科植物槟榔的干燥的成熟种子。

【地域分布】主产于海南、云南、福建、广西、台湾等地。

形态特征 乔木，高10米以上，不分枝，叶脱落后形成明显的环纹。叶在顶端丛生；花序着生于最下一叶的叶基部，有佛焰苞状大苞片，长倒卵形，光滑，花序多分枝；花单性，雌雄同株；雄花小，多数，无柄，紧贴分枝上部，通常单生，很少对生，雌花较大而少，无柄，着生于花序轴或分枝基部，花萼3，长圆状卵形。坚果卵圆形或长圆形，花萼和花瓣宿存，熟时红色。每年开花2次，花期3~8月，冬花不结果。果期12月至次年2月。

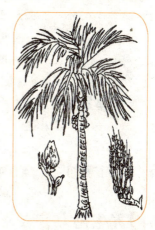

性味归经 苦、辛，温。归胃、大肠经。

采集加工 春末至秋初果实成熟时采收，用水煮后低温烘干，剥去果皮，取出种子。

功效主治 杀虫消积，下气通便，利水消肿。用于多种肠道寄生虫病，痢疾，脚气病，肝硬化腹水等。

药理偏方

❶ **食管癌**：槟榔、生地黄、熟地黄各15克，炙甘草、红花、升麻、桃仁、当归各9克，每日1剂，水煎服。同时配合手术或化疗。

❷ **胃癌**：槟榔、木香、三棱、青皮、当归、延胡索、大黄、桂心各30克，鳖甲、半夏各45克，共研为末，每次9克，用姜汤送服。同时配合手术或化疗。

❸ **钩虫病**：槟榔、榧子、百部、红藤、苦楝根皮各21克，雄黄8克，大蒜9克（取汁），共研为末，每次5克，每日3次，用姜汤送服。

❹ **肠道鞭虫病**：槟榔50克（打碎），水煎2次，合并2次药液共300毫升，加入蔗糖20克，早、晚饭前各服150毫升，连服10剂。

❺ **绦虫病**：槟榔150克，大黄、枳实各75克，川椒、乌梅各15克。先将槟榔砸碎，加水400毫升，先煎20分钟，再加余药续煎15分钟，煎至100～150毫升，滤汁备用。在驱虫前日晚上口服硫酸镁15克，驱虫当日早晨空腹服本药，1次服完。小儿用量酌减。

❻ **血吸虫病**：槟榔、苍耳（全草）各489克，水煎3次。去渣留汁，浓缩为500毫升，装瓶备用，每次30毫升，每日2次，1个月为1个疗程，连用2个疗程。

❼ **便秘**：槟榔、胖大海、海藻各10～15克，枳壳、莱菔子各10～30克，玄明粉（冲服）3～5克。随证加减：热秘者重用胖大海、海藻、玄明粉；气秘者重用枳壳、槟榔、莱菔子；气虚便秘者加黄芪30克；血虚便秘者加当归30克；冷秘者加肉苁蓉30克。每日1剂，水煎，分3次，于饭后2个小时服。

养生秘方

槟榔粳米蜂蜜粥

原料 槟榔15克，粳米100克，蜂蜜、姜汁各适量。

做法 将槟榔水磨取汁；将粳米煮熟，次下蜂蜜及槟榔汁、姜汁，同煮成粥。空腹服食。

功效 消积导滞，利水消肿。适用于大便不爽，脘腹胀闷，水肿，脚气等证。

槟榔粟米粥

原料 槟榔15克，酸石榴根皮30克，粟米100克。

做法 先将前2味粗捣筛，水煎去渣取汁，放入粟米煮成粥。平日乘饥顿食，以大便泻虫为度。适用于虫积腹痛。

功效 杀虫破积，下气行水。

使君子 Shi Jun Zi

【别　　名】留言求子、五棱子、索子果、冬均子、病柑子。

【源　　属】为使君子科植物使君子的干燥、成熟果实。

【地域分布】主产于福建、四川、广西、广东、台湾、江西等地，以四川产量最大。

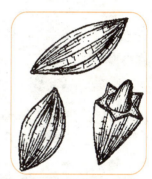

形态特征 为攀援灌木，有短柔毛。叶对生或近对生，叶片椭圆形或卵形，长6～11厘米，宽3～5厘米，全缘。上面无毛，背面有疏短柔毛；叶柄有短柔毛。花期夏季，初开时白色，后来变为红色或淡红色，组成穗状花序，生于枝顶。通常下垂；花萼管状，萼管长5～9厘米，先端5齿裂；花瓣5片，长圆形，长1.8～2.4厘米，宽4～10毫米；雄蕊10枚。果期秋季，果实卵形，长2.7～4厘米，直径1.2～2.3厘米，无毛，有明显的锐棱5条，成熟时黑褐色。种子1粒，圆柱状纺锤形，长约2.5厘米，直径约1厘米。

性味归经 甘，温。归脾、胃经。

采集加工 秋季果皮变紫黑色时采收，晒干。去壳，取种仁生用或炒吞用。

功效主治 杀虫消积。用于蛔虫、蛲虫病，虫积腹痛，小儿疳积。

药理偏方

① 胆道蛔虫证：使君子肉、苦楝皮各15克，槟榔28克，木香、枳壳各10克。加水煎沸15分钟，滤出药液，再加水煎20分钟，去渣，两煎药液兑匀，分服，每日1剂。

② 胆道蛔虫证：使君子仁10克。炒香，嚼食。每日1次。

❸胆结石并发胆囊炎：使君子仁、茵陈、火麻仁、香橼各8克，延胡索、瓦楞子、吴茱萸、黄连、柴胡、龙胆草、雷丸、槟榔、丹参、广木香各8克，鸡内金、砂仁、海藻各5克，金钱草、桃仁各15克。一起制成细末，蜜丸。每次10克，每天3次。

养生秘方

使君子药蛋

原料 使君子9克，鸡蛋1只。

做法 将使君子研成细末，成丸如龙眼大小。将鸡蛋破顶，入药在内，蒸熟即可食用。

功效 健脾杀虫，治疗白色糠疹。

使君子蒸肉

原料 使君子（去壳）6~10个，猪肉100克。

做法 切肉，与使君子仁共捣烂拌匀，蒸熟即可食用。

功效 治疗小儿蛔虫病。

使君子肉汤

原料 使君子12克，猪瘦肉150克，精盐适量。

做法 加水同放入沙锅内，武火煮沸，再改用文火煮1~2个小时。加适量精盐调味即可，饮汤食肉。

功效 驱虫健胃，止渴生津。

南瓜子 Nan Gua Zi

【别　名】北瓜子、窝瓜子。

【源　属】为葫芦科南瓜属植物南瓜的种子。

【地域分布】全国各地均有栽培。

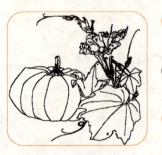

【形态特征】南瓜子种子扁椭圆形，一端较长，外表面黄白色，边缘稍有棱，长约1.2~2厘米，宽0.6~1.2厘米，表面稍有毛茸。种皮较厚，种脐位于尖的一端。花期6~7月，果期8~9月。

【性味归经】味甘，性平。归胃、大肠经。

采集加工 夏、秋季食用南瓜的时候，收集成熟的种子，除去瓤膜，洗净后，晒干。

功效主治 杀虫。对于蛔虫病、绦虫病、丝虫病、血吸虫病均有疗效。

药理偏方

① **小儿咽喉痛**：南瓜子（不用水洗，晒干），用冰糖煎汤。每天服10~15克。

② **绦虫**：南瓜子仁50~100克，研烂，加水制成乳剂，加冰糖或蜂蜜空腹顿服，或以种子压油取服15~30滴。

③ **蛔虫**：南瓜子（去壳留仁）31~62克，研碎后加适量开水，蜜或糖调为糊状，空腹服。

④ **血吸虫病**：南瓜子，炒黄，碾细末。每日服100克，分2次，加白糖开水冲服。以15日为1个疗程。

⑤ **百日咳**：南瓜种子，瓦上炙焦，研细粉。赤砂糖汤调服少许，1日数回。

⑥ **内痔**：南瓜子1000克，煎水熏之。每日2次，连熏数天。

⑦ **营养不良，面色萎黄**：南瓜子、花生仁、胡桃仁各适量，一起食用。

养生秘方

南瓜子汤

原料 南瓜子20克，薏苡仁30克。

做法 将上述配料加水煎服即可。

功效 本方有健脾利水，消肿作用。可用于脾虚水肿，小便短少。

南瓜子泥

原料 南瓜子仁15克，白砂糖适量。

做法 将南瓜子捣烂成泥状，冲入适量沸水服用，或再加白砂糖调味。早、晚空腹各服1次。

功效 本方可生乳。用于产后缺乳（煮粥或炒食无效）。

蜜糖南瓜子

原料 新鲜南瓜子150~200克，冰糖50克或蜂蜜30克。

做法 先将新鲜南瓜子剥皮取仁，放入研钵内；钵内加和少许冷开水，研烂如糊状，加入冰糖或蜂蜜拌匀，每天空腹分2次顿服。

功效 杀虫，适用于小儿蛔虫病、绦虫病等。

南瓜子散

原料 南瓜子60~120克。

做法 将南瓜子炒熟，研为细末。每次用冷开水调服30克。

功效 本品有良好的驱虫作用。可用于绦虫、蛔虫、急性血吸虫病等。若与驱虫药槟榔配伍，驱除绦虫的效果更好。

第九章

祛风湿药

威灵仙
Wei Ling Xian

【别　名】葳灵仙、铁脚威灵仙、灵仙、黑脚威灵仙、九草阶、鲜须苗、黑骨头、黑木通。

【源　属】为毛茛科植物威灵仙的干燥根及根茎。

【地域分布】中原地区，长江中下游以南地区有分布。

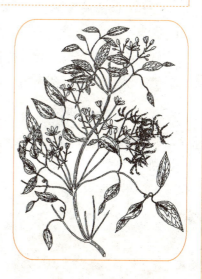

形态特征 多年生缠绕木质藤本，全株干后变黑色。根茎呈柱状，长1.5～10厘米，根茎下着生多数细根，细根圆柱形，表面黑褐色或灰黑色。茎和小枝近无毛或有疏的短柔毛。叶对生，单数羽状复叶，纸质；小叶片卵形或卵状披针形，网脉两面均不明显，叶边缘全缘，两面近无毛或有疏生的短柔毛；叶柄通常卷曲攀援它物。6～9月开花，花白色，组成圆锥状聚伞花序生于枝顶或叶腋。8～11月结果，果实扁卵形，有毛，果实顶端有伸长的白色羽毛。秋采根及根茎，鲜用或晒干备用。

性味归经 辛、咸，温。归膀胱经。

采集加工 秋季采收为佳，除去泥沙，鲜用或晒干备用。

功效主治 祛风湿，通经络，消痰涎，散癖积。治痛风，顽痹，腰膝冷痛，脚气，疟疾，癥瘕积聚，破伤风，扁桃体炎，诸骨鲠咽。

药理偏方

❶ 牙痛：细辛3克（后下）、白芷、威灵仙各10克，水煎2次，混合后上午、下午分服，每日1剂。

❷ 胆囊炎，胆道感染：乌梅、大黄、佛手、枳实、牛至、栀子、甘草、槟榔、威灵仙、姜黄各10克，水煎服。

❸ 肾脏风壅，腰膝沉重：威灵仙适量，为末，制蜜丸，温酒送服。

❹ 破伤风病：威灵仙15克，独头蒜1个，香油3克，同捣烂，热酒冲服。

❺ 便毒：威灵仙、贝母、知母各30克，为末，酒送服，每次9克。

养生秘方

威灵仙茶

原料 鲜威灵仙60克（或干品30克）。

做法 煎汤取汁。代茶饮。

功效 适用于急性扁桃体炎。

威灵仙粥

原料 威灵仙10克，大米100克，白砂糖适量。

做法 将威灵仙洗净，放入锅中，加适量清水，先浸泡5~10分钟后，再用水煎，取汁后，加大米煮粥，待粥熟时放入白砂糖，再煮一两沸就可以食用。每日1剂，连续3~5天。

功效 可祛风除湿，通络止痛。

独活 Du Huo

【别　名】羌青、独摇草、长生草。

【源　属】为伞形科植物重齿毛当归的干燥根。

【地域分布】主产于湖北、四川及江西等地。

【形态特征】多年生草本。茎直立，带紫色，有纵沟纹。根生叶和茎下部叶的叶柄细长，基部成宽广的鞘，边缘膜质。叶片卵圆形，先端渐尖，基部楔形或圆形，边缘具不整齐重锯齿，两面均被短柔毛，茎上部的叶简化成膨大的叶鞘。双悬果，背部扁平，长圆形，基部凹入，背棱和中棱线形隆起，侧棱翅状，分果棱槽间油管1~4，合生面有油管4~5。花期7~9月，果期9~10月。

性味归经 辛、苦，微温。归肝、膀胱经。

采集加工 春初苗刚发芽或秋末茎叶枯萎时采挖，除去残茎、须根及泥土，烘至半干，堆放2~3日，发软后，再烘干。

功效主治 祛风除湿，通痹止痛。用于风湿性关节炎，类风湿性关节炎，风寒感冒，腰腿疼痛。

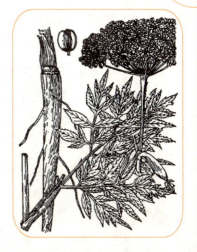

药理偏方

① 慢性支气管炎：独活、川贝母各6克，红糖适量，水煎加红糖溶化服。

② 感冒头痛：独活、川芎、防风各10克，细辛3克，水煎服。

③ 风湿性关节炎：防风6克，寄生10克，秦艽5克，独活9克，水煎服。

养生秘方

独活甘草酒

原料 独活、木防己、甘草各2克，干姜、细辛各2克，桂心80克，铁精40克，人参12克。

做法 以上药装入绢袋中，酒4500毫升，浸5昼夜。每服30毫升，每天2服。

功效 适用于小儿惊风。

独活丹参酒

原料 独活、薏苡仁、生地黄各40克，泡姜、防风、白术、肉桂、川芎、人参、当归、甘菊花各20克，制附子、牛膝、石斛、草薢、丹参、赤茯苓、山茱萸、秦艽各30克，酒2500毫升。

做法 上药捣碎，酒浸净器中6天开取，去渣备用。每次饭前随量温饮。

功效 适用于感受风湿，腰脚酸痛，头晕目眩。

独活当归酒

[原料] 独活、当归、杜仲、熟地、川芎、丹参各28克，酒1000毫升。

[做法] 上药碎细，用酒浸入净瓶中，密封，近火煨，一昼夜后随量温饮。

[功效] 祛风除湿，风湿性腰腿疼痛。

木瓜 Mu Gua

【别　名】木瓜实、铁脚梨、秋木瓜、酸木瓜。

【源　属】为蔷薇科植物贴梗海棠的干燥近成熟果实。

【地域分布】主产于我国安徽、浙江、湖北、四川等地。

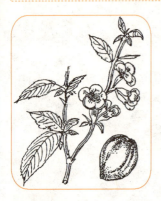

[形态特征] 灌木，高2～3米。枝棕褐色，有刺，皮孔明显。叶柄长3～15毫米；托叶近半圆形，往往脱落，叶片卵形至椭圆形状披针形，边缘有腺状锐锯齿，有时有不整齐的重锯齿，上面绿色，下面淡绿色。花数朵簇生，绯红色，也有白色或粉红色，花梗极短；梨果卵形或球形，黄色或黄绿色，芳香。花期3～4月。果期9～10月。

[性味归经] 酸，温。归肝、脾经。

[采集加工] 7～8月上旬，木瓜外皮呈青黄色时采收，放于沸水中烫至水变灰白色，切成两瓣，晒干。

[功效主治] 平肝舒筋，和胃化湿。用于湿痹拘挛，腰膝关节酸重疼痛，吐泻转筋，脚气水肿。

药理偏方

❶ 用于风寒湿痹：木瓜12克，羌活、独活、桂枝、川芎、威灵仙各10克，水煎服。

❷ 用于湿脚气，腿足麻木肿痛：木瓜、陈皮各30克，槟榔7个，吴茱萸6克，苏叶9克，桔梗、生姜各15克，水煎服。

❸ 霍乱，吐泻：木瓜15克，藿香9克，苏叶、吴茱萸、生姜各6克，水煎服。

养生秘方

木瓜烧猪蹄

原料 木瓜 30 克,猪蹄 1 只,料酒 10 毫升,姜 5 克,葱 10 克,精盐、鸡精各 3 克,鸡油 30 克。

做法 将木瓜洗净,切片;猪蹄去毛,剁成 4 块;姜切片,葱切段。将木瓜、猪蹄、料酒、姜、葱同放炖锅内,加水 2500 毫升,置武火上烧沸,再用文火炖 45 分钟,加入精盐、鸡精、鸡油即成。

功效 舒经活络,化湿和胃。适用于筋脉拘急,风湿痛,关节不利,脚气肿胀等证。

木瓜炖牛肉

原料 木瓜 30 克,牛肉 300 克,鸡油 30 克,莴苣头 100 克,姜 5 克,葱 10 克,精盐、鸡精、胡椒粉各 3 克。

做法 将木瓜洗净,切薄片;牛肉洗净,切为 3 厘米见方的块;姜切片,葱切段;莴苣头去皮,切 3 厘米见方的厚块。将牛肉、木瓜、莴苣头、料酒、姜、葱同放炖锅内,加水 1800 毫升,置武火上烧沸,再用文火炖 45 分钟,加入精盐、鸡精、胡椒粉即成。

功效 舒经活络,强筋健骨。适用于风湿疼痛,虚损,消渴,脾弱不运,痞积,水肿,腰膝酸软等证。

蜜汁木瓜汤

原料 木瓜 1 个,生姜末、蜂蜜各适量。

做法 木瓜去皮、切片,放入锅内,调入适量蜂蜜、生姜末。煮沸后转文火再煮 10 分钟,即可食用。

功效 祛风利湿。治疗风湿痹痛型类风湿关节炎。

五加皮 Wu Jia Pi

【别　名】南五加皮、五谷皮、红五加皮、五加。

【源　属】为五加科植物细柱五加的干燥根皮。

【地域分布】主产于华东、湖北、河南以及西南等地。

形态特征 落叶灌木。茎有刺或有钩刺。掌状复叶互生,叶柄细长,光滑或有小刺;小叶 5 片,倒卵形至披针形,中间一片较大,边缘有钝锯齿,两面无毛或叶背散小刺毛。夏季小白色花,腋生或顶生伞形花序。浆果球形,秋

补益中药养生精华

第九章 祛风湿药

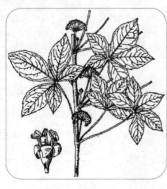

季成熟，蓝黑色。

性味归经 辛、苦，温。归肝、肾经。

采集加工 夏、秋季采挖，除去杂质，洗净，剥取根皮，切丝，晒干。

功效主治 祛风湿，强筋骨，用于风湿痹痛，四肢拘挛，腰膝无力，肝肾亏虚，腰膝酸软，筋骨痿软，先天不足，小儿发育迟缓，水肿，小便不利。

药理偏方

❶ 风湿痹痛：南五加皮、木瓜各500克，松节400克，将以上药拌匀，蒸气消毒，再加黄酒2000毫升浸泡，冬春浸15日，夏秋浸7日。每次20毫升，每日3次，酒量大者可多服。

❷ 中风后手足拘挛：南五加皮、伸筋草各20克，红花8克，水煎成30~50毫升药液，涂搽患处。另取南五加皮、伸筋草各200克，红花80克，水煎成300~500毫升药液，浸泡手（足）15~20分钟，温度保持在30~40℃，每日3次，手足皆拘挛者，先泡手后泡足，在浸泡时手足自行伸屈，加强活动。

❸ 跌打损伤，风湿骨痛，风寒湿痹：五加皮、茯苓、甘草各50克，红花、生地黄、当归、怀牛膝、栀子、泽兰各40克，骨碎补、宽筋藤、千斤拔、枫荷桂、羊耳菊、海风藤各80克，细辛、桂枝、陈皮、苍术、木香各30克，九里香、过江龙各160克，麻黄20克，共研为粉末，加入白酒16升，密封，浸泡30日后，过滤留汁，每次饮15毫升，每日2次。亦可外用涂搽患处。

❹ Ⅰ度、Ⅱ度烫伤或烧伤：五加皮156克（研碎），紫草（研碎）93克，浸入80%酒精800毫升中，密封，24~48小时后，加入薄荷脑93克，冰片31克，溶解后过滤，搅匀即可。清洁创面，再将药液涂搽创面，每日4~5次。

❺ 腰痛：五加皮、杜仲各等份，共研为末，用酒糊成丸，如梧桐子大，每服30丸，用温酒送服。

养生秘方

龟板兔肉

原料 龟板30克,大枣50克,五加皮10克,佛手片20克,白芷15克,兔肉250克,黄酒、精盐、白糖、味精、桂皮各适量。

做法 将龟板、五加皮、佛手片、白芷用纱布包好,将兔肉切成小块,一起放入瓦锅内,加入其余调料,并加水适量,隔水小火炖熟即可,佐餐食用。

功效 补虚祛湿。

五加皮牛肉烧

原料 五加皮、杜仲各5克,牛肉250克,胡萝卜、橄榄菜各50克,植物油、葱、料酒、淀粉、酱油、姜、香油各适量。

做法 将五加皮、杜仲以水煎汁;牛肉洗净切片;姜、葱洗净,切末;胡萝卜洗净,切片备用。橄榄菜洗净后切成大段,氽烫后加适量料酒、精盐拌匀后,捞出铺在盘底。牛肉中加入姜末、料酒、酱油、香油、淀粉搅拌均匀,然后腌渍20分钟左右。锅中加入适量油,下入葱爆香,加入腌好的牛肉一同拌炒,牛肉快熟时倒入药汁、胡萝卜片一起炒即成,放入橄榄菜盘内。

功效 本菜有强筋壮骨之功效,尤其适用于风湿,水肿等患者服用。

定风酒

原料 五加皮、生地黄、熟地黄、川芎、牛膝、秦艽各25克,核桃仁、天冬各50克,川桂枝15克,白酒10升,白蜂蜜、红砂糖各500克,陈米醋500毫升。

做法 将以上中药装入纱袋内,扎紧袋口。将白酒装入瓷瓶(罐)内,再放入白蜂蜜、红砂糖和陈米醋,搅匀,然后放入药袋,用豆腐皮封口,压上大砖,隔水蒸煮3个小时,瓷瓶(罐)要大,以免酒沸溢出,取出埋土中7日即成。

功效 滋养肝肾,补血熄风,强筋壮骨,益智,通大便。适用于肝肾阴虚所致的肢体麻木、筋骨疼痛、头重脚轻、智力低下、便秘等证。

杜仲加皮酒

原料 杜仲、五加皮各50克,白酒1000毫升。

做法 将药材切碎,置容器中,加入白酒,密封。浸泡10日后,过滤去渣即成。

功效 祛风湿,强筋骨。用于风寒湿痹,腰腿酸痛。

秦艽 Qin Jiao

【别　　名】大艽、左宁根、左扭、西大艽、西秦艽、萝卜艽、辫子艽、鸡腿艽、山大艽、曲双。

【源　　属】为龙胆科植物秦艽的干燥根。

【地域分布】主产于甘肃、陕西、内蒙古、四川等地。

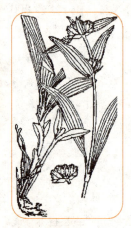

形态特征 多年生草本，高40~60厘米，基部有许多纤维状残叶。叶披针形或长圆状披针形，茎基部较大，长达30厘米，宽3~4厘米；先端尖，全缘，叶脉3~5条；茎生叶对生，3~4对，稍小，基部连合。花生于上部叶腋，成轮状丛生；花冠筒状，蓝紫色，长约2厘米，先端5裂，裂片卵圆形。雄蕊5；子房长圆形，蒴果长圆形，种子椭圆形，褐色，有光泽。花期7~8月，果期9~10月。

性味归经 辛、苦、微寒。归胃、肝、胆经。

采集加工 春、秋采挖，除去杂质，洗净，切段，干燥。

功效主治 祛风解热，活血止痛。用于感冒骨痛，风湿痹痛，骨蒸潮热，湿热黄疸。

药理偏方

❶ 类风湿性关节炎：秦艽12克，羌活、防风、甘草各6克，姜黄、当归、赤芍、茯苓各9克，黄芪、桑寄生、牛膝各15克，细辛3克，水煎服。

❷ 偏寒瘀型肩周炎：秦艽、川芎、草乌各6克，广郁金、羌活、川芎各10克，木瓜20克，全蝎2克，红花8克，透骨草、鸡血藤各30克，60度白酒1000毫升。将上药捣碎或切片，置于容器中，加入白酒，密封，浸泡15天后，过滤去渣，即成。每晚临卧前服15~30毫升。

养生秘方

秦艽木瓜酒

原料 秦艽、川乌、草乌各6克,广郁金、羌活、川芎各10克,白瓜20克,全蝎2克,红花8克,透骨草、鸡血藤各30克,60度白酒1000毫升。

做法 将前11味捣碎或切片,置入容器中,加入白酒,密封。浸泡15日后,过滤去渣即成。

功效 祛风散寒,舒筋通络。适用于肩周炎(偏寒、偏瘀型)等证。

秦艽桂苓酒

原料 秦艽、牛膝、川芎、防风、肉桂、独活、茯苓各30克,杜仲、五加皮、丹参各60克,制附子、石斛、麦冬、地骨皮各35克,炮姜、薏苡仁各30克,火麻仁15克,白酒2000毫升。

做法 将前17味捣碎,置入容器中,加入白酒,密封。浸泡7~10日后,过滤去渣即成。

功效 祛风除湿,舒筋活络。适用于风湿痹痛,腰膝虚冷等证。

蠲痹汤

原料 秦艽、川芎、当归、独活各8克,木香、乳香、炙甘草、桂心各3克,桑枝、海风藤各15~30克。

做法 水煎服。

功效 散寒止痛,祛风除湿。方中秦艽、羌活、独活善于祛风散寒止痛;桑枝、海风藤活络通经;木香、乳香、当归、川芎行气活血,使气血流行,风寒湿邪无处留滞;肉桂温经散寒;炙甘草调药和中。诸药相伍,通治风寒湿痹。

乌梢蛇
Wu Shao She

【别　名】黑花蛇、乌峰蛇、青蛇、黄凤蛇、乌蛇。

【源　属】为游蛇科动物乌梢蛇除去内脏的全体。

【地域分布】分布于华南、华东、西南和山西、河北等地。

形态特征 全长2米。头扁圆,头部和颈部分界不明显。吻鳞从背面可见。鼻间鳞宽大。额鳞前大后小,眼上鳞宽大,鼻孔椭圆形,位于两鼻鳞中间。

第九章 祛风湿药

颊鳞1片。眼前鳞2片,上缘包至头背。眼大,眼后鳞2片。颞鳞前后列各2片,前列狭长。上唇鳞8片。前颏鳞比后颏鳞短。后颏鳞与第一腹鳞间有小鳞1对。下唇鳞11片。体鳞14~16行,背中央2~6行起棱。腹鳞186~205片,肛鳞2裂,尾下鳞101~128对。尾部渐细。体呈青灰褐色,各鳞片边缘黑褐色。背中间2行鳞片呈黄褐色或黄色,外侧2行鳞片有黑色纵线。上唇及喉部淡黄色。腹面灰白色。后半部呈青灰色。

性味归经 甘,平。归肝、脾经。

采集加工 夏、秋季捕捉,将捕捉后的蛇杀死,剖开蛇腹或先剥去蛇皮留头尾,除去内脏,卷成盘形,以柴火熏,不断翻动,至色发黑,但防止熏焦,再晒透即可。

功效主治 祛风湿,通经络,熄风止痉。治顽痹诸风,皮肤不仁,风瘙瘾疹,疥癣,皮肤生癞,眉毛或胡须脱落。

药理偏方

① **惊风口痉**:乌梢蛇、蛇蜕各15克,麝香0.3克,水煎服。

② **类风湿性关节炎**:包蛇、蕲蛇、防己、防风、生地黄、羌活、桑枝、甘草各30克,蜈蚣5条,全蝎、蜣螂虫各10克,露蜂房15克,高粱酒2500毫升。将上药捣碎,置于容器中,加入高粱酒,密封,浸泡2周后即可开封取用。

③ **皮肤癌**:乌梢蛇3克,蛇蜕、全蝎、地龙、蜂房、板蓝根、蒲公英各6克,共研细末,每服3克,每日3次,温开水送服。

养生秘方

蛇粉香菇鸡蛋汤

原料 鸡蛋100克,香菇(鲜)150克,乌梢蛇粉30克,大葱10克,姜、精盐、鸡精、胡椒粉各3克,植物油35克。

做法 将香菇洗净后切成薄片;姜切成片,葱切成段;将鸡蛋磕入碗中搅散。将炒锅置武火上烧热,加入植物油,待油烧至六成热,放入姜片、葱段爆香,随即倒入鸡蛋将两面煎成金黄色。再加入1200毫升清水煮沸,然后加入蛇粉、香菇煮熟。最后加入精盐、鸡精、胡椒粉略煮即成。

功效 本品具有祛风湿，开胃，理气，化痰之功效，适于风湿疼痛，脾胃虚弱，食欲不振等证患者食用。

紫菜蛇粉汤

原料 紫菜（干）50克，乌梢蛇粉30克，鸡蛋1个，姜5克，大葱10克，精盐、鸡精、胡椒粉各3克，植物油35克。

做法 将紫菜用适量温水发透后去杂质；鸡蛋磕入碗中搅散；姜切成片，葱切成段。将炒锅置武火上烧沸，加入植物油，待油烧至六成热，放入姜片、葱段爆香，即倒入鸡蛋煎成金黄色。再加入1200毫升清水，用武火烧沸，然后加入紫菜、乌梢蛇粉煮熟。再加入精盐、鸡精、胡椒粉略煮即成。

功效 本品具有祛风湿，软坚化痰，清热利尿之功效。适于风湿疼痛、瘿瘤、脚气、水肿、淋病等证患者食用。

鸡血藤过山乌蛇汤

原料 乌梢蛇250克，鸡血藤40克，大枣（干）100克，精盐3克。

做法 将活的乌梢蛇刮洗干净，去头、去皮、去内脏，斩段。大枣洗净，去核；鸡血藤洗净。将乌梢蛇、大枣、鸡血藤放入煲滚的水中，继续用中火煲3个小时，以精盐调味，即可饮用。

功效 乌梢蛇可祛风通络，对于风湿病症的治疗颇有功效。大枣补血，养心，安神。鸡血藤有补血，祛风湿的作用。用乌梢蛇、大枣、鸡血藤煲成此汤可补血活血，舒筋活络，驱风祛湿，对患有风湿的人特别有益。

豨莶草
Xi Xian Cao

【别　名】粘强子、粘不扎、铜锤草、土伏虱、黄花草、猪冠麻叶、野芝麻、野向日葵。

【源　属】为菊科植物腺梗豨莶的干燥地上部分。

【地域分布】长江以南各省区及甘肃、陕西两省均有分布。

形态特征 1年生草本。高30~100厘米。全体密被短柔毛。叶对生，上部叶片较小，下部叶片较大，呈卵圆形，基部下延成翅柄，边缘有不规则的锯齿，两面均有毛，掌状脉3条。头状花序排列成贺锥状，总苞片2列。花黄

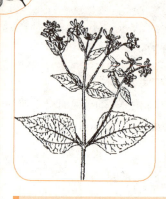

色，雌花花冠舌状，两性花花冠管状。瘦果倒卵形，无冠毛。花期8～10月，果期9～12月。

性味归经 辛、苦，寒。归肝、肾经。

采集加工 大暑时采割，除去杂质，切段晒干。生用或酒蒸后再晒干用。

功效主治 祛除风湿，利关节，清热解毒。用于风湿痹痛，中风，半身不遂，腰膝无力等证。

药理偏方

❶ **中风**：豨莶草、金银花各15克，生黄芪、鲜桑枝、太子参各30克，生石决明20克，夏枯草12克，当归、赤芍、防风各9克，生甘草5克，水煎服。

❷ **肩周炎**：豨莶草、羌活、独活、桂心、秦艽、川芎、海风藤、乳香、桑枝、当归各9克，蚕砂、木香、炙甘草各6克，水煎服。每日1剂，分2次温服，7日为1个疗程，连用2个疗程。

❸ **斑秃**：豨莶草（鲜品）500克，捣汁，加等量医用酒精，将小块纱布浸透药汁后湿敷患处，外盖塑料薄膜，每次敷1～1.5小时，每日2次。

❹ **皮肌炎之初期炎性肿胀，肌肉疼痛**：伸筋草、透骨草、豨莶草、虎杖、桂枝各30克，水煎后熏洗，每日1次。

养生秘方

九制豨莶草药酒

原料 豨莶草（九制）、红花、肉桂各60克，防己、杜仲、伸筋草、当归、川牛膝、桑寄生、苍术、海风藤、陈皮、千年健、威灵仙、油松节、续断、熟地黄、防风、茜草、白术、秦艽、狗脊、木瓜各90克，玉竹130克，地枫皮、独活、乳香（醋制）、川芎、没药（醋制）各80克，麻黄20克，白酒适量。

做法 酒浸诸药7天后用。每服45毫升，每日2次温服。

功效 活血补肾，祛风除湿。适用于肝肾不足，骨痛膝软，腰酸腿痛，四肢麻痹，口眼歪斜，手足无力，语言謇涩等。

川乌 Chuan Wu

【别　　名】五毒根、百步草、川乌头。

【源　　属】为毛茛科植物乌头的干燥母枝。

【地域分布】主产于四川、陕西、湖北、湖南、云南、河南等地。

形态特征 多年生草本。主根纺锤形至倒卵形，周围常生有数个侧根（子根）。茎直立，上部散生贴伏柔毛。叶互生，深3裂，两侧裂片再2裂，中央裂片再3浅裂，裂片有粗齿或缺刻。总状花序，花序轴密生贴状的反曲柔毛；花蓝紫色，萼片5，上萼片盔形，侧萼片近圆形，内面无毛；花瓣3，变态成蜜腺叶，头部反曲，下具长爪；雄蕊多数；心皮3~5，良生。蓇葖果长圆形，3~5个，花期6~7月，果期7~8月。

性味归经 辛、苦，热，有大毒。归心、肝、肾、脾经。

采集加工 6月下旬至8月上旬采挖，除去残茎、子根、须根及泥土，晒干。

功效主治 适用于风寒湿痹，关节疼痛，心腹冷痛，寒疝作痛；也可用于麻醉止痛，祛风除湿，温经止痛。

药理偏方

1. **肝癌**：乌头碱0.1~0.3毫克，加入5%葡萄糖500毫升静脉滴注，每日1次，总量达3毫克为1个疗程。用于原发性肝癌。应在医生的指导下使用。

2. **风湿痹痛**：生川乌6克，糯米60克，加水，用慢火熬煮为川乌粥，下姜汁与蜂蜜合1匙，早、晚空腹温服。

3. **跌打伤肿**：生川乌30克，草乌、红花、乌梅、甘草各10克，用白酒500毫升浸泡1周，局部用药棉蘸药水外敷肿处。

4. **风湿性关节炎**：川乌20克，干红辣椒30克，干姜60克，木瓜15克，加水煎煮，熏洗敷于患处。

5. **瘰疬**：川乌、半夏、草乌各15克，肉桂8克，乳香、没药各5克，凡士林500克，白矾、雄黄、枯矾各60克，将药研磨极细末，和凡士林拌均匀备用，使用时，将适量药膏摊于油纸上，敷于患处。未溃能消，已溃易敛。

第九章　祛风湿药

养生秘方

川乌黑豆酒

原料 川乌（锉）200克，黑豆500克，酒3000毫升。

做法 将2味药炒到半黑，以酒倒于药内急搅，以滤取汁。酒微温服1小盏。

功效 祛风除湿。适用于产后中风，口噤不语。

川乌杜仲酒

原料 川乌、肉桂、地骨皮、秦艽、石斛、制乌头、桔梗各30克、羌活、杜仲（微炒令黄）、制附子、萆薢、五加皮、续断、降风各40克，川椒（微炒出汗）15克，炙甘草、炮姜、栝楼根各20克，细辛6克，酒2000毫升。

做法 将上药一同捣碎，放入酒中浸泡，5天后饮用。每次饭前温饮1杯。

功效 祛风除湿。适用于风寒腰痛，久坐湿地的腰痛，肾虚腰痛，坠伤腰痛。

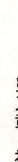

徐长卿
Xu Chang Qing

【别　名】了刁竹、竹叶细辛。

【源　属】为萝藦科牛皮消属植物徐长卿的干燥根及根茎。

【地域分布】我国大部分地区均有出产。

形态特征 多年生草本，高60～80厘米。根茎短而直生，有多数须根，外表深黄褐色，有特殊香气。茎直立，无毛。叶对生，单叶，具短柄或无柄；叶片披针形或条形，7～9月开花，花黄绿色或黄白色，排成圆锥状聚伞花序生于枝顶或叶腋，长达7厘米，有花10多朵；花萼5深裂；花冠5裂；副花冠裂片5片，厚肉质；雄蕊5枚；柱头五角形。8～10月结果，果实圆锥形，长约6厘米，直径约6毫米，内有种子多数，种子顶端有长约1厘米的白绢质种毛。

性味归经 辛、温。归肝、胃经。

采集加工 秋季采挖为佳，洗净，阴干备用。

功效主治 止痛，祛风除湿，止痒。用于风湿痹痛，胃痛胀满，腰痛，牙痛，跌扑损伤，湿疹，荨麻疹。

药理偏方

1. **荨麻疹**：徐长卿100克。加水煎，一半内服，一半外涂，每天1剂。

2. **风湿性心脏病，发绀，呼吸困难，心慌气短**：徐长卿、白薇、桑寄生、秦艽、麦门冬、甘草各10克，玉竹、黄芪、生地黄各15克。加水煎沸15分钟，滤出药液，再加水煎20分钟，去渣，两煎药液对匀，分服，每天1剂。

3. **冠心病，频发室性早搏，心悸，胸闷心慌**：徐长卿、平地木各15克，苦参、白术、太子参、沙参、丹参、白英、山楂、香附各8克，苏梗、柴胡各5克。水煎服。每天2剂。

4. **动脉硬化**：徐长卿、黄精、赤芍、牛膝、川芎、虎杖、何首乌各15克，山楂、槐花、木贼、丹参各25克。水煎服。每天2剂。

养生秘方

两面针徐长卿蜜饮

原料 两面针1.5克，徐长卿、川芎各15克，蜂蜜30克。

做法 先将两面针、徐长卿、川芎分别拣杂，洗净，晾干或晒干，切碎后，同放入沙锅，加水浸泡片刻，煎煮30分钟，用洁净纱布过滤，去渣，取滤汁放入容器，待其温热时，兑入蜂蜜，拌和均匀即成，分早、晚2次服用。

功效 清热解毒，行气止痛。本食疗方适用于鼻咽癌疼痛的辅助治疗。

防己 Fang Ji

【别　　名】汉防己、石蟾蜍、倒地拱、山乌龟、金丝吊鳖。

【源　　属】为防己科植物粉防己的干燥根。

【地域分布】分布于广东、广西、福建、台湾、浙江、安徽、江西、湖南等地。

形态特征 多年生落叶缠绕藤木。茎纤细，叶互生，宽三角形卵形，先端钝，具小突尖，基部截形或略心形，两面均被短柔毛，全缘，掌状脉5条；

第九章 祛风湿药

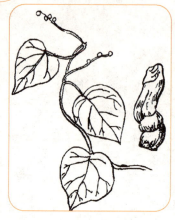

叶柄盾状着生。花小，单性，雌雄异株；雄花序为头状聚伞花序，排成总状，萼片4，花瓣4，雄蕊4，花丝连成柱状体，花药着生其上；雌花萼片、花瓣与雄花同，心皮1。核果球形，红色。花期5~6月，果期7~9月。

性味归经 苦、辛，寒。归膀胱、肾、脾经。

采集加工 秋季采挖，除去粗皮，晒至半干，切段（或纵剖），干燥。

功效主治 祛风止痛，利水消肿。用于风水肿胀，脚气浮肿，风湿痹痛，小便淋沥、涩痛。

药理偏方

❶ **湿热下注的膀胱肿瘤**：防己与草薢、薏苡仁、黄柏等配伍应用，水煎服。

❷ **肝癌之腹胀**：防己与三白草、垂盆草、茯苓等配伍应用，水煎服。

❸ **乳腺癌骨转移引起的肩背疼痛**：防己与姜黄、桑枝、黄芪等配伍应用，水煎服。

❹ **肾病水肿**：汉防己、黄芪、桂枝各9克，茯苓18克，甘草6克。每日1剂，水煎，温服。

❺ **腹水**：汉防己30克，生姜15克，同炒，每日1剂，水煎，分2次服。

❻ **遗尿**：汉防己、冬葵子、防风各50克，水5000毫升，煮取2500毫升，分3次服。

❼ **冠心病**：生北芪、葶苈子、泽泻、太子参各30克，汉防己、车前子各15克，麦门冬25克，五味子10克。水煎2次，弃渣，取汁450毫升。每日1剂，每次饭后温服150毫升，每日3次。

养生秘方

肺痈煎

原料 防己8克，桔梗、浙贝母（研磨）、知母、栝楼子（炒研）、枳壳（炒）、甘草、生黄芪各9克，当归10克，薏苡仁12克。

做法 煎3次，代茶饮。每日1剂。

功效 可治咳嗽吐脓痰，吐血，

发烧，脉象洪数。

血栓静脉炎调养方

原料 防己、桃仁、川芎、丹参、陈皮、黄芩、连翘、红花、牛膝、泽泻、乳香、没药、浙贝母各10克，桑枝、鸡血藤、忍冬藤、益母草各30克，黄芪、茯苓各20克，甘草8克。

做法 每日1剂，煎3次，代茶饮。

功效 可治双下肢深部血栓性静脉炎。

狗脊 Gou Ji

【别　名】金毛狗脊、金狗脊、金丝毛、金毛狮子、黄狗头、老猴毛。

【源　属】为蚌壳蕨科植物金毛狗脊的干燥根茎。

【地域分布】分布于华南、西南，以及湖南、浙江、福建、台湾、江西等省。

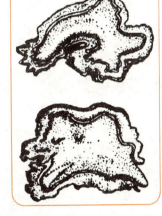

形态特征 多年生蕨类植物，高2.5～3米。叶大，叶柄粗壮，褐色，基部被金黄色长柔毛及黄色狭长披针形鳞片，叶片革质，阔卵状三角形，三回羽裂，边缘有浅锯齿，侧脉单一，或在不育裂片上分为2叉。孢子囊群生于裂片侧脉顶端，每裂片有2～12枚，囊群盖两瓣，形如蚌壳。

性味归经 苦、甘，温。归肝、肾经。

采集加工 全年均可采收，以秋、冬季采收最佳。采挖根茎，除去地上及茸毛，洗净，润透切厚片，干燥，为"生狗脊片"；沸水煮成蒸后，晒至七成干再切片晒干，为"蒸狗脊片"。

功效主治 补肝肾，强腰膝，祛风湿，利关节。可治风湿痹痛、足膝软弱，肾气不固，遗尿，女性白带过多，金疮跌损；狗脊还具有增加心肌血流量，止血，抗炎，抗风湿，降血脂等作用。

药理偏方

1 腰椎骨质增生：狗脊、鸡血藤、牛膝各30克，川续断、桑寄生、威灵仙各20克，鹿衔草、骨碎补各15克，没药、乳香各10克，地鳖虫5克。加水煎沸15分钟，滤出药液，再加水煎20分钟，去渣，两煎药液兑匀，分服，每日1剂。

2 颈椎骨质增生：狗脊、姜黄、葛根、鸡血藤各30克，威灵仙20克，桂枝、白芍、淫羊藿各15克。水煎服。每日1剂。头晕恶心加天麻、钩藤、半夏各10克；手臂麻木加丝瓜络、地龙各10克。

3 腰肌劳损，腰肌疼痛：狗脊、当归、赤芍、骨碎补、熟地黄各10克，云木香、川乌头、没药、甘草各5克。水煎服，每日1剂。

养生秘方

狗脊枸杞炖狗肉

原料 狗脊、枸杞子、金樱子各16克，狗肉500克。

做法 狗肉洗净，切块。剩下的药装入纱布袋内，扎口，和狗肉同炖熟。去药袋，饮汤食肉。

功效 强筋壮骨，温阳补肾。适用于肾虚遗精，腰膝酸软，尿频等。

狗脊金樱子炖狗肉

原料 狗脊、千金拔各80克，猪尾1条。

做法 将猪尾去毛洗净，与千金拔、狗脊共煲煮，吃肉喝汤。

功效 温补肾阳，强筋壮骨。适用于肾阳不足所致的骨质疏松。

桑寄生

Sang Ji Sheng

【别　名】桑上寄生、寄生树、寄生草、茑木。

【源　属】为五加科植物细柱五加的干燥根皮。

【地域分布】主产于广东、广西、河北、辽宁、吉林、内蒙古、河南、安徽等地。

【形态特征】老枝无毛，有凸起灰黄色皮孔，小枝梢被暗灰色短毛。叶互生或近于对生，革质，卵圆形至长椭圆状卵形，长3~8厘米，宽2~5厘米，先端钝圆，全缘，幼时被毛；叶柄长1~1.5厘米。聚伞花序，1~3个聚生叶腋，总花梗、花梗、花萼和花冠均被红褐色星状短柔毛；花萼近球形，与子房合生；花冠狭管状，稍弯曲，紫红色，先端4裂；雄蕊4；子房下位，1室。浆果椭圆形，有瘤状突起。花期8~9月，果期9~10月。

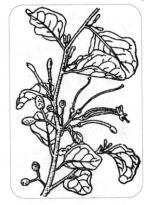

性味归经 辛、苦，温。肝、肾经。

采集加工 冬季至次春采割，除去粗茎，切段，晒干。或蒸，或用沸水烫过后晒干。

功效主治 养血润筋，祛风通络。用于腰酸背痛，足膝酸软，风湿痹痛，肢节不利，血漏胎动，乳汁稀少。

药理偏方

❶**心绞痛**：桑寄生冲剂，开水冲服，每日2次，每次1包。

❷**冻伤**：桑寄生500克，加蒸馏水5升，煮沸3分钟，去渣过滤，将滤液熬制成膏。Ⅰ度冻伤用桑寄生膏2.5克，加入蒸馏水35毫升，乙醇8毫升，白陶土4.5克，混匀后涂敷患处。Ⅱ度、Ⅲ度冻伤用桑寄生膏3克，加入甘油10克，氧化锌粉2克，调匀后涂敷患处。

❸**颈椎病**：桑寄生30克，苏木6克，钩藤、天麻、桂枝、葛根各12克，延胡索15克，川芎、川续断、补骨脂各10克。每日1剂，水煎服，6日为1个疗程，连用3~5个疗程。

❹**风湿腰痛**：桑寄生12克，党参、秦艽、熟地黄、杜仲、牛膝各9克，独活、防风、当归、白芍、茯苓各6克，川芎、甘草各3克，细辛、桂心各1.5克，水煎服。每日1剂。

❺**高血压**：桑寄生、杜仲各20克，夏枯草50克，豨莶草、牛膝各20克，水煎服。每日分3次服，每日1剂，30日为1个疗程。

❻**月经过多、血色淡红、腰酸**：桑寄生15克，荆芥（炭）10克，水煎，取阿胶15克，烊化冲服。

❼**冻伤**：桑寄生300克，制成干浸膏，用茶油调敷患处。

❽**食管癌**：桑寄生30克，捣汁服。同时配合手术或化疗。

养生秘方

桑寄生炖猪腰

[原料] 桑寄生30克,猪腰1个,葱、姜片、精盐各适量。

[做法] 将桑寄生洗净,切段,入锅,加水适量煎熬30分钟,去渣取汁。猪腰剖开,去腰腺,洗净,切片,与桑寄生汁同入锅内,加葱、姜片和清水适量,用大火烧沸后,改用小火煨炖至猪腰熟烂,熄火,加精盐调味即可。

[功效] 强筋壮腰。主治年老肾虚腰酸、腿脚无力等。

桑寄生黄鳝汤

[原料] 桑寄生60克,芦根30克,黄鳝2~3条,生姜、精盐各适量。

[做法] 桑寄生、芦根分别洗净,浸泡片刻;黄鳝宰洗净切段;生姜洗净,切片。锅中加入适量水,煮沸后下入桑寄生、芦根、生姜片和鳝段稍余,然后捞入瓦煲中加水煲约1个小时。食用前加入适量精盐调味即可。

[功效] 本汤有养胃健脾,祛风湿之功效,尤其适用于体虚,腰膝酸软者服用。

寄生地归酒

[原料] 寄生、怀牛膝、熟地黄、秦艽各60克,全当归、杜仲各30克,白酒2500毫升。

[做法] 将前6味捣碎,入布袋,置容器中,加入白酒,密封。浸泡14日后,过滤去渣即成。

[功效] 补肝肾,强筋骨,祛风湿,活血通络。适用于腰膝酸痛,筋骨无力,风湿痹痛等证。

桑寄生麦冬蛋茶

[原料] 桑寄生100克,麦冬30克,鸡蛋2个,大枣24枚,冰糖适量。

[做法] 鸡蛋用水煮熟,去壳;大枣去核,洗净。麦冬浸洗,连同其他材料放入煲内,煮滚后改用中火煲1个半小时,放入冰糖调味即可。

[功效] 宁心,补血,养颜。适合虚不受补的产妇饮用。

桑寄生煲鸡蛋

[原料] 桑寄生30克,鸡蛋1个。

[做法] 将桑寄生与洗净的鸡蛋放入煲内,加水用小火煲熟,捞出鸡蛋,去壳后再放入锅内煲15分钟,饮汤吃蛋。

[功效] 补益肝胃,强筋壮骨。适用于痛风,神经痛,高血压等证。

千年健
Qian Nian Jian

【别　名】千年见、一包针。

【源　属】为天南星科植物千年健的干燥根茎。

【地域分布】分布于广西、云南。

形态特征 多年生草本。根茎肉质，绿色，细长，直径1～2厘米，粗糙。叶互生；具长柄，柄长18～25厘米，肉质，绿色，平滑无毛，基部扩大成淡黄色叶鞘，包着根茎，叶片卵状箭形，先端渐尖，基部箭形而圆，开展，全缘，表面绿色，背面淡绿色，两面平滑无毛，侧脉平行向上斜升，干后呈有规则的皱缩。花为肉穗花序；佛焰苞管部宿存，片部脱落；花单性，无花被。果实为浆果。花期3～4月。

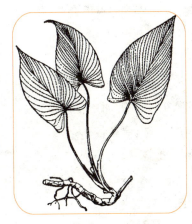

性味归经 苦、辛，温。归肝、肾经。

采集加工 全年可采，以秋采者品质较佳。挖取后，洗净，晒干。

功效主治 祛风湿，强筋骨，通经络。用于风湿性关节炎，类风湿性关节炎，中风后遗症等。

药理偏方

❶ 风湿性腰腿痛：千年健、当归、木瓜、钻地风、没药、地龙、菟丝子、杜仲、甘草各18克，麻黄30克，牛膝、桂枝、淫羊藿各22克，附子、肉桂各12克，制马钱子5克。一起制成粗末，白酒2000毫升，浸泡3天，去渣，每次服5毫升，每天3次。

❷ 风湿性腰腿痛：千年健、桂枝、自然铜（火煅，醋淬）、羌活、牛膝、杜仲、钻地风、防风、白花蛇、乳香、没药、甘草各5克，麻黄、制马钱子各60克，白僵蚕、全蝎、苍术各30克。起制成细末，炼蜜为丸，每次服用2克，每天3次。

第九章　祛风湿药

补益中药养生精华

❸ **坐骨神经痛**：千年健、当归、络石藤、石楠藤、威灵仙、钻地风、牛膝各15克，椿树根、鸡血藤、丹参各30克，独活、羌活、秦艽各10克。加水煎沸15分钟，滤出药液，再加水煎20分钟，去渣，两煎药液调兑均匀，分服，每日1剂。

养生秘方

海马千年健酒

原料 千年健、海马、地龙、当归、川芎、参三七、紫草、骨碎补、伸筋草、海风藤各10克，鸡血藤30克，五加皮、生姜各90克，制草乌、川草乌各8克。

做法 上药用65度白酒2.5升浸泡1个星期。每次服15毫升，每日服2次。

功效 疏风散寒，行气化湿，通经活络止痛。对于坐骨神经痛有疗效。

九制豨莶草药酒

原料 千年健、海风藤、炒苍术、陈皮、威灵仙、杜仲、油松节、当归、川牛膝、伸筋草、川断、熟地黄、桑寄生、茜草、炒白术、防风、狗脊、木瓜、秦艽、独活、地枫皮、川芎、制乳没、红花各80克，九制豨莶草600克，防己100克，玉竹130克，肉桂60克，麻黄20克，白酒2.5升，红糖4千克。

做法 上29味药入酒瓮中密封浸泡，1周后搅1次。30日后滤取上清液，药渣压榨过滤，合并清液；取红糖4千克，用少量白酒加热溶化，过滤，和入药酒坛内，搅匀，静置3天，取上清液，滤过即得。

功效 祛风利湿，通利关节，补肾活血，和调血脉。对肝肾不足，骨痛膝弱，四肢麻痹，腰酸足软，口眼歪斜等证有疗效。

第十章
化湿药

草豆蔻 Cao Dou Kou

【别　名】草蔻仁、偶子、草蔻。

【源　属】为姜科植物草豆蔻的干燥、近成熟种子。

【地域分布】分布于海南、广东、广西等地。主产于广西、海南。

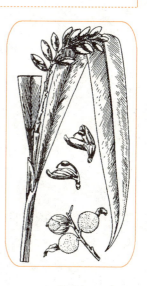

形态特征 种子类球形或椭圆形，具较明显的3钝棱及3浅沟，长1.5～3厘米，直径1.5～3厘米，表面灰棕色或黄棕色，中间有黄白色或淡棕色隔膜分成2室，每室有种子22～100粒，不易散落。种子呈卵圆状多面体，长3～5毫米，直径2.5～3毫米，背面稍隆起，较厚一端有圆窝状种脐，合点位于较扁端的中央微凹处，腹面有一纵沟，淡褐色种脊沿着纵沟自种脐直达合点，沿合点再向背面也有一纵沟，沟的末端不达种脐。质硬，断面乳白色。

性味归经 辛，温。归脾、胃经。

采集加工 夏、秋两季采收，晒至九成干，或用水略烫，晒至半干，除去果皮，取出种子团，晒干。

功效主治 调中补胃，健脾消食。适用于心腹痛，呕吐，口臭，霍乱，酒毒。

药理偏方

① **肝癌**：草豆蔻、槟榔、砂仁各22克，壁虎、地鳖虫、沉香各15克，木香12克，为末。每次冲服5克，每天3次。

② **慢性萎缩性胃炎**：草豆蔻、莱菔子、黄连、柴胡、青皮、枳壳、槟榔、陈皮、黄芩各10克，半夏、栝楼子、木香各15克。加水煎沸15分钟，滤出药液，再加水煎20分钟，去渣，两煎药液兑匀，分服，每日1剂。

③ **慢性胃炎**：草蔻仁、良姜、益智仁各50克，香附、菖蒲各100克，砂仁20克，一起制成细末，每次冲服1克，每日3次。

④ **胃肠神经官能症**：草豆蔻、香附、紫苏梗各10克，陈皮、枳实、公丁香、乌药、生姜各5克，加水煎沸15分钟，滤出药液，再加水煎20分钟，去渣，两煎药液兑匀，分服。每天1剂。

养生秘方

乌骨鸡

原料 乌骨鸡500克，草果、草豆蔻各5克，精盐2克，味精1克。

做法 将乌骨鸡宰杀洗净。草果、草豆蔻放入乌骨鸡腹内，以竹签缝好切口，加水煮沸，放入精盐、味精即可食用。

功效 温中健胃，适用于虚寒妊娠腹痛。乌骨鸡含有17种氨基酸，其中有人体不可缺少的赖氨酸，多种维生素和硒、铁等矿物质，还含大量高滋补保健价值的黑色素，而且其胆固醇含量极低，是高蛋白、低脂肪的高级补品。

木瓜羊肉汤

原料 羊肉（瘦）、木瓜各500克，草豆蔻5克，粳米、豌豆各200克，白砂糖、精盐各3克，胡椒粉1克。

做法 将羊肉用沸水洗净，除去膻味，切块。粳米、草豆蔻、豌豆（去荚壳）淘洗干净。木瓜去皮去子，用纱布袋绞取液汁（也可用榨汁机榨汁）。将羊肉、粳米、草豆蔻、豌豆和木瓜汁一同放入锅中，加水适量，用武火烧沸。再改文火炖熬2个小时至豌豆软熟。把白砂糖、精盐、胡椒粉放入锅中搅匀即成。

功效 此汤具有健脾除湿的作用。适用于夏、秋季节受潮湿影响引起的脾虚食欲不振、消化不良、腿足肿痛、麻木等证。

酥炸豆腐

原料 豆腐（北）250克，黄瓜100克，小茴香子、桂皮、丁香、草豆蔻、姜各2克，花生油50克，花椒油、白砂糖各10克，精盐3克，味精1克，葱段5克，料酒10毫升，椒盐15克，鲜汤适量。

做法 将小茴香子、桂皮、丁香、草豆蔻用纱布包好。将豆腐洗净，用沸水浸一下，捞出装盘，加入精盐、味精、葱段、姜、料酒、白砂糖、制好的香料袋和适量鲜汤，上屉蒸熟后，取出，滗去汤汁，稍晾，即成五香豆腐生坯。黄瓜切成约2厘米长、1厘米宽、0.3厘米厚的片，然后用少许精盐腌一下，挤去精盐水，用花椒油拌匀。锅架上火，倒入花生油烧至七八成热，将蒸好的豆腐生坯投入，炸至酥脆，呈金黄色时捞出，控去余油，切成0.5厘米厚的片，码在盘内，再将拌好的黄瓜均匀地放在盘边，食用时，随带椒盐蘸食。

功效 健脾除湿。

广藿香 Guang Huo Xiang

【别　名】海藿香、藿香。

【源　属】为唇形科植物广藿香的地上部分。

【地域分布】我国海南、广东和广西均有栽培，广东、海南等地为其主产区。

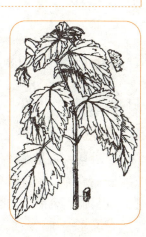

形态特征 多生长于路边、山坡、沟旁。多年生草本。茎直立，粗壮，上部多分枝，密被灰黄色绒毛。叶对生，搓之有香气；叶片广卵形或长椭圆形，边缘有粗锯齿，常有浅裂，两面密被茸毛。花期1~2月。轮伞花序，密集，组成顶生或腋生的假穗状花序；萼管状；花冠唇形，淡红紫色。小坚果平滑。

性味归经 辛，微温。归脾、胃、肺经。

采集加工 枝叶茂盛时采割，日晒夜闷，反复至干。

第十章 化湿药

功效主治 芳香化浊，开胃止呕，发表解暑。用于湿浊中阻，脘痞呕吐，暑湿倦怠，胸闷不舒，寒湿闭暑，腹痛吐泻，鼻渊，头痛。

药理偏方

❶ **中暑**：广藿香叶20克，炒白扁豆38克。一同制成细末，每次服用10克，每日3次。

❷ **有机磷农药中毒后遗症**：广藿香、茯苓、当归、车前子各12克，绿豆60克，滑石20克，甘草15克，陈皮、半夏各10克，大蓼5克。加水煎沸15分钟，滤出药液，再加水煎20分钟，去渣，两煎药液兑匀，分服，每日1剂。食少纳呆加神曲、麦芽各20克；身疲乏力加黄芪、党参各15克；头痛头晕加川芎、菊花、石菖蒲各10克；口服中毒者加白术、白蔻仁各10克；恶风怕冷加桂枝、防风各10克；皮肤中毒者加金银花、连翘各10克；呼吸道吸入中毒者加桔梗10克。

❸ **胃溃疡，慢性胃炎，肠炎，消化不良，肠鸣，腹胀**：广藿香、厚朴、陈皮、白术、砂仁、木香、白芍、山药、山楂、神曲各25克，党参、茯苓、麦芽、谷芽各45克，丹参、黄芩、玉竹各35克，炙甘草、半夏各20克。加水煎沸15分钟，滤出药液，再加水煎20分钟，去渣，两煎药液兑匀，分服，每天1剂。

养生秘方

藿香辛芷茶

原料 广藿香180克，细辛9克，白芷30克，猪胆6个，茶叶30克，辛夷5克。

做法 藿香、细辛、白芷研为细末，拌匀，将猪胆汁蒸煮消毒后，混合上药粉为丸，每服6克，每日3次，茶叶和辛夷煎汤送服。

功效 清化湿浊，宣通鼻窍。对于慢性鼻渊而致的鼻塞、流脓涕、头痛头晕、嗅觉障碍等证有疗效。

藿香薄荷茶

原料 广藿香、薄荷、苏叶各10克，生姜3克。

做法 用沸水冲泡5分钟后饮用。

功效 对于夏季暑湿发热感冒有疗效。

苍术

Cang Zhu

【别　名】	南苍术、茅山苍术、关苍术。
【源　属】	为菊科多年生草本植物茅苍术（南苍术）或北苍术的根茎。
【地域分布】	分布于江苏、山东、安徽、湖北、河南、浙江、江西、四川、重庆等地。

形态特征 多年生草本，高70厘米。全体光滑无毛，根茎粗肥，不整齐。茎直立，通常单一，有时上部分枝，圆形有纵棱，下部木质化，叶互生，叶3浅裂，裂片先端尖，顶端1裂片较大，基部呈楔形，无柄而略抱茎，有刺状齿。花白色，有时为紫红色，顶生，头状花序，基部具苞状叶一轮，与头状花序等长，羽状分裂；花期8～10月。瘦果圆筒形，果期9～10月。

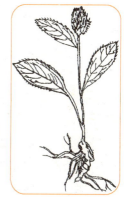

性味归经 辛、苦，温。归脾、胃经。

采集加工 春、秋季采收，以秋后采收的质较佳。挖出根茎后，除去茎叶、细根、泥土，晒干，撞去须根。切片或切段。干燥。

功效主治 健脾燥湿，祛风辟浊。用于风寒湿痹，湿阻泄泻，皮肤水肿，胸腹胀满，足膝痿软。

药理偏方

❶ **消化不良引起的胃脘痛**：苍术、龙胆草、延胡索、公丁香、陈皮、蕉香各9克，沉香、厚朴、党参、黄连、甘草各15克，白术、没药、菖蒲、木香、山柰、砂仁、香附各22克，吴茱萸、草果、熊胆、鸡内金各5克。共为细末，每次冲服3克，每日3次。

❷ **因寒引起的胃脘痛**：苍术、蜀椒各5克，公丁香2克。加水煎，去渣。顿服。每天2剂。

❸ **消化不良**：苍术、厚朴各15克，陈皮、甘草各3克。水煎服。

❹ **慢性胃炎**：苍术60克，陈皮、厚朴、甘草各30克。研末，每次6克，1日3次。

❺ **湿疹**：苍术、黄柏、牛膝各等量，研末吞服，1次15克，每日2次。

养生秘方

猪肝豆腐包

原料 猪肝100克,猪肉50克,核桃仁、松子、水发木耳、海米、扇贝各30克,豆腐1块,鲜苍术20克。

做法 把猪肉、核桃仁、松子、水发木耳、海米、扇贝分别洗净后剁成馅。豆腐洗净挖空,将剁好的馅装进豆腐里,然后将豆腐上锅蒸熟。苍术和猪肝洗净后一起煮熟,晾凉后切片,与豆腐一起食用。

功效 本菜有明目养肝,健脾养胃之功效,尤其适宜于长期熬夜的人食用。

苍术柴胡汤

原料 苍术3克,柴胡、羌活、防风、升麻、神曲、泽泻、猪苓各1.5克,炙甘草、陈皮、麦芽各0.9克。

做法 将诸药放入沙锅中,加水煎煮30分钟,取汁即可。每日1剂,分2次温服。

功效 此方具有升阳补气,健脾祛湿之功效,主治脾胃虚弱,不思饮食,肠鸣腹泻等证。

第十章 化湿药

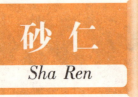

砂仁 Sha Ren

【别 名】缩沙蜜、缩砂仁、缩砂。

【源 属】为姜科植物阳春砂、海南砂、缩砂的干燥成熟果实。

【地域分布】主要分布于我国广东阳春、信宜、高州等县;缩砂主产于越南、缅甸、泰国等地。

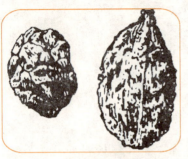

形态特征 多年生草本,高1~2米。根茎圆柱形。横走,有节,节上有筒状膜质鳞片,棕色。茎直立,圆柱形。叶互生,单叶,无柄,搓之有香气;叶片披针形或长圆状披针形。花期夏季,花白色,花茎由根茎抽出,穗状花序,疏松,椭圆形;果期6~9月,果实成熟时红棕色,果实卵圆形或长圆形,表面有密生的软刺。种子集结成团,中有隔膜,将种子团分成3瓣,每瓣有种子 5～25 粒，种子为不规则多面体，直径 2.3 毫米，有浓烈芳香气，嚼之味辛。

性味归经 辛，温。归脾、胃经。

采集加工 夏、秋季果实成熟时采收，晒干或微火焙干备用。

功效主治 化湿开胃，温脾止泻，理气安胎。主治湿浊中阻，脘痞不饥，脾胃虚寒，呕吐泄泻，妊娠恶阻，胎动不安。

药理偏方

❶ **慢性肾炎**：砂仁、蝼蛄各 20 克。将蝼蛄用瓦片焙干，再与砂仁共研为细末，每次 3 克，每日 3 次，用黄酒冲服。

❷ **胃脘痛**：砂仁 10 克，丹参 30 克，檀香 6 克，延胡索 15 克。随证加减。水煎服，每日 1 剂，分 2 次口服，15 日为 1 个疗程。

❸ **小儿厌食**：砂仁、人参、莲子、扁豆、陈皮、茯苓、山药、白术、鸡内金、牡蛎各 10 克，甘草 5 克。每日 1 剂，连服 1 个月。

❹ **小儿肠痉挛**：砂仁、木香、乌药、生甘草各 6 克，炮姜、枳壳各 8 克，苍术、白术、白芍各 10 克。随证加减：呕吐明显者加半夏、陈皮各 6 克；纳差者加炙鸡内金、焦山栀各 10 克；肠鸣不已者加川厚朴 6 克；便秘加槟榔 10 克。每日 1 剂，浓煎取药液 200 毫升，分 3 次服。3 日为 1 个疗程。

❺ **腹泻**：砂仁 10 克，红糖 50 克。将砂仁用适量姜汁拌匀，再与红糖加水煎服。

❻ **妊娠呕吐**：砂仁 10 克，粳米 30 克，生姜汁 10 毫升。砂仁、粳米加水煮粥后，每小碗加生姜汁 10 毫升，顿服。

养生秘方

砂仁粥

原料 粳米 100 克，砂仁 5 克。

做法 先将砂仁磨成粉状备用。取粳米淘洗净，以常法煮粥，待粥熟时，调入砂仁细末，略煮 5 分钟即可。

功效 暖脾胃，助消化，补中气。

白豆蔻
Bai Dou Kou

【别　名】多骨、壳蔻、白蔻、百叩、叩仁。

【源　属】为姜科植物白豆蔻或爪哇白豆蔻的干燥、成熟果实。

【地域分布】分布于泰国、越南、老挝，我国西南地区有栽培。

形态特征 多年生草本。根茎粗壮。茎直立，圆柱状。叶2列；叶片敦针形，先端尾尖，基部窄，近无柄；叶舌及叶鞘口密被长粗毛，叶面光滑无毛。总状花序，从根茎抽出，圆柱形；苞片密集，黄色；花萼管状，白色带红；花冠白色，唇瓣中央淡黄色。蒴果近球状。种子为不规则多面体，具芳香气味。花期5月，果期6~8月。

性味归经 辛，温。归肺、脾、胃经。

采集加工 秋季果实即将成熟时采收，去净残留的花被、果柄，晒干，或再用硫黄熏制漂白。

功效主治 行气温中，化湿消痞，开胃消食。用于湿浊中阻，湿温初起，不思饮食，寒湿呕逆，胸闷不饥，食积不消，胸腹胀痛。

药理偏方

❶ **萎缩性胃炎**：白蔻仁、延胡索、鸡内金、白术、枳壳各10克，乌梅20克，白芍15克，甘草5克。加水煎沸15分钟，滤出药液，再用水煎20分钟，去渣，两煎药液调兑均匀，分服，每天1剂。

❷ **儿童腹胀，食积，吐酸水**：白豆蔻仁、莱菔子各30克，捣成细末，每次3~5克，开水冲服。每日3次，连服3~5天。

❸ **消化性胃溃疡，脾虚阴亏**：白豆蔻、枳壳、陈皮、降香各5克，莲子肉、白芍、沙参、麦芽各12克，白扁豆、白术、青皮各8克，桂枝、九香虫各2克。水煎服，每日1剂。

❹ **萎缩性胃炎，泛酸畏寒，腹胀喜温**：白豆蔻、罂粟壳、炮姜、党参、茯苓、白术、砂仁、半夏、枳壳各10克，陈皮、木香、甘草各5克。水煎服，每天1剂。

养生秘方

豆蔻卤牛肉

原料 白豆蔻、草豆蔻各10克,牛肉1000克,姜片、花椒粉各3克,山奈、小茴香、甘草各2克,酱油、料酒、精盐各10克,味精0.3克,麻油适量。

做法 牛肉洗净,切块,盛入盘内,将精盐和花椒粉1克均匀地抹在牛肉上腌渍(夏天约4个小时,冬天约8小时,腌渍过程中应上下对翻3次);白豆蔻、小茴香、山奈、姜片、甘草装入纱布袋,扎口;卤锅内加清水1500毫升,放入牛肉、药袋,用旺火烧开,撇去浮沫,再加入酱油、料酒,改用小火将牛肉卤至熟烂,再用旺火烧开,撇去浮油,速将牛肉捞起晾干,横着肉纹切片,装盘,加入味精,淋上麻油,撒上花椒粉。

功效 养血补气,理气益脾。适用于身体虚弱,贫血,食欲不振,以及手术前后的调理。

佩兰 Pei Lan

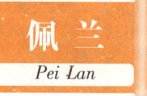

【别　名】茴兰、兰草、水香、都梁香、大泽兰、燕尾香、香水兰、孩儿菊、千金草、香草、醒头草。

【源　属】为菊科植物佩兰(兰草)的地上部分。

【地域分布】主产于江苏、浙江、河北、山东等地。

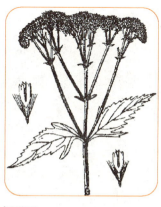

形态特征 多年生草本。根状茎横走。茎直立,圆柱状,被短柔毛,上部毛较密。叶对生,叶片常3深裂,中裂片长圆形或长圆状披针形,边缘有锯齿,叶脉羽状,搓之有香气。头状花序,排列成聚伞花序;总苞片膜质,常带紫红色。花两性,全部管状花,花冠白色。瘦果圆柱状,有5棱,熟时黑褐色。花期8~11月,果期9~12月。

性味归经 辛,平。归脾、胃、肺经。

采集加工 夏、秋二季分两次采割。切段鲜用,或晒干。

功效主治 化湿,解暑。主治脘胀呕恶,口中甜腻,外感暑湿,湿温初起。

第十章 化湿药

药理偏方

❶ 急性胃肠炎：佩兰、藿香、苍术、茯苓、三颗针各9克。水煎服。

❷ 五月霉湿，并治秽浊之气：藿香叶、佩兰叶、大腹皮（酒洗）各5克，陈广皮、制半夏各7.5克，厚朴4克（姜汁炒），加鲜荷叶15克为引。煎汤服。

❸ 秋后伏暑，因新证触发：藿香叶7.5克，佩兰叶、冬桑叶各10克，薄荷叶5克、大青叶15克，鲜竹叶30片。先用青蒿叶50克，活水芦笋100克，煎汤代水。

❹ 夏季外感，发热，头痛，全身骨痛，两目刺痛，胸闷恶心，大便不畅等证：佩兰、野菊花、白术各9克，黄芩、厚朴、桔梗各6克，葛根12克，秦艽4.5克。水煎服。

❺ 眼干、口干、口苦，温热内蕴，口臭，口角有白色分泌物，苔黄腻，舌红：佩兰叶、郁金、藿香、苍术、黄柏各8克，夏枯草15克，薏苡仁12克，厚朴、陈皮各5克，甘草2克。加水煎沸15分钟，滤出药液，再加水煎20分钟，去渣，两煎药液兑匀，分服，每日1剂。

❻ 产后失血过多，面黄舌燥，倦怠乏力，毛发腋毛脱落，席汉氏综合征，气血两虚：佩兰、白芍、陈皮、代赭石、益母草、麦门冬、竹茹、石菖蒲各15克，黄芪、党参、当归、白术、熟地黄、半夏各20克。水煎服。每日1剂。

养生秘方

藿香佩兰二花汤

原料 藿香、扁豆花、佩兰、金银花各9克，白砂糖适量。

做法 将上述诸品（白砂糖除外）共入锅中，水煎10分钟，去渣取汁，加入白砂糖溶化即成。每日1剂，连服3~5日。

功效 散热解毒。治疗暑湿伤表型流行性感冒。

佩兰茶

原料 佩兰鲜叶适量。

做法 开水冲泡。代茶饮。

功效 适用于暑湿胸闷，口甜腻，食减。

第十一章

消食药

麦芽 Mai Ya

【别　名】大麦芽、大麦蘖、大麦毛、麦蘖。

【源　属】为禾本科植物大麦的成熟果实经发芽干燥而得。

【地域分布】全国各地均产。

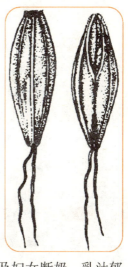

形态特征 为发芽的大麦颖果。取成熟饱满的大麦，冷水浸泡1天，捞出置筐内，上盖蒲包，每天洒温水2～3次，待芽长至1～1.5厘米时，取出，低温干燥。生用或微炒黄用（微炒对淀粉酶活动无影响，炒至深黄、炒焦则降低酶的活性）。发芽后麦粒仍呈棱形，下端有须根数条，芽干后已萎缩。

性味归经 甘，平。归脾、胃、肝经。

采集加工 将长好的麦芽晒干（勿暴晒）或炒至微黄备用。

功效主治 消食和中，疏肝回乳。用于饮食积滞不消，食少纳呆脘胀，脾胃虚弱，消化力差，纳谷不香以及妇女断奶、乳汁郁积引起的乳房胀痛等；还可用于肝郁气滞或肝胃不和等；炒麦芽行气，消食，回乳，用于食积不消，妇女断乳；焦麦芽消食化滞，用于食积不消，脘腹胀痛。

药理偏方

❶浅部真菌感染：麦芽酒精（生麦芽40克，加75%乙醇100毫升，置室温下浸泡1周），每日早、晚各1次，外用，一般4周即可。

❷对抗性精神药的副作用：生麦芽、炒麦芽各120克，水煎至200毫升为饮，早、晚各服100毫升。药量的增减，可根据流涎量的多少进行调整，30剂为1个疗程。

❸乳溢症：生麦芽每日100～200克，文火煎汤，分3～4次服。

养生秘方

炒麦芽肉片汤

原料 麦芽150克，猪肉（瘦）240克，蜜枣30克，精盐3克，料酒适量。

做法 麦芽用锅炒至微黄。将蜜枣洗净。将瘦猪肉用水洗净抹干，切片，加入料酒，腌透入味。将洗净的蜜枣、炒麦芽放入煲滚的水中，继续煲45分钟。放入猪肉，煮至瘦猪肉熟透。以精盐调味，即可饮用。

功效 消食健胃。

红豆派

原料 甜派皮250克，红小豆120克，鸡蛋清45克，果胶3克，麦芽15克，白砂糖120克。

做法 将甜派皮擀约0.4厘米厚，压入派模中并用叉子戳洞，松弛约10分钟，放入烤箱以200/200℃烘烤约12分钟。取出纸与镇石后再放入烤箱继续烤约3～5分钟至表面呈金黄色备用。将果胶加水煮至滚沸后，加入蜜红小豆拌匀至再次煮沸。加入麦芽煮至糊化，化入派皮中。鸡蛋清用打泡器打至发泡。将白砂糖分2次加入，打至干性发泡，再用挤花袋挤在红豆派上。放入烤箱以200/200℃烤约2～3分钟，至蛋白表面呈现淡淡黄褐色即可。

功效 本品香甜可口，有助于消化。

党参茯苓牛肚汤

原料 牛肚500克，生麦芽100克，党参、淮山药、茯苓各50克，陈皮、八角茴香各6克，生姜、大枣各适量。

做法 将生麦芽、党参、淮山药、茯苓、陈皮、八角茴香、大枣

（去核）、生姜洗净。牛肚浸透，洗净，切件，放入锅内，加清水适量，文火煲半小时，再放入其他材料，煲2个小时，依个人口味调味即可。

功效 健脾开胃，消食化滞。

鸡内金 Ji Nei Jin

【别　名】鸡肫皮、鸡黄皮。

【源　属】为雉科动物家鸡的砂囊内壁。

【地域分布】全国各地均有饲养。

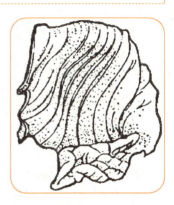

形态特征 鸡，家禽。嘴短而坚，略呈圆锥形，上嘴稍弯曲。鼻孔裂状，被有鳞状瓣。眼有瞬膜。头上有肉冠，喉部两侧有肉垂，通常呈褐红色；肉冠以雄者为高大，雌者低小；肉垂亦以雄者为大。翼短；羽毛雌、雄不同，雄者羽毛较美，有长而鲜丽的尾羽；雌者尾羽甚短。足健壮，跗、跖及趾均被有鳞板；趾4，前3趾，后1趾，后趾短小，位略高。雄者跗跖部后方有距。

性味归经 甘、平、微寒，无毒。归脾、胃、肾、膀胱经。

采集加工 杀鸡后，取出鸡肫，立即剥下内壁，洗净晒干。研末生用或炒用。

功效主治 消食健脾胃，消积滞。主治食积胀满，呕吐反胃，泻痢，疳积，消渴，遗尿，喉痹乳蛾，牙疳口疮。

药理偏方

❶ **胃及十二指肠溃疡**：鸡内金20克，鸡蛋壳50个，乌贼骨25克，荔枝核、荜茇、良姜、佛手、白及、甘草各10克，共研粉。每次1~2克，每日3次，或去蛋壳改汤剂。

❷ **消化不良**：神曲10克，红茶末5克。神曲捣成粗末，锅中微炒，勿焦，与红茶末混合，沸水浸泡，10分钟后即可饮用，随饮随冲，味淡为止。

❸ 小儿遗尿，成人尿频：炒鸡内金9克（冲），炙桑螵蛸4克，煅龙骨12克，浮小麦15克，炙甘草6克，水煎服。

❹ 慢性萎缩性胃炎：鸡内金、山药各100克，法半夏60克，研末冲服，每日2次。

养生秘方

内金生肠

原料 猪生小肠500克，干鸡内金10克，葱丝、姜丝、白糖、精盐、胡椒粉、香油、味精、湿淀粉各适量，鲜汤50毫升，黄酒20毫升，花生油75克。

做法 将生肠剖花刀纹，切段；将鸡内金焙黄，研细末；将锅烧热，放生油，待油至七成热时，将生肠倒入爆炒，并用铁勺翻动，至八成熟时，将生肠倒入漏勺沥油；原锅下油30克，烧至六成热时，加各种调料。烧滚后，再将生肠倒入，并加入鸡内金粉，颠翻几下，用湿淀粉勾芡，淋上香油即成。

功效 健脾缩尿。

内金菠菜汤

原料 鸡内金10克，菠菜（带根）100克，精盐、醋、葱、大蒜各5克，植物油20克。

做法 鸡内金烘干，研成细粉；菠菜洗净，切成5厘米长的段；大蒜去皮，切片，葱切花。把炒锅置武火上烧热，加入植物油，烧至六成热时，下入葱、大蒜煸香，加入清水500毫升，烧沸。投入菠菜，撒入鸡内金粉，加醋、精盐，再煮8分钟即成。

功效 润肠通便。适合上、中消型糖尿病患者兼大便秘结者饮用。

内金山药粥

原料 干山药30克，鸡内金、山楂各10克，小米150克，白糖适量。

做法 干山药和鸡内金分别研面备用。山楂洗净去核；小米淘净后浸泡20分钟。锅中加入适量水，放入小米、山楂同煮。待粥煮至八成熟时，放入山药粉和鸡内金粉，再煮片刻，加入白糖调味即可。

功效 健脾养胃、消食化积之功效，尤其适用于腹胀腹痛、消化不良、大便溏泻者食用。

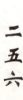

山楂 Shan Zha

【别　名】红果、酸楂、山里红、北山楂。

【源　属】为蔷薇科植物山里红的干燥成熟果实。

【地域分布】分布于河北、北京、辽宁、河南、山东、山西、江苏、云南、广西等地。

形态特征 落叶乔木，高达7米。小枝紫褐色，老枝灰褐色。叶片宽卵形或三角状卵形，长6~7厘米，宽4~7厘米，基部楔形或宽楔形，两侧各有羽状深裂片3~5枚，基部1对裂片，分裂较深边缘有不规则锐锯齿。伞房花序，花序梗、花柄都有长柔毛；花白色，5片；雄蕊20；萼片5，筒外有长柔毛。梨果深红色，近球形，直径约2.5厘米。花期5~6月，果期9~10月。

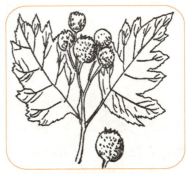

性味归经 酸、甘，温。归脾、胃、肝经。

采集加工 秋季果实成熟时采收，北山楂切片，晒干；南山楂置沸水中略烫后或直接晒干。生用或炒用。炒至色变深称炒山楂，炒至外焦内黄称焦山楂。

功效主治 消食化积，行气散瘀。可促进消化，用于油腻肉食引起的食积；也可用于产后瘀阻腹痛，恶露不净，血瘀，闭经，痛经等；还可用于疝气或睾丸坠痛。

药理偏方

❶ **益智，醒脑，宁心**：山楂30克，石菖蒲15克，用沸水冲泡10分钟，代茶饮。每日1剂。

❷ **滋补肝肾，消食化积**：山楂30克，枸杞子15克，用沸水冲泡30分钟。上午、下午各1次。

❸ **伤食积滞**：炒山楂90克，制半夏、茯苓、炒麦芽各30克，陈皮、连翘、莱菔子各15克，神曲9克，共研为细末，用神曲米糊制丸如梧子大，每次9克，每日2~3次，用温开水送服。

第十一章 消食药

④肝癌：山楂、干蟾皮、炮穿山甲、皂角刺各12克，丹参15克，三棱、莪术各9克，白花蛇舌草、半边莲各30克，水煎服，每日1剂。同时配合手术或化疗。

养生秘方

蜜汁山楂

[原料] 山楂800克，青橄榄100克，白砂糖50克，冰糖150克，蜂蜜30克。

[做法] 将山楂洗净，去核，形成一个空心圆球，放入沸水锅内煮至五成熟，捞出剥去外皮备用。炒锅置火上，放入清水100毫升和白砂糖，炒至汁红时倒入沸水200毫升，放入冰糖炒化后，再放入山楂、青橄榄和蜂蜜，用小火炖10分钟。用漏勺先把山楂捞出摆在盘的中间，再捞出青橄榄摆在四周，把炒锅内的糖汁烧浓，过滤去杂质，出锅浇在山楂上面即可。

[功效] 消食生津。

山楂玫瑰厚锅饼

[原料] 面粉200克，山楂、玫瑰花各5克，苏打粉、干酵母各15克，白砂糖20克，奶油10克，精盐适量。

[做法] 将山楂、玫瑰花、水放入锅中以中火煮沸，关火后让材料浸泡10分钟，沥出汁液，降温备用。将面粉、苏打粉混合过筛入调理盆中，加入干酵母、白砂糖、精盐及调好的汁液混合揉匀成团，盖上保鲜膜静置10分钟备用。在工作台上撒少许面粉，将松弛好的面团放置在工作台上，以擀面棍擀成直径约20厘米的圆片状，直接放入已抹奶油的平底锅内，盖上锅盖置温暖处发酵数分钟。发酵好的面团以小火慢煎8分钟，翻面再继续煎2分钟，直至饼的表面出现金黄色即可起锅。

[功效] 健脾开胃。适于消化不良患者食用。

山楂糕

[原料] 山楂、白砂糖各1200克，白矾35克。

[做法] 将山楂剖开去核，洗净。向锅内倒入水，放入山楂，烧沸，待山楂煮烂后，过滤去渣子，将山楂泥再放入锅内，加入白砂糖烧开，使糖溶化。将白矾放入碗内，加入少量沸水，溶化后倒入山楂浆并搅

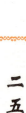

匀，搅匀后立刻倒入干净的瓷盘内摊平，冷却，即成山楂糕。

功效 具有消积，化滞，行瘀的食疗作用。

莱菔子 Lai Fu Zi

【别　名】萝卜子、萝白子、菜头子。

【源　属】为十字花科植物萝卜的成熟种子。

【地域分布】全国各地均有分布。

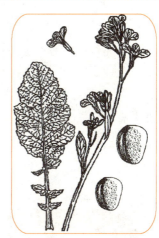

形态特征 一年生或两年生草本，高20～80厘米。直根粗壮，肉质，长圆形或圆锥形，长短和大小变化较大。外皮白色，断面白色。基生叶和下部叶大头羽状分裂，边缘有钝齿，两面均具疏生粗毛。花期3～6月，花白色，排成总状花序，生于顶；果期5～8月，果实圆柱形，顶端渐尖成喙。种子卵圆形或椭圆形，稍扁，表面黄棕色、红棕色或灰棕色。

性味归经 辛、甘，平。归肺、脾、胃经。

采集加工 夏、秋季种子成熟时采割植株。晒干。搓出种子，除去杂质。再晒干后入药。

功效主治 消食除胀，降气化痰。用于饮食停滞，脘腹胀痛，大便秘结，积滞泻痢，痰壅喘咳。

药理偏方

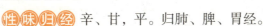

❶ 老年哮喘：莱菔子100克，研末，炼蜜为丸。每次10克。每天3次。

❷ 食欲不振，食积，胃脘不适：莱菔子、陈皮、芫荽子各20克。制成细末。每次冲服8克，每日3次。

③泄泻：莱菔子、吴茱萸、车前草、五味子、黄药子各5克。加水煎沸15分钟，滤出药液，再加水煎20分钟，去渣，两煎药液兑匀，分服，每日1剂。

④咳嗽：莱菔子18克。研磨成粉末，加水煎，去渣。顿服。每日2剂。

养生秘方

莱菔子粥

原料 莱菔子15克，粳米100克。

做法 将莱菔子炒熟，磨成细粉。将粳米洗净，置锅内，加入莱菔子粉、水适量，置武火上烧沸，再用文火熬煮成粥即成。

功效 化痰平喘，行气消食。适合慢性气管炎，肺气肿等患者食用，证见咳嗽、痰多、食欲不振等。

莱菔橄榄茶

原料 莱菔子、鲜橄榄各10克。

做法 将以上2味放入杯中；以适量沸水冲泡，加盖闷20分钟左右即可饮用。

功效 消食除胀，温肺化痰。

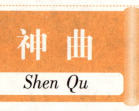

神曲 Shen Qu

【别　名】六神曲。

【源　属】为面粉和多种药物混合后经发酵而成的加工品。

【地域分布】全国各地均有生产，原产于福建。

形态特征 方形或长方形的块状，宽约3厘米，厚约1厘米，外表土黄色，粗糙，质硬脆易断，断面不平，类白色，可见未被粉碎的褐色残渣和发酵后的空洞。有陈腐气，味苦。

性味归经 甘、辛，温。入脾、胃经。

采集加工 以大量麦粉、麸皮与杏仁泥、红小豆粉，以及鲜青蒿、鲜苍耳、鲜辣蓼自然汁，混合拌匀，使不干不湿，做成小块，放入筐内，覆以麻叶或楮叶，保温发酵1周，长出菌丝（生黄衣）后，取出晒干即成。生用或炒至略具焦香气入药。

功效主治 健脾和胃，消食化积。主饮食停滞，消化不良，脘腹胀满，食欲不振，呕吐，泻痢。

药理偏方

❶ **小儿厌食症**：健身消导冲剂（内含神曲、鸡内金、山楂、党参、焦麦芽、苍术、诃子、槟榔、枳壳、陈皮、大黄等18味药物并加蔗糖粉适量制成），每袋3克。患儿年龄4~13岁，均服本品1袋，1日2次。婴儿酌减。

❷ **胃痛**：神曲、山楂、鸡内金、莱菔子、枳实、槟榔、法半夏各10克，陈皮6克，砂仁（捣）5克，茯苓15克，每日1剂，水煎，分3次服。10日为1个疗程。

❸ **慢性胃炎**：神曲、茯苓、山药、枳壳、陈皮、麦芽、山楂、鸡内金、莪术各10克，党参、炒白术、丹参各15克，甘草5克。随证加减：胃脘胀痛明显者加木香、延胡索各10克；舌红少苔者加枸杞子15克，麦冬10克；反酸者加黄连6克，海螵蛸10克。每日1剂，水煎2次，早、晚饭前30分钟温服。1个月为1个疗程。

❹ **急性结膜炎**：神曲、鸡内金、生地、菊花、车前子、石斛、白蒺藜、谷精草、木贼草各10克，桑叶3克，荸荠20个。水煎，早、晚分2次服，5日为1个疗程，连用5~10日。

养生秘方

消食饼

原料 神曲30克，鲜山楂250克，白术150克，面粉、精盐、植物油各适量。

做法 山楂洗净，放入锅内，加入清水，煮熟取出，去皮、核，制成山楂泥。白术、神曲研成细粉。将山楂泥、白术、神曲放入盆中，加入精盐、面粉、清水，和成面团，制成大小均匀的薄饼。平锅上火，涂上植物油，放入薄饼，烙至两面金黄，薄饼熟透即成。

功效 健脾养胃，消食化积。

保赤万应散

原料 神曲、朱砂各15克，天南星30克，巴豆霜3克。

做法 将上述药物研磨成粉，每日服用1~2次，每服0.1克，用温开水送服。

功效 主治小儿食积,脘腹胀痛。

消谷丸

原料 神曲180克,炒乌梅肉、炮姜各120克,麦芽90克,将诸药研为细末,炼蜜为丸。

做法 每日服用3次,每次6克,用温开水或米汤送服。

功效 主治脾胃虚弱,不能消化谷物,口中无味等证。

姜糖神曲茶

原料 生姜2片,神曲半块,糖适量。

做法 将生姜、神曲、糖同放罐内,加水煮沸即成。代茶随量饮或每日2~3次。适用于小儿流涎。

功效 健脾温中,止涎。

第十二章

开窍药

石菖蒲
Shi Chang Pu

【别　名】石蜈蚣、水蜈蚣、香菖蒲、香草、水剑草。

【源　属】为天南星科植物石菖蒲的干燥根茎。

【地域分布】主产于四川、浙江、江苏、福建等地。

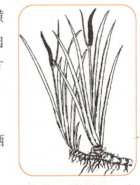

形态特征　多年生草本，有香气。根状茎匍匐，横走，有密环节，叶基生，剑状线形。花茎扁三棱形，肉穗花序，圆柱状，较短，花两性，淡黄绿色，花被片6。浆果倒卵状。花期5～6月，果期7～8月。

性味归经　辛、苦，温。归心、胃经。

采集加工　秋冬季采挖，洗净，除去须根。鲜用或晒干备用。

功效主治　治风寒湿痹，咳逆上气，开心孔，补五脏，通九窍，明耳目，出音声，安胎漏，散痈肿。治耳聋痈疮，温肠胃，止小便频，久服还可轻身延年，益心智。

药理偏方

❶ **高热，头痛，昏迷**：石菖蒲、板蓝根、大青叶、远志、郁金各18克，川贝母6克，磁石、生石膏各30克，连翘、金银花、栀子、地龙、钩藤各15克。加水煎沸15分钟，滤出药液，再加水煎20分钟，去渣，两煎药液对匀，分服，每天2剂。必要时加服安宫牛黄丸1粒，每日2次。

❷ **神昏谵语，喉中痰鸣，烦躁不安，肢体抽搐：** 石菖蒲、粳米、郁金、甘草各10克，生石膏150克，大青叶60克，地丁、金银花、板蓝根各30克，菊花、泽兰各15克，麦门冬、生地黄各12克。加水煎沸15分钟，滤出药液，再加水煎20分钟，去渣，两煎药液对匀，分服，每天1剂。高热不退加犀牛角、地龙、僵蚕、蜈蚣、全蝎、朱砂；阴液枯竭加麦门冬、沙参、西洋参。

❸ **病毒性脑炎：** 鲜石菖蒲、鲜生地黄、水牛角粉各28克，胆南星、天竺黄、淡竹叶、郁金各8克，木通2克，羚羊角粉0.6克（冲），琥珀1.5克（冲），麝香0.09克（冲）。加水煎沸15分钟，滤出药液，再加水煎20分钟，去渣，两煎药液对匀，分服。每天2剂。

养生秘方

菖蒲粳米粥

原料 石菖蒲6克，冰糖适量，粳米50克。

做法 石菖蒲研末；将米与冰糖放入沙锅内，加水450毫升，煮至米开汤未稠时，调入菖蒲末煮稠粥。每日2次，温热食。

功效 开窍安神，芳香化湿。适用于湿浊阻滞中焦所致的不思饮食、胸脘闷胀及神情呆钝、耳聋不聪等证。

菖蒲猪肾粥

原料 石菖蒲25克，葱白2根，猪肾1对，大米适量。

做法 菖蒲用米泔水浸12个小时，剖去脂膜臊腺，切碎洗净。大米淘洗干净。用水2500毫升煮菖蒲，取汁2200毫升左右，去渣，放入猪肾片、葱白、大米煮粥即可。

功效 益肾开窍。适用于耳鸣如风水声，肾虚耳聋，腰痛膝软等证。

菖蒲浸酒

原料 菖蒲1.2克，木通（锉）80克，磁石（捣碎水淘去赤汁）200克，桂心、防风（去芦头）牛膝（去苗）120克，酒1瓶。

做法 将上药细锉，用生织袋盛，用酒1瓶入药。浸6天。每天食前暖1个小时盏服。

功效 醒神益智。适用于虚劳耳聋。

冰片 Bing Pian

【别　名】龙脑、龙脑香、脑子、梅花脑、天然冰片、梅片。

【源　属】为龙脑香科植物龙脑香的树脂和挥发性加工品提取获得的结晶。

【地域分布】主产于上海、天津、广东等地。全年均可制造。

形态特征 常绿乔木，高达5米，光滑无毛。树皮有凹入的裂缝，外有坚硬的龙脑结晶。叶互生，革质；叶柄粗壮；叶片卵圆形，先端尖，基部钝圆形或阔楔形，全缘，两面无毛，有光泽，主脉明显，侧脉羽状，先端在近叶缘处相连。圆锥状花序，着生于枝上部的叶腋间，花两性，整齐；花托肉质，微凹；干果卵圆形，果皮革质，不裂，花托呈壳斗状。

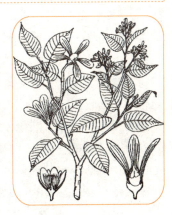

性味归经 辛、苦，微寒。归心、脾、肺经。

采集加工 于龙脑香树干的裂缝处，采取干燥的树脂，进行加工。或砍下树枝及树干，切成碎片，经蒸馏升华，冷却后即成结晶。全年可采，多于秋季采伐，除去白色边材，锯成10~100厘米的小段，粗者对半剖开，干燥。

功效主治 清热止痛，开窍醒神。用于热病神昏、惊厥，中风痰厥，中恶昏迷，气郁暴厥，口疮，目赤，耳道流脓，咽喉肿痛。

药理偏方

❶ **体癣**：轻粉5克，雄黄50克，露蜂房20克，冰片2克，研末备用。取适量药粉，加蛋黄油调成膏状，涂搽患处。每日2次，10日为1个疗程，连用2个疗程。

❷ **孢子丝菌病**：赤石脂6克，枯矾、雄黄、硫黄各9克，冰片1克，共研为细末，加凡士林调成膏状，涂敷患处，外用纱布包扎，每日换药1次。

③口腔溃疡：冰硼散2支，加入1个鸡蛋清，混匀（宜临用时配制，不宜久储）。嘱患者用0.02%呋喃西林溶液漱口，用棉签擦干患部，涂以冰硼散蛋清，每日4~5次。

④宫颈癌：冰片、硇砂、硼砂、乳香、没药、儿茶各10克，血竭7.5克，蛇床子4克，麝香1克，雄黄、钟乳石各13克，铅丹45克，白矾585克，共研为粉末，涂敷宫颈，每周2次。同时配合手术或化疗。

⑤慢性鼻炎：冰片、枯矾各10克，液体石蜡适量。将枯矾研成粉末，过120目筛备用，取冰片与适量液体石蜡研溶，加入枯矾粉末，研匀成混悬液，加液体石蜡至100毫升。每次用棉签蘸药液少许涂鼻腔，每日4次，1周为1个疗程。

⑥跌打损伤：冰片、麝香各0.35克，朱砂3克，乳香、没药、红花各4.5克，儿茶7克，血竭30克，共研为极细末，密封储存。每次0.2~1.5克，用黄酒或温开水送服。

⑦蛲虫病：冰片50克，鹤虱500克。先将鹤虱水煎3次，去渣留汁，再浓缩成100毫升，加入冰片溶化，瓶装备用。每晚睡前，将药液外涂于肛门周围，每日1次。

⑧乳头皲裂：冰片3克，生大黄末50克，油菜子100克。将油菜子炒熟碾成细粉，和大黄细末、冰片混合均匀，装瓶备用。使用时视患处大小，取药粉适量用香油调成糊状，涂敷患处，每天3次。渗血、流血者，先用药粉干撒于患处，待血水收敛后再涂药剂。

养生秘方

止痛冰片酒

原料 冰片15克，白酒适量。

做法 将上药置容器中，加入白酒浸泡，溶化即成。外用。痛时用棍棒蘸药酒涂搽疼痛部位，反复涂搽10~15分钟见效。

功效 止痛。适用于晚期肝癌疼痛。

樟脑冰片

原料 樟脑3克，冰片0.6克。

做法 将药放碗底上，用火点着，鼻嗅其烟，1日闻3次。

功效 适用于偏头痛多年不愈，时好时犯者。

麝香
She Xiang

【别　名】脐香、当门子、麝脐香、元寸香、臭子、腊子、香脐子。

【源　属】为鹿科动物林麝、马麝或原麝成熟雄体香囊中的干燥分泌物。

【地域分布】主产于四川、西藏、云南等地。

形态特征 麝的体形小，长65~95厘米，体重8~13千克。体毛粗硬，曲折如波浪状，易折断。雌雄均无角。耳长直立，上部圆形。眼大，吻端裸露，无眶下腺。四肢细长，后肢较前肢长；主蹄狭尖，侧蹄显著，尾短。体毛深棕色，体背、体侧较深，腹毛较淡。下颌白

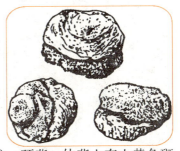

色，颈两侧各有白色毛延至腋下，呈两条白带纹。颈背、体背上有土黄色斑点，排列成四五纵行。在腰及臀部两侧的斑点，明显而密集。

性味归经 辛，温。归心、脾、肝经。

采集加工 将香囊割下，阴干，称毛壳麝香；剖开香囊，除去囊壳，称麝香仁。家麝一般都用手术取香法，从香囊中取出麝香仁，阴干。呈颗粒状的优质麝香，习称"当门子"。

功效主治 开窍镇痉，活血消肿，催产死胎。用于痰厥惊痫，昏迷不醒，心腹暴痛，月经困难，死胎不下或胞衣不下；外用于恶疮肿毒，跌打损伤。

药理偏方

❶ **宫颈糜烂**：麝香少许，以消毒纱布沾之，纳之阴道近宫颈处。

❷ **胃癌、大肠癌**：麝香3克装入小瓶内消毒，手术埋藏于肠系膜或残留的胃网膜内。

❸ **股骨骨折**：每次服麝香0.3克，日服1次。不能久服，以免引起一过性血糖升高。

❹ **反复感冒**：麝香少许，白芥子、元胡、细辛、甘遂等量研末，用鲜姜汁调成宽2厘米、长3厘米的药饼，外敷大椎、肺俞、脾俞、肾俞。一般治疗1个伏天则可见效，1个疗程则效果明显。

补益中药养生精华

❺ **前列腺炎**：麝香0.15克，白胡7粒，上药分别研细末，脐部消毒，先把麝香纳入神阙穴（即肚脐），再用胡椒粉填满神阙穴，盖上塑料薄膜，胶布固定，使其密不透气，7～10天换药1次，10次为1个疗程，每疗程间隔5～7天。

❻ **跌打损伤**：麝香、水蛭各等份，研末，每次0.6克，调酒服。

❼ **筋伤骨折**：麝香0.9克，乳香、当归、地龙、没药、地鳖虫、红花、蟹壳、骨碎补、自然铜各15克，三七5克，苏木、大黄、续断各9克，硼砂6克。一同研磨成细末，每次服用3克，黄酒送下。6小时内可服3～4次，按病情轻重酌量增减。同时，折伤处仍需用外敷法治疗。

❽ **牙痛**：麝香大豆少许，巴豆1粒，细辛末25克，上药同研令细，以枣瓤和丸如粟米大。以新棉裹一丸，于痛处咬之，有涎即吐，有蛀孔即纳1丸。

养生秘方

麝香夜牛酒

原料 麝香9克，牛黄3克，夜明砂60克，酒适量。

做法 上药放入酒中浸泡。适量饮。

功效 适用于食道癌疼痛。

甘草升麻酒

原料 炙甘草、升麻、沉香（刮）各20克，麝香（另研）0.6克，淡豆豉36克，黄酒80毫升。

做法 上5味，除麝香外，共捣碎过筛，入麝香和匀，贮瓶密封，备用。口服。每次取药末15克，用黄酒煎至八成，去渣，服之，每日早、晚各服1次。并取药渣热敷肿处。

功效 消肿止痛。适用于头癣，或头上肿痛、刺痛作痒。

麝香冰片酒

原料 麝香0.2克，冰片50克，白酒400毫升。

做法 将上药研成细末，放入干净瓶中，倒入白酒，加盖密封，经常摇动，7天后启封，取上清液外用。取药酒5～20毫升，涂搽于肿瘤疼痛明显部位。若疼痛部位分散，可取痛处周围穴位涂搽。

功效 止痛。适用于癌症疼痛。

第十二章 开窍药

第十三章

止血药

槐花 Huai Hua

【别　名】槐米、槐蕊。

【源　属】为豆科落叶乔木槐树的花蕾。

【地域分布】南北大部分地区均有栽培。

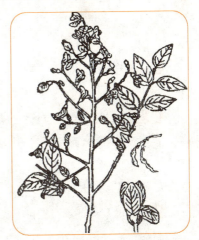

形态特征 落叶乔木。树皮粗糙纵裂，内皮鲜黄色，有臭气；幼枝绿色，皮孔明显。羽状复叶互生，长达25厘米，叶柄基部膨大；小叶7~17片，卵状长圆形或卵状披针形，表面深绿色，无毛，背面苍白色，贴生短细毛，主脉于下面显著隆起。花蝶形，黄白色。荚果长而有节，呈连珠状，绿色，无毛，肉质，不开裂。种子肾形。花蕾、果实入药。

性味归经 苦，微寒。归肝、大肠经。

采集加工 夏秋季采收，晒干。

功效主治 清肝泻火，凉血止血。用于痔血，便血，血痢，崩漏，衄血，吐血，头痛眩晕，肝热目赤。

药理偏方

❶ 蚕豆病，因食新鲜蚕豆导致的急性溶血性贫血：槐花、茵陈各15克，艾叶60克，党参30克，大黄8克。加水煎沸15分钟，滤出药液，再加水煎20分钟，去渣，两煎药液调兑均匀，分服，每日1剂。

❷ 呕吐：藿香、竹茹、半夏各10克，水煎服，每日1剂。腹泻去大黄，加茯苓、山药各10克。

❸ 过敏性紫癜，皮肤紫斑、常伴衄血、齿龈出血、月经过多、口渴发热、舌红苔黄、心烦：槐花25克，生地黄、金银花、大红枣、白茅根各20克，白芍、地榆、鸡内金、玄参各15克，神曲、山楂、麦芽各10克。水煎服，每日2剂。

❹ 眩晕：槐花、茶叶各10克，菊花、决明子各20克，甘草5克。一同研磨成粗末，泡水代茶多饮，每日1剂。

养生秘方

槐花酒

原料 槐花110克，黄酒500毫升。

做法 将槐花微炒黄，趁热入酒，煎数10余沸，去渣。热服取汗。疮毒未成者每日服2～3次，已成者每日服1～2次。

功效 清肝泻火。适用于疮毒，湿热疮疥，肠风痔漏等。

槐花薏粳粥

原料 槐花10克，冬瓜仁20克，薏苡仁30克，粳米60克。

做法 槐花、冬瓜仁加水煮汤，去渣后再放入薏苡仁、粳米煮粥。每日1剂，连服8天。

功效 适用于实热所致的慢性盆腔炎。

槐花糕

原料 鲜槐花100克，鲜茅根30克，玄参20克，玉米面1000克，白糖适量。

做法 茅根、玄参水煎，提取药液2次；槐花清水洗净。用药液调和玉米面，加槐花和白糖拌匀后摊在蒸锅屉上，蒸为发糕。食用。

功效 清肝泻火，补中健胃，凉血化斑。适用于血热内蕴之皮肤发斑，伴有大便干结，咽喉疼痛，小便色黄等证。

白茅根
Bai Mao Gen

【别　　名】茅根、兰根、茹根、地菅、地筋、白茅菅、白花茅根、茅草根。

【源　　属】为禾本科植物白茅的干燥根茎。

【地域分布】全国各地均有分布。

形态特征 多年生草本。高30~90厘米。地下有白色、细长、有节的匍匐茎，节上有褐色鳞片和细根。叶细长。花比叶先开，密集茎顶成圆柱状花穗，长约4~20厘米，密生银白色长柔毛。5~6月开花，7~9月结果。

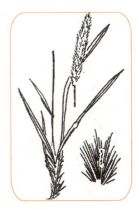

性味归经 甘，寒。归肺、胃、膀胱经。

采集加工 根茎于秋季采挖为佳，洗净，晒干，除去须根及膜质叶鞘，扎成小把，备用。花穗于4~5月花盛开前采收，摘取带杆的花穗，晒干备用。

功效主治 清热利尿，凉血止血。用于鼻衄，血小板减少性紫癜，上消化道出血，黄疸，热病烦渴。

药理偏方

❶ **胃出血**：白茅根、鲜荷叶各30克，侧柏叶、藕节各10克，黑豆少许，水煎服。

❷ **热病烦渴**：白茅根30克，淡竹叶15克，石斛10克，甘草6克，水煎服。

❸ **肾炎水肿**：鲜白茅根120克，水煎，每日1剂，分2次服。连用1~2周。

❹ **发热咳嗽**：白茅根15克，百合、山芝麻各10克，水煎，加适量白糖，冲服。

❺ **胃癌**：白茅根、白花蛇舌草各60克，薏苡仁30克，红糖90克，水煎，分2~3次服，每日1剂。同时配合手术或化疗。

❻ **肝癌**：白茅根、龙葵各60克，白花蛇舌草30克，水煎，加白糖适量，每日1剂，分3次服。同时配合手术后或化疗。

> 7 风热感冒：白茅根、鬼针草各30克，嫩桑枝、山芝麻根、积雪草各15克，水煎服。

养生秘方

茅根盐水鸭

原料 鸭1只（约2千克），白茅根50克，葱、姜、精盐各适量。

做法 鸭子洗净备用。把白茅根包于单层纱布内，填入鸭子腹腔，再把鸭与葱、姜、精盐一起放入装有适量沸水的容器中。用小火煮沸至肉烂，取出鸭腹内的白茅根，食鸭肉、喝汤即可。

功效 滋阴益胃，清热止血。主治肺癌、食道癌、胃癌、膀胱癌等有阴虚内热证，咳嗽、咳血或吐血、尿血、口渴烦热等。

白茅根猪肉汤

原料 鲜白茅根150克，或干品80克，猪瘦肉500克，精盐适量。

做法 白茅根洗净，剪成段，加6碗水煮沸，小火煎至水剩3碗，滤汤弃渣。猪肉洗净，切丝或剁成末，倒入白茅根汤中，继续加热至肉烂，加少许精盐调味即可。吃肉喝汤。

功效 利水消肿，利湿退黄。适用于湿热黄疸型肝炎、肾炎水肿、小便不利等。

白茅根炖鲜藕

原料 白茅根、白糖各30克，鲜藕（带藕节）300克。

做法 将鲜藕、白茅根洗净，去泥沙，鲜藕去皮、留节，切为0.2厘米厚的片，白茅根切为4厘米长的段。将鲜藕、白茅根同放炖锅内，加水800毫升，置武火上烧沸，再用文火炖35分钟，加入白糖即成。

功效 凉血止血，清热利尿。适用于热病烦渴、吐血、衄血、血精等证。

茅根粥

原料 白茅根30克，粳米150克，白糖20克。

做法 将白茅根洗净，放入瓦锅内，加水500毫升，用中文熬煮25分钟，去药渣，留汁液。粳米淘洗干净，去泥沙，放入锅内，加入白茅根药液，再加清水500毫升，置大火上烧沸，再用小火煮35分钟，加入白糖即成。

功效 泻火，凉血，止血。

小蓟 Xiao Ji

【别　名】刺菜、青青菜、刺儿菜、野红花。

【源　属】为菊科植物刺儿菜或刻叶刺儿菜的干燥地上部分。

【地域分布】分布于除广西、广东、西藏、云南外的全国各地区。全国大部分地区均有出产。

形态特征 多年生草本，高30～50厘米。根粗壮，圆柱形，有分枝。茎直立，被白绵毛。叶互生，叶片长椭圆状披针形，长7～10厘米，宽1.5～2.5厘米，先端尖，基部渐狭或圆状，边缘有锯齿及针刺，两面有疏密不等的白色蛛丝状毛。头状花淡紫色，平生于枝顶，瘦果长椭圆形，无毛。

性味归经 甘、苦，凉。归心、肝经。

采集加工 每年5～6月盛花期，割取全草，晒干后使用。

功效主治 祛瘀消肿，凉血止血。用于吐血，衄血，尿血，崩漏下血，便血，痈肿疮毒，外伤出血。

药理偏方

① 血淋，尿血：生地黄30克，小蓟、滑石各15克，炒蒲黄、当归、藕节、淡竹叶各9克，木通、山栀子各6克，甘草3克，水煎服。

② 妊娠坠胎后出血不止：小蓟、益母草各9克，水煎服。

养生秘方

小蓟根汁

原料　鲜小蓟根150克。

做法　将鲜小蓟根捣烂绞取汁液服，或用沸水冲服。

功效　凉血止血的作用较强。用于血热所致的衄血、吐血、便血，或血热所致的月经先期、月经过多。

小蓟菜汁

原料　鲜小蓟幼嫩全草（小蓟苗）150克。

做法　切段捣汁服。亦可煮汤作菜食。

功效 本品偏于清热除烦。用于夏日烦热口干，小便不利。

凉血五汁饮

原料 鲜藕、鲜地黄、鲜小蓟根、鲜牛蒡根各等份，蜂蜜适量。

做法 将上述原料绞汁，每次1杯，加蜂蜜1匙，搅和均匀，不拘时少饮之。

功效 鲜藕、地黄和牛蒡根能清热生津止渴，而除牛蒡外，其他药又均能凉血止血。本方适用于血热吐血，口干而渴。

三七 San Qi

【别　名】	山漆、金不换、血参、参三七、田三七、田漆、田七、滇三七。
【源　属】	为五加科植物三七的干燥根茎。
【地域分布】	云南、广西为主栽培区，四川、湖北、江西、广东、福建、江西、浙江等省也有栽培。

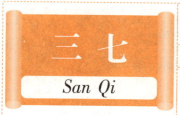

形态特征 多生于山坡林荫下。多年生草本。主根倒圆锥状或短纺锤状，表面棕黄色或暗褐色，肉质，有瘤状突分枝或多数小根。茎直立，单生。掌状复叶，轮生于茎上，小叶3~7。伞形花序，单生，黄绿色。浆果状核果，扁球状。花期6~8月，果期8~10月。

性味归经 甘、微苦，温。归肝、胃经。

采集加工 夏末、秋初开花前，选生3~6年以上者，挖取根部，洗净，分开主根、支根及茎基，干燥。

功效主治 散瘀止血，消肿镇痛。用于冠心病、心绞痛、高血脂、上消化道出血、颅脑外伤、跌打瘀痛、外伤出血等。

药理偏方

1 慢性支气管炎：三七粉2克（冲服）、枇杷叶、矮地茶、菊花、岗梅根、桔梗、陈皮、淡竹叶、白花蛇舌草各8克。水煎服，每日1剂。

②眼底出血：三七粉 3 克（冲服），丹参 30 克，郁金、赤芍药、生山楂、川芎、当归、防风、黄芪各 10 克。加水煎沸 15 分钟，滤出药液，再加水煎 20 分钟，去渣，两煎药液兑匀，分服，每日 1 剂。

③胃脘痛：三七 8 克，海螵蛸、丹参、甘草各 30 克。一同研磨成细末。每次冲服 2 克，每日 3 次。

④肺脓疡：三七、川贝母、海螵蛸各 30 克。研磨成细末，每次冲服 5 克，早、晚各 1 次。再用糯米 60 克的大蒜 1 头，一同煮米熟。1 次食下，早、晚各 1 次。

养生秘方

三七蒸鸡

【原料】三七 25 克，母鸡 1 只，料酒、葱、姜、精盐、味精各适量。

【做法】将鸡退毛、剁爪、去内脏，洗净，剁成小块装入盆中；把三七片放入鸡盆中，葱、姜摆在鸡上，注入适量的清水，加入精盐、味精、料酒，上笼蒸经 2 个小时取出，趁热食用。

【功效】补血。适用于贫血，面色萎黄，久病体弱等。

三七藕蛋羹

【原料】三七粉 6 克，鸡蛋 1 个，鲜藕 1 杯汁，精盐适量。

【做法】鲜藕汁加水煮沸；鸡蛋打散，放入三七粉调匀，放入沸汤中，稍加精盐。每日 2 次。

【功效】凉血，化瘀止血。适用于胃出血。

大蓟

Da Ji

【别　名】刺蓟、虎蓟、野刺菜。

【源　属】为菊科植物大蓟的干燥地上部分或根。

【地域分布】我国大部分地区有分布。

【形态特征】多年生直立草本，高 50~100 厘米。根纺锤形或圆锥形，肉质，棕褐色，断面黄白色。茎粗壮直立，披白色绵毛。叶互生或基生。有柄，倒披针形，羽状深裂，裂片有齿和针刺，背面披白色长绵长；茎生叶

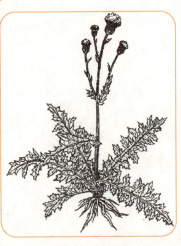

无柄，向上逐渐变小，基部抱茎。夏季开淡紫色的头状花序，苞片革质，线状披针形，先端有刺。秋末结瘦果，呈暗灰色，外披冠毛。

性味归经 甘、苦，凉。归心、肝经。

采集加工 地上部分于夏、秋二季采割为佳，根于秋季挖取为佳，晒干。

功效主治 凉血止血，祛瘀消肿。用于衄血、吐血、尿血、便血、崩漏下血，外伤出血，痈肿疮毒。

药理偏方

① **肺地核，咳嗽吐痰，低热，盗汗**：大蓟、小蓟、棕炭、酒炒大黄、牡丹皮、栀子、川贝母、藕节、白及、黄芩、蒲黄、桔梗、天门冬、白芍、甘草、麦门冬、阿胶各8克，代赭石30克，牡蛎、龙骨、白茅根各15克，三七3克（为末，冲服）。加水煎沸15分钟，滤出药液，再加水煎20分钟，去渣，两煎药液调兑均匀，分服，每日1剂。

② **血小板减少性紫癜**：大蓟、熟地黄、枸杞子、何首乌、山药、党参、桑葚、龟板各15克，鸡血藤30克，黄芪、菟丝子各20克，仙茅、菊花各10克，大枣5枚。水煎服，每天1剂。

③ **崩中下血**：用大、小蓟根各200克，泡在2000毫升酒中，经过5日，取酒常饮，亦可用酒煎蓟根服或生用蓟根捣汁温服。

养生秘方

大蓟根鸡蛋汤

原料 鲜大蓟根100克，鸡蛋2枚。

做法 上述配料加清水适量同煎，吃蛋饮汤。

功效 主要治疗脾经湿热型急性鼻窦炎。

侧柏叶

Ce Bai Ye

【别　名】柏叶、扁柏叶。

【源　属】为柏科植物侧柏的干燥带叶嫩枝梢。

【地域分布】全国大部分地区均有出产。

形态特征 常绿乔木，高达20余米。树皮薄，浅褐色，呈薄片状剥离；树枝向上伸展，小枝扁平，无白粉。叶全为鳞片状，紧贴在小树上交互对生。雌雄同株，单性，雄球花单生上年的小枝顶端，雄蕊6，每雄蕊有花2~4；雌球花单生短枝顶端。球果有种鳞4对，成熟前肉质，背部近顶端有反曲的尖头，成熟后变木质。种子长卵形。花期3~4月，果期10~11月。

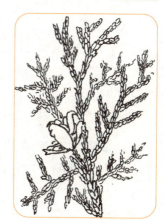

性味归经 苦、涩，微寒。归肺、肝、大肠经。

采集加工 夏、秋季采收，剪取幼枝叶，阴干。

功效主治 生发乌发，凉血止血。用于衄血、吐血、咯血、便血，血热脱发，崩漏下血，须发早白。

药理偏方

❶ **慢性支气管炎**：侧柏叶3.7千克，水煎，浓缩成稠膏，另用侧柏叶300克，研成细粉，拌入稠膏中，烘干，压制成片，每片0.5克。每日3次，每次4片，饭后服，10日为1个疗程。或侧柏叶、鼠曲草各450克，制成片剂，每日3次，饭后服，10日为1个疗程。

❷ **痢疾**：侧柏叶适量，炒炭存性，每日取20克，加鲜地锦100克，水煎，分早、晚2次服用。

❸ **痔疮**：侧柏叶、大黄、荆芥各50克，穿心莲、地榆、槐花各120克，刺猬皮、五倍子、枳壳各70克，生地黄、胡黄连、当归各60克，上药共研为细末，炼蜜为丸，每次服20~30粒，每日1~2次，以大便通利为度。

❹ 脱发：侧柏叶15克，槐花45克，牡丹皮9克，水煎，过滤留汁，加入粳米100克，冰糖适量，煮粥，每日1次，连用10日。

养生秘方

侧柏叶粳米粥

原料 侧柏叶500克，红糖适量，粳米适量。

做法 侧柏叶洗净捣汁，拌入粳米粥，然后加入红糖矫味。趁温热慢慢食用。

功效 凉血止血，对吐血有疗效。

侧柏叶红枣汤

原料 侧柏叶、红枣各适量。

做法 煎浓汤，取汁。代茶多饮。

功效 清热润肺，化痰止咳，凉血。适用于肺热咳嗽，干咳或痰稠不易咳出者。

侧柏叶茶

原料 侧柏叶15克。

做法 切碎，水煎，取汁。代茶多饮。

功效 适用于高血压病。

地榆

Di Yu

【别　名】黄瓜香、玉札、山枣子、红地榆、紫地榆、枣儿红。

【源　属】为蔷薇科植物地榆的干燥根。

【地域分布】主产于东北三省、内蒙古、山西、陕西、河南等地。

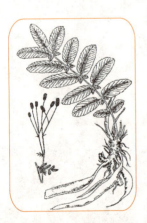

形态特征 多年生草本，高0.6~2厘米。根纺锤形或细长圆锥形，暗棕色或红棕色。茎直立，上部分枝，时带紫色。单数羽状复叶，基生叶比茎生叶大，有长柄；茎生叶互生，几乎无柄；小叶6~20片，椭圆形至长圆形。夏季茎顶开暗紫红色小花，密集成顶生的圆柱状穗状花序。瘦果椭圆形，棕色。

性味归经 苦、酸、涩、微寒。归肝、大肠经。

采集加工 秋、冬、早春采根，除去茎基及须根、根梢，切片晒干。

功效主治 凉血止血，解毒敛疮。用于多种热性出血证，如便血、血痢、尿血、痔疮出血或女性崩漏；也可治疗烧烫伤、皮肤湿疹或疮疡痈肿等。

药理偏方

❶ 治疗痔疮：地榆（炭）、槐角（蜜炙）、槐花（炒）、大黄、黄芩、生地黄、当归、赤芍、红花、防风、荆芥穗、枳壳（炒）各适量，水和为丸，每丸9克。口服，每次1丸，每日2次。

❷ 治疗过敏性紫癜：地榆、人参、白术、黄芪、当归、酸枣仁、远志、炙甘草、桂枝、白芍、大枣各适量，水煎服。

❸ 治疗大肠积热之大便秘结：地榆、槐角（炒）、白芍（酒炒）、枳壳（炒）、荆芥、椿皮（炒）、栀子（炒）、黄芩、生地黄各适量，水煎服。

养生秘方

地榆菖蒲酒

原料 地榆50克，当归40克，菖蒲20克，黄酒600毫升。

做法 上药捣为细末，同酒煎取1杯，去渣。食前分3次温饮。

功效 解毒敛疮，凉血止血。对产后血崩有疗效。

地榆叶茶

原料 地榆叶10克。

做法 研粗末，开水冲泡。代茶饮。

功效 具有解暑热的疗效。适用于暑热证。

地榆酒

原料 地榆60克，黄酒400毫升。

做法 地榆研细末，黄酒煎服，每次6克。

功效 解毒敛疮，凉血止血。适用于月经过多，或过期不止，红色深红或紫红，质地黏稠有块，心烦口渴，腰腹胀痛，面红唇干，舌质红，小便短赤，苔黄，脉滑数。

地榆附子浸酒

原料 干地榆1000克，附子40克。

做法 用10升酒浸泡五夜。每次20毫升，每天3次，忌冷水、猪肉。

功效 解毒敛疮，凉血止血。适用于休息痢。

茜草 Qian Cao

【别　名】四轮草、拉拉蔓、小活血、过山藤。

【源　属】为茜草科植物茜草的干燥根以及根茎。

【地域分布】分布于全国大部分地区。

形态特征 多年生攀援草本。茎四棱形，叶4片轮生，其中1对较大而具长柄，卵形或卵状披针形，长2.5~6厘米，宽1~3厘米；叶缘和背面脉上有小倒刺。聚伞花序顶生或腋生；花小，萼齿不明显，花冠绿色或白色，5裂，有缘毛。果肉质，小形，熟时紫黑色。花果期9~10月。

性味归经 苦，寒。归肝经。

采集加工 春、秋季采挖，除去茎苗，去净泥土及细须根，晒干。以秋季采者为佳。

功效主治 凉血，止血，散瘀，通经，活血消肿。用于各种出血证，月经不调，经闭痛经，跌打损伤。

药理偏方

❶ **各种出血**：炒茜草、生地黄各15克，白茅根30克，小蓟12克，侧柏叶炭10克，水煎服。

❷ **妇女血崩**：茜草炭（茜草炒至表面黑色）、仙鹤草各15克，地榆炭、棕榈炭各12克，水煎服或与鸡蛋煎服。

❸ **月经不调**：丹参15克，茜草、牛膝各12克，桃仁、泽泻各10克，水煎服。

❹ **慢性气管炎**：茜草20克，浙贝母、甘草、杏仁各10克，麻黄5克，石膏30克。水煎，每日1剂。

❺ **过敏性紫癜**：茜草根30克，生地黄15克，元参12克，牡丹皮、防风、白芍、黄芩各10克，甘草6克。水煎，每日1剂。

❻ **口腔溃疡**：茜草20克，黄连5克。水煎。每日1剂，连服14天。

❼ **慢性腹泻**：茜草、山药适量，炒黑存性，研为细末，加少许红糖。每天3次，每次9克，饭前服，1周为1个疗程。

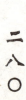

养生秘方

茜草猪蹄

原料 猪蹄 2 个，茜草 20 克，大枣 10 枚。

做法 先将茜草用纱布包裹好。再把猪蹄洗净剁成小块，与大枣一起放锅煮至猪蹄熟烂，除去茜草可食。

功效 滋阴养血，凉血止血，适用于鼻衄、便血等证。

茜草酒

原料 鲜茜草根 40 克，高粱白酒 1000 毫升。

做法 茜草根洗净，浸于白酒中，6 天后服用。每天 1 次，空腹热服。第 1 次喝七八分醉，蒙被发汗。以后的用量逐渐减少。

功效 适用于关节疼痛。

白及
Bai Ji

【别　名】甘根、连及草、羊角七、千年棕、君求子、白鸡儿、利知子。

【源　属】为兰科植物白及的干燥块茎。

【地域分布】主产于贵州、四川、湖南、湖北、安徽、浙江、江苏、陕西等地。

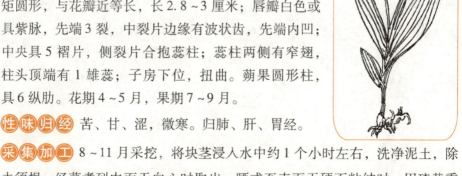

形态特征 多年生草本。叶 4~5 片，狭矩圆形或披针形，基产下延成鞘，抱茎。总状花序顶生，有花 3~8；苞片 1，早落；花大，紫色或淡红色；萼片狭矩圆形，与花瓣近等长，长 2.8~3 厘米；唇瓣白色或具紫脉，先端 3 裂，中裂片边缘有波状齿，先端内凹；中央具 5 褶片，侧裂片合抱蕊柱；蕊柱两侧有窄翅，柱头顶端有 1 雄蕊；子房下位，扭曲。蒴果圆形柱，具 6 纵肋。花期 4~5 月，果期 7~9 月。

性味归经 苦、甘、涩，微寒。归肺、肝、胃经。

采集加工 8~11 月采挖，将块茎浸入水中约 1 个小时左右，洗净泥土，除去须根，经蒸煮到内面无白心时取出，晒或至表面干硬不粘结时，用硫黄熏后，炕干或晒干，然后撞去残须，使表面呈光洁淡黄白色，筛去杂质。

功效主治 收敛止血，消肿生肌。用于肺结核及支气管扩张咯血，胃溃疡，外伤出血，手足皲裂等。

药理偏方

① **白内障**：白及、麦门冬、赤芍药各12克，珍珠母、大血藤各30克，刺蒺藜18克，当归、黄芩、木通各10克。加水煎沸15分钟，出药液，再加水煎20分钟，去渣，两煎药液调兑均匀，每日1剂。用于外伤性白内障，属慢性期去黄芩，加红花、海藻、昆布各10克。

② **外伤小血管破裂出血**：白及2克，白矾1克，向阳花5克。将各药研磨成极细粉末，混合均匀，贮瓶内备用。将药粉撒在创面上。

③ **外伤出血**：白及、枪花果、止血树各适量。晒干后一起碾磨成极细粉末装净瓶备用。将药粉适量撒在出血处，加压包扎，胶布固定。

④ **肺痿**：白叶猪肺1具，白及片30克，猪肺挑去血筋、血膜，洗净，同白及入瓦罐，加酒，淡煮熟，食肺饮汤。

⑤ **肺结核**：白及50克，炙枇杷叶、藕节、阿胶珠各25克，共为细粉，以生地黄汁为丸，每次6克。

养生秘方

白及燕窝羹

原料 白及、燕窝各15克，冰糖20克。

做法 把白及洗净，放入炖杯内，加入适量的水。用小火炖半小时，滤去渣，留汁待用。燕窝水发透，去燕毛；冰糖打碎，待用。把白及汁放入炖杯内，放入燕窝，用大火烧沸，小火炖煮半小时，加入适量冰糖即可。

功效 本品具有滋阴润肺，消肿止血的功效。适宜于肝硬化吐血患者食疗之用。

白及粳米粥

原料 白及10克，粳米100克。

做法 将白及洗净，切成2厘米见方的小块；粳米淘洗干净。将粳米、白及放入锅内，加水适量，置武火上烧沸，再用文火煮30分钟即成。

功效 养胃，止血，消肿。对大肠溃疡，便血患者尤佳。

仙鹤草

Xian He Cao

【别　名】龙芽草、脱力草、子母草、路边黄、毛鸡根。

【源　属】为蔷薇科植物龙牙草的干燥茎叶部分。

【地域分布】全国各地均有出产。

形态特征 多生于田野、路旁。多年生草本，高0.4~1.2厘米。全株有白色长毛。茎出自根端，圆形。叶互生，奇数羽状复叶，小叶大小不等，顶生小叶和1~3对侧生小叶较大，长约6厘米，边缘有锯齿，在大型小叶之间有数对小叶；叶柄基部有2片卵形，叶状托叶，抱茎。花期夏季，枝梢叶腋开黄色小花，总状花序。瘦果小，包在有钩刺的宿存花萼内。

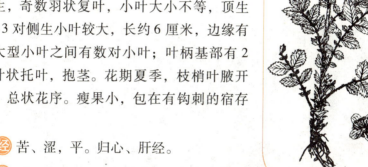

性味归经 苦、涩，平。归心、肝经。

采集加工 夏、秋季茎叶生长茂盛时采收为佳，除去杂质，鲜用或晒干备用。

功效主治 收敛止血，截疟，止痢，解毒。用于咯血，吐血，崩漏下血，疟疾，血痢，痈肿疮毒，阴痒带下。

药理偏方

❶ **上消化道出血**：侧柏叶（炭）、白及、大黄各10克，研为末，以仙鹤草15克煎水调服。

❷ **血崩**：墨旱莲、荠菜、仙鹤草各15克，水煎服。

❸ **咳血吐血**：紫草、仙鹤草各9克，景天三七5克，水煎服。

❹ **便血**：仙鹤草、地榆各15克，黄芩、栀子、槐花各9克，黄连3克，水煎服。

❺ **功能性子宫出血**：仙鹤草、地榆花、旱莲草各30克，生地黄、白芍各15克，地骨皮、牡丹皮、茜草根炭、小蓟各12克，水煎服，每日1剂。

养生秘方

仙鹤草党参鸡汤

原料 仙鹤草、党参各15克，黄芪10克，炮姜6克，母鸡1只，精盐适量。

做法 将母鸡杀后去杂，洗净。余药一并装入鸡腹内，加入适量水炖鸡，至鸡肉酥软，汤成，加少许精盐调味。

功效 能收敛止血，补脾养血，对气血两虚型贫血之面色苍白无华、神疲乏力、呼吸气短、头晕眼花、心悸少眠、牙龈出血、皮下紫斑、舌质淡白、脉细数而弱有疗效。

仙鹤草红枣汤

原料 仙鹤草30克，红枣15枚。

做法 将红枣、仙鹤草放入锅内，倒入3碗清水，煎至1碗。取汁饮服，每天1剂，可连煎2次，分2次服。

功效 补脾养血，减轻放、化疗对造血系统的损害。对各种癌症放疗、化疗的患者有辅助作用。

蒲黄 Pu Huang

【别　名】水蜡烛、毛蜡烛、蒲棒。

【源　属】为香蒲科水生草本植物狭叶香蒲或香蒲属其他植物的花粉。

【地域分布】我国各地均产。以浙江、江苏、山东、安徽、湖北等地产量为多。

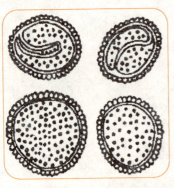

形态特征 叶扁平，线形，质稍厚而柔，下部鞘状，穗状花序圆柱形；雄花序在上，长20~30厘米，雌花序长10~30厘米。小坚果无沟。花期6~7月，果期7~8月。

性味归经 甘，平。归肝、心经。

采集加工 5~6月花刚开放时，采收花离上的雄花，晒干碾压，筛取粉末，生用或炒用。

功效主治 止血化瘀，通淋。用于吐血、衄血、咯血、崩漏、经闭痛经、脘腹刺痛、外伤出血、跌扑肿痛。

药理偏方

① 风湿性关节炎：蒲黄80克，附子10克。共为细末，每次服3克，每天3次。

② 蛲虫病：蒲黄、石榴树根皮、大黄各1.5克，海人草5克，黄柏1克。一同研磨成细末。每次冲服4克。睡前服。

③ 泌尿系结石：蒲黄、五灵脂、赤芍、延胡索、川芎、制没药、当归各10克，干姜、小茴香、肉桂各3克。加水煎沸15分钟，滤出药液，再加水煎20分钟，去渣，两煎药液兑匀，分服，每日2剂。

④ 产后心腹痛：蒲黄（炒香）、五灵脂（酒研，淘去沙土）各等份。共研为末，入水煎，趁热服下。

⑤ 便血不止：蒲黄（微炒）100克，郁金（挫）150克。上2味捣罗为散，每次服5克。最好用小米粥调服。

养生秘方

蒲黄蜜玉竹

原料 鲜玉竹500克，蜂蜜50克，生蒲黄、香油各6克，白砂糖10克，香精1滴，淀粉适量。

做法 把鲜玉竹去须根洗净，切成3厘米长的段。炒锅放火上，放入香油、白砂糖炒成黄色，加适量开水，并将蜂蜜和生蒲黄加入，再放入玉竹段，烧沸后用小火焖烂，捞出玉竹段。锅内汁加1滴香精，用少许淀粉勾芡，浇在玉竹段上即成。

功效 清润肺胃。

藕节

Ou Jie

【别 名】无藕节、藕节巴。

【源 属】为睡莲科多年生水生草本植物莲的地下茎的节。

【地域分布】全国大部分地区均有生产。

形态特征 藕节呈圆柱形，长2~4厘米，直径约2厘米。表面灰黄色或灰棕色，节部膨大，有多数须根或根痕，两端残留面有裂纹，体轻而质硬，不

易折断，横断面有较大的圆孔7~9个，大小不等。

性味归经 甘、涩，平。归肝、脾、胃经。

采集加工 秋、冬季挖藕时，切下节部，洗净晒干。生用或炒炭用。

功效主治 止血，散瘀。治咳血、吐血、衄血、尿血、便血、血痢、血崩。

药理偏方

❶ **眼眶神经痛**：藕节、荷蒂、天麻、白附子、川芎各5克，半夏、白芷、防风、僵蚕各10克，细辛2克。加水煎沸15分钟，滤出药液，再加水煎20分钟，去渣，两煎药液兑匀，分服，每日1剂。

❷ **高热汗出，鼻衄，烦渴，舌苔黄，脉数**：藕节、旱莲草、仙鹤草、葛根各15克，生甘草2克，生石膏30克，淡竹叶、连翘、白茅根、钩藤各10克。加水煎沸15分钟，滤出药液，再加水煎20分钟，去渣，两煎药液对匀，分服，每天2剂。

❸ **血瘀气滞型功能性子宫出血**：藕节炭、红花、桃仁、蒲黄炭、血余炭各10克，山楂炭、乌梅各20克，当归15克，赤芍、炒香附各12克，三七粉3克（冲服）。加水煎沸15分钟，滤出药液，再加水煎20分钟，去渣，两煎药液兑匀，分服，每日1剂。

❹ **钩端螺旋体病，咳嗽带血，胸闷胸痛**：藕节、川贝母、牡丹皮、白及、杏仁各10克，犀角1克（为末，冲服），生地黄15克。加水煎沸15分钟，滤出药液，再加水煎20分钟，去渣，两煎药液对匀，分服，每日2剂。

养生秘方

藕节西瓜粥

原料 鲜藕节榨汁、西瓜榨汁各250毫升，粳米100克，白砂糖适量。

做法 将上述配料（白砂糖除外），共煮粥，熟时加适量白砂糖服用，每日1~2次。

功效 主要治疗肝火上逆型鼻衄、头痛、目赤、口苦、咽干、易怒，舌边红、苔薄黄、脉弦数。

藕节黄芪猪肉汤

原料 藕节、黄芪、山药、党

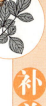

参各 30 克，莲子 15 克，猪瘦肉 100 克。

【做法】将猪肉洗净，切小块。将藕节、莲子、黄芪、山药、党参洗净，同猪瘦肉一起入锅煎煮，煎至瘦肉熟烂，即可饮汤吃肉。

【功效】藕节味涩性平，为止血药。党参有补中益气，生津止渴的作用，治虚证。莲子补脾胃，补养心气。山药补肾固精，补气健脾，养阴益肺。黄芪补气长相，益卫固表。

藕节冬瓜茶

【原料】生藕节 100 克，白冬瓜 200 克。

【做法】按上方量切成细块，置暖水瓶中，以沸水冲泡大半瓶，加盖焖 20 分钟，代茶频饮。1 日内饮完。

【功效】清热利水，收敛止血。主治血淋，证见尿色红赤，或夹紫暗血块、溲频短急、灼痛。

艾叶
Ai Ye

【别　　名】艾蒿叶、灸草、蕲艾。

【源　　属】为菊科植物艾的干燥叶。

【地域分布】除极干旱和高寒山区外，我国其他地区均有出产。

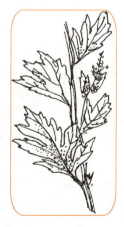

【形态特征】多年生草本。茎直立，圆形，质硬，基部木质化，被灰白色软毛，从中部以上分枝。单叶，互生；茎下部的叶在开花时即枯萎；中部叶具短柄，叶片卵状椭圆形，羽状深裂，裂片椭圆状披针形，边缘具粗锯齿，上面暗绿色，稀被白色软毛，并密布腺点，下面灰绿色，密被灰白色绒毛；近茎顶端的叶无柄，叶片有时全缘完全不分裂，披针形或线状披针形。花黄褐色，顶生头状花序排成总状圆锥花丛，总苞密被灰白色绒毛。瘦果长圆形，无冠毛。茎叶有芳香气。

【性味归经】辛、苦，温。有小毒。归肝、脾、肾经。

【采集加工】夏季花未开时采摘为佳，除去杂质，鲜用或晒干备用。

功效主治 温经止血，散寒止痛。用于少腹冷痛，经寒不调，吐血，宫寒不孕，崩漏经多，衄血，妊娠下血；外治皮肤瘙痒。

药理偏方

❶ **泄泻**：艾叶、麻黄各15克。加水煎。药渣敷脐，汤液坐浴。每日1剂。

❷ **子宫肌瘤**：艾叶炭、炒蒲黄、香附、红花、海藻各8克，昆布5克，夏枯草、皂角刺各15克。加水煎沸15分钟，滤出药液，再加水煎20分钟，去渣，两煎药液对匀，分服，每天1剂。

❸ **寒热型慢性结肠炎**：艾叶、甘草各2克，薏苡仁20克，白芍、白术各12克，白头翁10克，乌梅8克，炮姜、黄连、附子、黄柏各5克。加水煎沸15分钟，滤出药液，再加水煎20分钟，去渣，两煎药液兑匀，分服，每日1剂。

❹ **呃逆**：艾叶10克，硫黄5克，生姜1片，料酒适量。硫黄、艾叶用酒煎沸。让患者含生姜片，用煎药的蒸汽熏鼻。每日1次，连用3日。

养生秘方

艾叶炖鹌鹑

原料 鹌鹑肉500克，菟丝子15克，川芎10克，艾叶30克。

做法 将菟丝子、川芎和艾叶洗净，加3碗清水煎至1碗后，用纱布滤出汁液，待用。将鹌鹑去毛及内脏，经开水烫一下，控干后放入碗中与汁液一起上笼蒸熟即成。

功效 补虚壮体，平日经常食用要以增强体质，对女性宫寒不孕有一定疗效。鹌鹑可补五脏，益中气，清利湿热，营养丰富，味道鲜美，易于消化吸收，尤其适合孕产妇食用。

艾叶姜蛋

原料 鸡蛋150克，生姜15克，艾叶9克。

做法 把生姜、艾叶、鸡蛋放入沙锅内，加水煎。蛋熟后去壳取蛋，再放入锅内煮片刻。去药渣即成。

功效 温通经脉，散寒化瘀。适用于血寒月经后期，证见月经延后，色暗红而量少，小腹疼痛，得热痛减，畏寒肢冷，面色苍白，舌淡苔薄，脉沉等。

炮姜

Pao Jiang

【别　名】螺砚木、坚漆、山见儿、白花树、刀烟木。

【源　属】为姜科植物姜的干燥根茎（干姜）的炮制加工品。

【地域分布】我国中部、南部及西南各地都有分布。浙江、江苏、安徽等地为主产区。

形态特征 形如干姜，呈不规则膨胀的块状，有指状分枝。表面鼓起，棕黑色或棕褐色，内部棕黄色，断面边缘处呈棕黑色，质地疏松。气香、味辛、辣，颗粒细致，维管束散在分布。

性味归经 苦、涩，温。归脾、肝经。

采集加工 花在夏季采收，叶在生长季节均可采收，根、茎、四季可采。洗净，晒干。

功效主治 温经止血，温中散寒。用于脾胃虚寒，腹痛吐泻，阳虚失血，吐衄崩漏。

药理偏方

❶ **脾胀呃逆、肢体疲重，夜卧不安**：炮姜、木香各1.5克，白术、当归各6克，茯苓9克，半夏、砂仁、厚朴、陈皮各3克，薏苡仁（炒）24克，生、熟谷芽各12克。先煎谷芽，再取汤煎余药服。

❷ **怠惰嗜卧，四肢不收，沉困懒倦**：炮姜1克，巴豆霜1.5克，人参、肉桂各3克，柴胡、花椒、白术各4.5克，炒厚朴、苦楝皮（酒煮）、茯苓、砂仁各9克，炮川乌13.5克，知母12克，吴茱萸15克，黄连、煨皂角刺、紫菀各18克。除巴豆霜另入外，余为细末，炼蜜为丸，梧桐子大，每次服10丸。

❸ **气嗽，心胸不利，不思饮食**：炮姜、桂心、款冬花各15克，炮附子30克，五味子、细辛、白术、炙甘草、木香各1克，研为末，每服9克，加大枣2枚，水煎服。

养生秘方

炮姜粥

[原料] 炮姜 6 克,白术 15 克,花椒、大料各 1 克,糯米 40 克。

[做法] 前 4 味同装入纱布包,水煮 20 分钟,再下糯米煮粥。每天分 3 次服,连续 2 周。

[功效] 利水消肿。适用于因受寒湿所致的发作性腹泻,脘腹胀满,四肢无力等证。

第十四章 止咳平喘药

款冬花 Kuan Dong Hua

【别 名】冬花、款花、看灯花、九九花。

【源 属】为菊科植物款冬的干燥花蕾。

【地域分布】分布于华北、西北及江西、湖北、湖南等地。

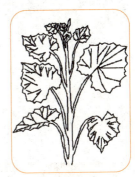

形态特征 多年生草本。基生叶，阔心形或肾心形，边缘有波浪状疏齿，上面暗绿色，光滑无毛，下面密生白色茸毛，有掌状网脉。花先于叶开放；头状花序，顶生，单一，黄色；边缘有多层舌状花，雌性；中央为管状花，两性。瘦果长椭圆形，具明显纵棱，冠毛淡黄色。花期2~3月，果期4月。

性味归经 辛、微苦，温。归肺经。

采集加工 12月或地冻前当花还未出土的时候采挖，除去花梗以及泥沙，阴干。

功效主治 润肺下气，止咳化痰。用于一切肺病咳嗽，不论外感内伤、寒热虚实，皆可用之，尤其肺虚、久嗽、肺寒痰多之咳嗽最为适宜。

药理偏方

❶ **老年慢性支气管炎**：款冬花、紫菀、浙贝母、地龙、桔梗、茯苓、炙甘草、干姜、黄芪、党参、半夏各12克，炙附子、肉苁蓉各6克，细辛、徐长卿各3克，水煎服。

② 支气管哮喘：款冬花、紫菀、半夏各9克，麻黄、射干各6克，生姜3片，细辛、五味子各3克，大枣5枚，水煎服。

③ 咳嗽痰多：款冬花10克，水煎服。

④ 急性支气管炎：款冬花25克，百合、冰糖各100克，水煎，空腹服。

养生秘方

款冬花粥

原料 粳米100克，款冬花50克，蜂蜜20克。

做法 粳米淘洗干净，用冷水浸泡半小时，捞出，沥干水分。将冬花择洗干净。取锅加入冷水、粳米，先用旺火煮沸。加入款冬花，改用小火续煮至粥成。用蜂蜜调好味，即可盛起食用。

功效 滋阴润肺，止咳化痰。

款冬茶

原料 款冬花、冰糖各10克，绿茶20克。

做法 将款冬花、冰糖、绿茶放入茶壳内，以沸水冲泡，温浸15分钟后可饮。

功效 润肺下气，止咳化痰。可治疗慢性支气管炎、肺结核。

白果 Bai Guo

【别　名】银杏、佛指甲。

【源　属】为银杏科植物银杏的种子。

【地域分布】主产于我国广西、四川、河南等地。

形态特征 落叶大乔木，高30米以上。生长于向阳的平地或山坡，喜肥沃、疏松的土壤。树皮灰色。枝有长、短两种，叶在短枝上簇生，在长枝上互生。叶片扇形，顶端2浅裂，边缘呈波浪状或不规则浅裂，叶脉略为放射状，叶柄长。花单性异株，淡绿色。核黄白色，倒卵形或椭圆形，微具白粉；内种皮坚硬，种仁肉质，白色。

性味归经 甘、苦、涩，平，有小毒。归肺经。

采集加工 每早秋季果实成熟时采收，经挑拣、清洗后入药。

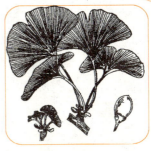

功效主治 润肺，定喘，涩精，止带，寒热皆宜。主治喘咳痰多，赤白带下，小便白浊，小便频数，遗尿等证。

药理偏方

①**肺癌**：白果25克，红枣20枚，糯米50克。将白果、红枣、糯米共煮粥。早、晚空腹温服。同时配合手术或化疗。

②**下元虚衰之白带清稀**：白果6克，莲子15克，粳米50克，乌骨鸡1只（500克）。先将乌骨鸡宰杀，去毛及内脏，将白果、莲子研为末，放入鸡腹内，再加入粳米、水，用文火炖至鸡肉熟烂，调味即成。每日1剂，分2次服。

③**润肺止咳**：炒白果（捣碎）、核桃仁（捣碎）、陈茶（略烘，研为细末）各50克，蜂蜜100克，用文火煮至黏稠，候凉，分次适量服用。

④**支气管哮喘**：白果4粒，蜂蜜25克，水煎白果，取汁，加蜂蜜调匀，每晚睡前服，连服5日。

⑤**遗精**：白果3粒，五味子15克，每日1剂，水煎，分2~3次服。

⑥**慢性肾炎**：芡实、糯米各30克，白果10粒，煮粥食，10日为1个疗程。

养生秘方

白果蒸鸭

原料 白果250克，葱、姜片、熟鸡油各20克，水鸭1只，黄酒50毫升，精盐10克，胡椒面3克，花椒12粒，猪油500克，湿淀粉2克，清汤280毫升。

做法 将白果去壳，放入开水中煮熟，撕去膜皮，切去两头，用竹签夺去心，用开水泡去苦味，放入油锅中炸1分钟捞起。将水盆鸭宰去头、脚洗净，晾干水分，用精盐8克，胡椒面2克，黄酒50毫升调匀，在鸭身内外抹匀，放入蒸碗内，加葱、姜片、花椒，注入厚汁，加清汤上笼蒸到熟烂翻入盘。炒锅放在中火上，加精盐、清汤、胡椒面、湿淀粉对成汁，下锅勾成不浓的滋汁，淋入鸡油于鸭脯上。

功效 敛肺止咳平喘，滋补身体。适用于阴虚所引起的骨蒸潮热、口渴、咳嗽；而且可以止黄带，治淋浊。

苦杏仁 Ku Xing Ren

【别　名】杏核仁、杏子、木落子、杏仁。

【源　属】为蔷薇科植物山杏、西伯利亚杏、东北杏或杏的干燥成熟种子。

【地域分布】产于东北、华北、内蒙古、山西、陕西、甘肃、宁夏、四川、贵州、山东等地。

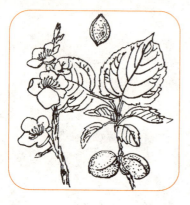

形态特征 落叶乔木，高4~9米。树皮暗红棕色，幼枝光滑，有不整齐纵裂纹。叶互生，卵圆形，先端长渐尖，基部圆形或略近心形。边缘有细锯齿或不明显的重锯齿，主脉基部被白色柔毛，叶柄带红色。花先于叶开放，单生于小枝端；花梗短或无梗；花萼5裂，花瓣5，白色或粉红色，阔卵形，长宽几乎相等。果黄红色，卵圆形，略扁，侧面具一浅凹槽，微被绒毛；核近于光滑，坚硬，扁心形，具沟状边缘；内有种子1枚，心形，红色。花期3~4月，果期4~6月。

性味归经 苦，微温，有小毒。归肺、大肠经。

采集加工 夏季采收的成熟果实，除去果肉以及核壳，取出种子，晒干后使用。

功效主治 宣肺止咳，降气平喘，润肠通便，杀虫解毒。主治咳嗽，喘促胸满，喉痹咽痛，肠燥便秘，虫毒疮疡。

药理偏方

❶ **慢性肺炎，咳喘**：苦杏仁10克，败酱草、虎杖、七叶一枝花、鱼腥草、大青叶、芦根各28克，茜草、栝楼各20克，黄芩18克。加水煎沸15分钟，滤出药液，再加水煎20分钟，去渣，两煎药液调兑均匀，分服，每天2剂。

❷ **酒渣鼻**：苦杏仁、桃仁各5克，大麻子仁（去皮）8克，大风子肉、水银各2克。上药一同捣烂成泥状，使水银成针尖大小颗粒，和各味药混匀，搓成丸状，用纱布包扎并涂搽患处4分钟，每天4次。开始要轻搽，以防搽破皮肤。搽后将药丸封存防止干燥，如过干可滴入少许菜油拌匀。每丸用10天。

❸ **支气管炎**：苦杏仁10克，大鸭梨1个，冰糖少许，先将苦杏仁去皮尖，打碎，鸭梨去核，切块，加适量水同煎。待熟入冰糖令溶，代茶饮用，不拘时。

❹ **足癣**：苦杏仁100克，陈醋300毫升，浓煎为150毫升。用药之前，将患处用温水洗净晾干，再涂药，每日3次。

养生秘方

杏仁蒸猪肉

原料 带皮猪肉500克，甜杏仁20克，冰糖30克，湿淀粉、酱油、料酒、熟猪油、大葱、姜丝各适量。

做法 猪肉洗净，切块；甜杏仁用开水泡透，去皮，放入纱布包好；锅中倒入熟猪油烧热，放入冰糖，炒至深红色，下肉块翻炒，加大葱、姜丝、酱油、料酒、水、甜杏仁，用小火炖至猪肉九成熟时，将甜杏仁取出，平铺在碗底，将炖好的肉块放在甜杏仁上，上笼蒸烂；将剩下的原汤煮沸，加湿淀粉勾芡，浇在肉上即可。

功效 清肺止咳，润肺化痰。适合肺气亏虚，肺源性心脏病以及慢性支气管炎患者经常食用。

杏仁炖雪梨

原料 苦杏仁10克，雪梨1只。

做法 雪梨洗净，上部挖1个小洞，放入杏仁。加半碗清水，放入炖盅，隔水炖1个小时。吃雪梨喝汤。每日2次。

功效 清热生津，化痰止咳。对于慢性支气管炎和肠燥便秘等效果颇佳。

百部 Bai Bu

【别　名】嗽药、百条根、野天门冬、九丛根、九虫根、九十九条根、山百根、牛虱鬼。

【源　属】为百部科植物直立百部、蔓生百部或对叶百部的干燥块根。

【地域分布】分布于南方各省区，可栽培。

形态特征 多年生草本，高60~90厘米。块根肉质，纺锤形，黄白色，几个或数十个簇生。茎下部直立、上部蔓生状。叶4片轮生（对叶百部对生），叶柄长，叶片卵状披针形，长3.5~5厘米，宽2~2.5厘米，宽楔形或截形，叶脉5~7条。5月开花，总花梗直立，丝状，花被4片，浅绿色，卵形或披针形，花开放后向外反卷；雄蕊紫色。蒴果广卵形，种子紫褐色。

性味归经 甘，苦，微温。归肺经。

采集加工 春、秋两季采挖，除去须根后，洗净，放于沸水中略烫或蒸至无白心后，取出，晒干。

功效主治 杀虫，润肺，下气，止咳。用于新久咳嗽，肺痨咳嗽，百日咳；外用于体虱，头虱，阴痒，蛲虫病；蜜炙百部润肺止咳，用于阴虚劳嗽。

药理偏方

❶ 阴虱：剃去阴毛，局部外涂25%百部酊，每天2次，连用5天。

❷ 咳嗽痰多：百部与款冬花、黄芩、石韦、桔梗等配伍应用，水煎服。

❸ 阴囊潮湿：用百部100克和苦参150克，加300毫升白酒浸泡，泡1天后用药酒涂于患处，每日2次。若浴后外涂患处，则会吸收得更好。

养生秘方

百部炖团鱼

原料 百部16克，团鱼600克，地骨皮12克，生地黄、葱结各20克，知母9克，姜块8克，绍兴黄酒20毫升，精盐10克，猪骨400克。

做法 宰下团鱼头，放尽血，

放入80℃的热水中,当裙边和甲壳分离时捞出。刮去粗皮,破除内脏,洗净后切块。中药放入双层纱布袋中封口。葱、姜洗净。猪骨、团鱼肉、药包放在旺火上烧开,撇净血沫,加葱结、姜块、绍兴黄酒,小火炖软,拣去葱结、姜块、猪骨,以精盐调味。

功效 滋阴清热,润肺止咳。适用于肺虚咳血,肺结核,阴虚内热等证。

枇杷叶 Pi Pa Ye

【别　名】枇叶、巴叶、芦桔叶。

【源　属】为蔷薇科植物枇杷的干燥叶。

【地域分布】主产于华东、中南、西南地区及陕西、甘肃等地。

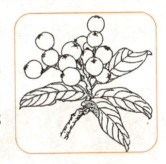

形态特征 常绿乔木或灌木。叶互生,长椭圆或倒卵形,边缘上部有疏锯齿,基部楔形,上面多皱,下面及叶柄密被锈色绒毛。圆锥花序顶生,具淡黄色绒毛,花芳香;花萼5,花瓣5,白色;雄蕊20;子房下位,2~5室,每室胚珠2,花柱2~5,基部合生,有毛。梨果橙黄色,肉甜。种子1至数粒,棕褐色,有光泽。花期9~11月,果期次年4~5月。

性味归经 苦,微寒。归肺、胃经。

采集加工 全年均可采摘,晒至七八成干时,扎成小把,再晒干。

功效主治 清肺止咳,降逆止呕。用于肺热咳嗽,气逆喘急,胃热呕逆,烦热口渴。

药理偏方

❶ 胃热呕逆:枇杷叶、竹茹、白茅根各9克,水煎,频饮。

❷ 慢性支气管炎:枇杷叶25克,水煎浓汁,取生姜25克,捣碎取汁,加蜂蜜30克,炖服。每日1剂。

❸ **百日咳**：枇杷叶1000克，桑白皮、蜂蜜各500克，百部250克，煎成蜜浆2000克。1岁以下每次10毫升，3～4岁每次20～30毫升，5～6岁每次30～50毫升，每日3～5次。

❹ **慢性咽炎**：黄芪50克，白术、防风、玄参、麦冬、山豆根、枇杷叶、丹参各20克，桔梗、当归各10克，白花蛇舌草30克，甘草5克，水煎服，随证加减。每日1剂，10剂为1个疗程，连用3个疗程。

养生秘方

杷叶糯米粽

原料 枇杷叶、糯米各适量。

做法 糯米洗净，清水泡一夜；新枇杷叶去毛洗净，用水浸软，包糯米成粽子，蒸熟食之。每天1次，连服4天。

功效 补中益气，暖脾和胃，止汗。适用于多汗，产后气血亏虚等证。

桔梗

Jie Geng

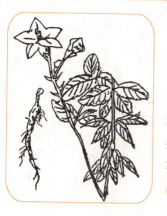

【别　　名】苦桔梗、北桔梗、西桔梗、津桔梗。

【源　　属】为桔梗科多年生草本植物桔梗的根。

【地域分布】全国大部分地区均产，以东北、华北产量较大，华东质量较好。

【形态特征】多年生草本，有白色乳汁。茎上部稍分枝，微被白粉。茎中下部叶对生或轮生，上部叶互生，卵形或卵状披针形，长2.5～6厘米，宽1～2.5厘米，边缘具不整齐锐锯齿，下面微被白粉。花大，花萼钟状，5裂；花冠阔钟状，先端5裂，紫蓝色或蓝白色；雄蕊5。蒴果倒卵形，具宿萼。花期7～9月，果期8～10月。

【性味归经】苦、辛，平。归肺经。

采集加工 春、秋季采挖,除去泥土、须根,去外皮(或不去外皮),晒干。

功效主治 宣肺,祛痰,利咽,排脓,升提肺气。用于咳嗽痰多,寒、热均可用之。用于肺痈引起的发热、咳吐脓血、痰黄腥臭、胸闷不畅、咽喉肿痛、音哑、下痢、里急后重、小便不利等。

药理偏方

① **伤寒腹胀**:桔梗、半夏、陈皮各15克,姜5片,水2盅,煎至1盅,温服。

② **胸胁胀满**:桔梗与牡蛎、瓦楞子、郁金、海蛤壳等配伍,水煎服。

③ **肺癌**:桔梗与鱼腥草、蒲公英、栝楼皮、葵树子等配伍,水煎服。同时配合手术或化疗。

④ **支气管哮喘**:桔梗10克,鱼腥草30克,水煎服。

⑤ **慢性支气管炎**:桔梗、远志、杏仁、知母各6克,黄芩10克,水煎服。

⑥ **感冒,咳嗽痰多**:桔梗、白前、荆芥各10克,甘草6克,水煎服。

⑦ **咽喉肿痛**:桔梗、甘草各6克,牛蒡子、薄荷各10克,水煎服。

养生秘方

桔梗炖猪肺

原料 猪肺2个,桔梗、紫菀、杏仁各10克,花旗参5克,地骨皮15克。

做法 将猪肺切成块状,反复用手挤压,除去泡沫,洗净,放入清水中煮开,捞出放入炖盅内;将桔梗、紫菀、杏仁、花旗参、地骨皮洗净放入炖盅内,加适量水隔水炖3个小时左右,调味后即可食用。

功效 润肺止咳。

桔梗冬瓜汤

原料 冬瓜150克,杏仁10克,桔梗9克,甘草6克,食用油、精盐、大蒜、葱、酱油、味精各适量。

做法 将冬瓜洗净、切块,放入锅中,加入食用油、精盐煸炒后,加适量清水,下杏仁、桔梗、甘草一并煎煮,至熟后,以精盐、大蒜等调料调味即成。

功效 疏风清热,宣肺止咳。适用于风邪犯肺型急性支气管炎。

补益中药养生精华

寒凉咳嗽酒

原料 桔梗、栝楼皮、贝母、半夏、枳壳、桑白皮、枇杷叶、茯苓各5克,杏仁、细辛、豆蔻仁、五味子、甘草各1克,全紫苏12克,陈皮、干姜各6克,低度白酒800毫升。

做法 将以上药物一同放入玻璃瓶中,密封浸泡14日即可开封。每日早、晚各饮用1杯(约10毫升)。

功效 温阳散寒。主治寒凉咳嗽。

润肺止咳茶

原料 桔梗、玄参、麦冬各6克,乌梅、生甘草各3克。

做法 将上几味一同放入保温杯中,以适量沸水冲泡,加盖闷15分钟即可饮用。

功效 润肺止咳。

清炒桔梗苗

原料 桔梗苗300克,精盐、味精各2克,大葱5克,植物油适量。

做法 桔梗苗洗净,去杂,切段待用,葱切段,油烧六成热,下葱段煸香,投入桔梗苗煸炒,加入精盐、味精,装盘即成。

功效 扶正祛病,润肤健美。

第十四章 止咳平喘药

胖大海
Pang Da Hai

【别　名】安南子、大洞果、胡大海、大发、大海子、通大海、大海、大海榄。

【源　属】为梧桐科植物胖大海的干燥成熟种子。

【地域分布】生于热带地区,分布于亚洲东部和东南部,广东、海南、广西有引种。

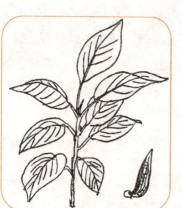

形态特征 落叶乔木。树皮粗糙。叶互生,革质,有光泽,卵形或椭圆状披针形,全缘,光滑无毛。花杂性同株,圆锥花序,顶生或腋生;花萼钟形,深裂;花瓣呈星状伸张。果1~5个,船状,成熟前开裂。种子棱形或倒卵状,深褐色,有褶皱。

性味归经 甘,寒。归肺、大肠经。

采集加工 果实成熟开裂的时候,采收种子,晒干,生用。

功效主治 利咽解毒，清热润肺，润肠通便。用于肺热声哑，咽喉干痛，干咳无痰，头痛目赤，热结便秘。

药理偏方

① 便秘：胖大海3～5枚，与桔梗、生甘草、蝉蜕、薄荷、金银花、麦门冬等配伍。清热利泻。

② 红眼病：胖大海3～4枚，用凉开水泡散备用。0.9%生理盐水冲洗患眼后，将泡散的胖大海完全覆盖患眼上、下睑（每只患眼1～2枚），用纱布固定后仰卧。每晚1次，连用3～4日。

③ 急性扁桃体炎：胖大海3～5枚，甘草3克，泡茶饮服，连用3～5日。

④ 失音、嘶哑：胖大海5枚，石菖蒲5克，薄荷少许。将以上药放入保温杯中，注入沸水，冲泡10分钟即可。

养生秘方

大海甘桔饮

原料 胖大海2枚，桔梗10克，甘草6克。

做法 将上述配料共煎汤饮用。

功效 本方以胖大海清肺化痰，利咽，开音；桔梗祛痰利咽，开声音；甘草清热解毒。用于肺热咳嗽，咽痛音哑。

胖大海杞子羹

原料 胖大海100克，枸杞子、豌豆各10克，冰糖250克。

做法 将胖大海装入汤盅内，用开水浸泡发，盖上盖，半小时后用手捞出，原汁留用。将捞出的胖大海置白瓷盘上，用小镊子去皮和核后，用清水洗一遍，再用原汁泡上；枸杞子用温水泡发。锅内倒入500克水，加入冰糖烧开溶化，过罗筛，将锅洗净倒入糖水、胖大海汁和枸杞子烧开，撇去泡沫，装入汤盅内撒豌豆即成。

功效 明目清火。

胖大海茶

原料 胖大海4枚，蜂蜜适量。

做法 将上述2味用沸水浸泡饮用。

功效 本方用胖大海、蜂蜜清热润肠，通利大便。用于肠道燥热，大便秘结。

竹茹
Zhu Ru

【别　名】竹皮、淡竹皮茹、青竹茹、淡竹茹、竹二青、竹子青。

【源　属】为禾本科青秆竹和淡竹的秆的中间层，即去除绿层后剩余的纤维。

【地域分布】主产于广东、广西、福建等地。

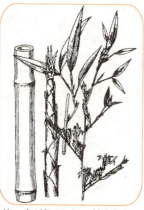

形态特征 乔木或灌木。秆散生，秆高6～8米，直立，中空，幼时被白粉，节稍隆起。叶互生，狭披针形，淡绿色，全缘，背面密生短柔毛。花少见。

性味归经 甘，微寒。归肺、胃、胆经。

采集加工 全年都可采制，取新鲜茎，除去外皮，将稍带绿色的中间层刮成丝条，或者捆扎成束，削成薄片，阴干。

功效主治 清热化痰，除烦止呕。用于痰热咳嗽，烦热呕吐，惊悸失眠，中风痰迷，舌强不语，胃热呕吐，妊娠恶阻，胎动不安。

药理偏方

❶ 慢性胰腺炎：竹茹20克，柴胡、大黄（后下）、黄芩各15克，白芍12克，枳实、半夏、生姜各10克。加水煎沸15分钟，滤出药液，再加水煎20分钟，去渣，两煎药液调兑均匀，分服，每天1剂。

❷ 胃脘痛：黄连3～9克，姜竹菇、半夏、陈皮、茯苓、枳壳各10克，炙甘草6克，水煎，每日1剂，分2次服。

❸ 金黄色葡萄球菌肺炎：竹茹15克，蒲公英、金银花、败酱草各30克，陈皮、黄连、茯苓各10克，枳实、半夏、甘草各5克。加水煎沸15分钟，滤出药液，再加水煎20分钟，去渣，两煎药液调兑均匀，分服，每日1剂。

❹ 先兆流产：竹茹（碎断）10克，阿胶20克，黄酒400毫升。将以上药用黄酒煮至数十沸，待阿胶烊化，过滤去渣，候冷备用。口服，每日1剂，早、中、晚各服1次。

⑤ **慢性胰腺囊肿,食欲不振**:竹茹、陈皮、半夏、枳壳、茯苓、大腹皮、佛手各10克,神曲、山楂、麦芽各15克,白豆蔻3克。加水煎沸15分钟,滤出药液,再加水煎20分钟,去渣,两煎药液调兑均匀,分服,每日1剂。

养生秘方

竹茹粳米粥

原料 竹茹15克,生姜3片,南粳米60克。

做法 竹茹煎汤,去渣取汁,南粳米和生姜水煮稠粥,待粥将熟时入竹茹汁,再煮1沸。每日2次,温服食。

功效 适用于咯痰黄稠,肺热咳嗽,胃虚呃逆,胃热呕吐,妊娠呕吐,产后虚烦以及病后体弱,虚热烦渴等证。胃寒呕吐者忌服。

竹茹芦根茶

原料 竹茹、芦根各30克,生姜3片。

做法 用水煎,取汁。代茶饮用。

功效 清胃热。适用于胃热呃逆,病后哕逆等证。

竹茹蜜

原料 竹茹15克,蜂蜜30克。

做法 竹茹煎水取汁,放入蜂蜜服。

功效 养阴降逆。适和于胃气不降,胃阴虚,恶心,妊娠恶阻等证。

川贝母 Chuan Bei Mu

【别 名】松贝、青贝、贝母、叶贝母、尖贝母。

【源 属】为百合科植物川贝母、暗紫贝母、甘肃贝母或者棱沙贝母的干燥鳞茎。

【地域分布】主产于四川、西藏、云南、甘肃、青海等地。

形态特征 多年生草本,高15~50厘米。鳞茎粗1~1.5厘米,由3~4枚肥厚鳞瓣组成;鳞瓣肉质,类圆锥形或近球形,类白色,外层鳞瓣2枚,大小悬殊,大瓣紧抱小瓣,顶部闭合,内有类圆柱形心芽和2枚小鳞瓣。茎直

第十四章 止咳平喘药

补益中药养生精华

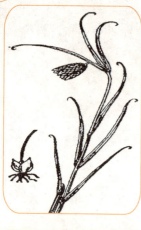

立,常在中部以上有叶。单叶,叶片呈狭披针条形,先端渐尖,顶端稍有卷曲,花期6月,黄色或黄绿色,单朵生于茎顶;花被6片。果期7~8月,果实长圆形。

性味归经 苦、甘,微寒。归肺、心经。

采集加工 夏、秋季采挖,挖出后洗净,用白矾水擦去外皮,低温干燥或晒干。

功效主治 化痰止咳,清热润肺。对肺热燥咳,干咳少痰,阴虚劳嗽,咯痰带血有疗效。

药理偏方

❶ **预防咳嗽**:川贝母、枇杷叶、苦杏仁、麦门冬、生地黄、甘草、桔梗、薄荷各适量,水煎服。

❷ **痰湿阻络型颈椎病**:川贝母、木瓜、陈皮、丝瓜络各10克,粳米50克。将以上药材洗净,先煎木瓜、陈皮、丝瓜络,去渣取汁,加水、粳米煮粥,粥熟时加入川贝母(捣碎)、冰糖,再稍煮即成。

❸ **慢性喉炎**:川贝母150克,款冬花50克,核桃仁100克,蜂蜜200克。将前2味共研为细末,加入核桃仁,捣烂,再加蜂蜜调匀,蒸1个小时即成蜜膏。早、晚餐前各服15克,用开水送服。

❹ **慢性咽炎**:川贝母10克,野菊花15克,麦门冬20克,水煎。每次送服云南白药0.5克,每日3次,10日为1个疗程。

❺ **慢性支气管炎**:川贝母、知母、黄芩各10克,石膏、栝楼各15克,水煎服。

❻ **肺结核**:川贝母、百合各10克,麦冬、北沙参各15克,蜜百部12克,水煎服。

养生秘方

川贝母炖蜜糖

原料 川贝母12克(末则用6克),蜜糖15克。

做法 川贝母打碎,和蜜糖一起放到炖盅内,隔水炖服。1次服完。

功效 具有润肺清热止咳的功效。适用于肺燥咳嗽，小儿痰咳等。

川贝雪梨炖猪肺

原料 川贝母15克，猪肺40克，雪梨2个，冰糖20克。

做法 梨切成方丁；猪肺洗净，切成3厘米长、1厘米宽的块，挤去泡沫；贝母洗净。上3味一同置入沙锅内，加适量水及冰糖，烧沸后转小火炖1个小时。每日1次，分3次服。

功效 具有化痰润肺镇咳的功能。适用于肺结核咳嗽、咯血、老年人燥热、无痰干咳等证。

天南星 Tian Nan Xing

【别　名】南星、野芋头、蛇不芋、山苞米、蛇包谷、山棒子。

【源　属】为天南星科植物天南星、异叶天南星或东北天南星的干燥块茎。

【地域分布】全国各地均产。

形态特征 多年生草本，高40～90厘米。块茎扁球形。叶1片，放射状分裂，裂片7～20，披针形，长7～24厘米，宽2～5厘米，先端细丝状；叶柄长，肉质，雌雄异株，肉穗花序序由叶柄鞘部抽出。佛焰苞由顶端张开，里面具紫斑，先端细丝状，花轴承附属体棒状，雄花具雄蕊2～4；雌花密集，子房圆形，浆果鲜红色。花期5～7月，果期8～9月。

性味归经 苦，辛，温，有毒。归肺、肝、脾经。

采集加工 秋、冬季采挖，去净须根，洗净，撞去外皮，晒干。制用。

功效主治 祛风止痉，燥湿化痰，散结消肿。用于顽痰咳嗽，中风痰壅，风痰眩晕，半身不遂，口眼歪斜，癫痫，惊风，破伤风；生用外治痈肿，蛇虫咬伤。

药理偏方

❶ 新生儿破伤风：天南星、僵蚕各6克，全蝎1.5克，蓖麻根15克，蝉蜕、葛根、金银花、防风、钩藤克，水煎服。

❷ **增生性关节炎偏寒湿者**：天南星（炮）、川乌（炮）、草乌（炮）、地龙各 180 克，乳香、没药各 60 克，水煎取汁外涂患处。

❸ **老年肺炎**：天南星、白芥子各 30 克，姜汁适量。将天南星、白芥子共研细末，加姜汁调匀成糊状，分别涂布于涌泉穴和中脘穴，待药糊干后即换上新的药糊，每日 3～5 次，连续 3～5 日。

养生秘方

急性支气管炎煎剂

[原料] 天南星、浙贝母、白附子、半夏各 3 克。

[做法] 水煎，代茶饮，每日 1 剂。

[功效] 可治小儿急性支气管炎。成人用量加倍。

浙贝母 Zhe Bei Mu

【别　名】大贝、浙贝、象贝、大贝母、元宝贝。

【源　属】为百合科植物浙贝母的干燥鳞茎。

【地域分布】分布于安徽、江苏、湖南和浙江。浙江宁波地区有大量栽培。

[形态特征] 多年生草本。茎单一。茎下部叶对生，中部叶轮生，上部叶互生，狭披针形至条形，先端卷曲。花下垂，钟状，花单生，或数朵生于茎顶或上部叶腋，苞片叶状，先端卷曲；花被片 6，黄绿色，内面有紫色方格斑纹，基部上方有蜜腺窝；雄蕊 6。蒴果有 6 条较宽的纵翼。花期 3～4 月，果期 4～5 月。

[性味归经] 苦，寒。归肺、心经。

[采集加工] 初夏植株枯萎时采挖，除去地上部分，洗净，大者除去心芽，习称"大贝"；小者不去心芽，习称"珠贝"。分别除去外皮，拌以煅过的贝壳粉，吸去擦出的浆汁，干燥；或采挖后，除去地上部分，大小分开，洗净，除去心芽，切成厚片，干燥，习称"浙贝片"。

[功效主治] 清热化痰，开郁散结。用于风热犯肺、燥热伤肺，以及痰热壅肺

所致的咳嗽、痰黄、口苦，痰热郁结所致的瘰疬、瘿瘤等；还用于热毒夹痰所致的痈疡疮毒、肺痈等。

药理偏方

❶ 感冒咳嗽：浙贝母、苦杏仁、白前、紫菀各10克，水煎服。

❷ 痈毒肿痛：浙贝母、连翘9克，金银花18克，蒲公英24克，水煎服。

❸ 乳痈：浙贝母、紫河车草各9克，为末，黄糖拌，酒调服。

❹ 胃及十二指肠溃疡：浙贝母15克，海螵蛸85克，为末拌匀服，每次3～6克，每日3次，饭前服。

养生秘方

浙贝母粳米粥

原料 浙贝母10克，粳米60克，白糖15克。

做法 将浙贝母洗净，烘干研成末。将米淘净，放入锅内，加水适量，置大火上煮沸，继用小火熬煮成粥，放入白糖、浙贝母末调匀，再煮3分钟即可。

功效 清肺化痰止咳，养阴生津。对于支气管炎中期，肺热较甚之咳嗽，痰多黄稠，口苦等证有疗效。

贝母菊花茶

原料 浙贝母、菊花各50克，桑叶100克。

做法 将上述原料研为粗末，用纱布袋分装，每袋15克，每次用1袋，放入杯中，用沸水冲泡饮用。

功效 疏风清热，解表宣肺。对于发热头痛，鼻塞咳嗽患者有效。

半夏 Ban Xia

【别　名】地芙菇、羊眼半夏、地珠半夏、老鸦头。

【源　属】半夏为天南星科多年生草本植物半夏的块茎。

【地域分布】主产于湖北、四川、安徽、河南、山东等地。

形态特征 多年生小草本，高15～35厘米。块茎近球形，味出自块茎顶端，

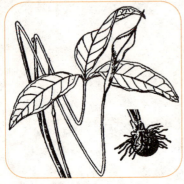

叶柄长5~25厘米，在叶柄下部内侧生一白色珠芽；一年生的叶为单叶，卵状心形；2~3年后，叶为3小叶的复叶，小叶椭圆形至披针形，中间小叶较大，长5~8厘米，宽3~4厘米，两侧的较小，先端锐尖，基部楔形，全缘，两面光滑无毛。肉穗花序，顶生，花序梗常比叶柄长；花单性，无花被，雌雄同株；雄花着生在花序上部，白色，雄蕊密集成圆筒形，雌花着生于雄花的下部，绿色，两者相距5~8毫米。浆果卵状椭圆形，绿色，长4~5毫米。花期5~7月，果期8~9月。

性味归经 辛，温。有毒。归脾、胃、肺经。

采集加工 夏、秋季节采挖，洗净后，除去外皮及须根，晒干。

功效主治 燥湿化痰，降逆止呕，消痞散结。用于痰多咳喘，痰饮眩悸，风痰眩晕，痰厥头痛，呕吐反胃，胸脘痞闷，梅核气。

药理偏方

❶ 早期胃癌：半夏、丹参、党参、枳壳各8克，半枝莲、白茅根各30克，代赭石、鸡内金各15克，川乌头3克，巴豆霜0.15克，白糖50克。加水煎沸15分钟，滤出药液，再加水煎20分钟，去渣，两煎药液调兑均匀，分服，每日1剂。

❷ 十二指肠炎：半夏、吴茱萸、黄连、厚朴、藿香、车前子、茯苓、陈皮、白术各10克。加水煎沸15分钟，滤出药液，再加水煎20分钟，去渣，两煎药液调兑均匀，分服，每天1剂。

❸ 因寒所致胃脘痛：半夏、陈皮、炙甘草、生姜、香附、茯苓、山药、砂仁各5克，大枣5枚，干姜12克，白术8克。加水煎沸15分钟，滤出药液，再加水煎20分钟，去渣，两煎药液调兑均匀，分服，每日1剂。

❹ 急性乳腺炎：生半夏3~6克，葱白2~3根，共捣烂，揉成团，塞于患乳对侧鼻孔，每日2次，每次塞半小时。

养生秘方

茯苓半夏粥

原料 茯苓20克,法半夏10克,陈皮、苏叶各6克,生姜2克。

做法 法半夏研末,与茯苓同入锅加水煮成粥。沸后入陈皮、苏叶、生姜再煮沸,去苏叶、陈皮。

功效 化痰开结,主治肝郁痰阻型性感异常。

七物鲜鸡汤

原料 党参、葱各15克,制半夏、生姜、干姜、大枣各10克,黄连、甘草5克,鸡肉500克,料酒10毫升,胡椒粉3克,精盐、鸡精各6克。

做法 把前7味药物洗净,放入盆内;鸡肉洗净,切成4厘米的块;葱切段。将7味药物用纱布袋装好,扎紧口与鸡肉同放炖锅内,加水适量,放入料酒、葱、胡椒粉,置武火上烧沸,改用文火炖40分钟,再加入精盐搅匀即成。

功效 健脾胃,益气血。对胃酸过多、胃功能减退者尤佳。

白附子
Bai Fu Zi

【别　名】禹白附、牛奶白附、鸡心白附。

【源　属】为天南星科植物独角莲的干燥块茎。

【地域分布】主产于河南、陕西、四川、甘肃等地。

形态特征 多年生草本。叶基生,1~2年生的有1叶,3~4年生的有3~4叶;叶戟形,长15~35厘米,宽7~30厘米,先端渐尖,基部箭形;叶柄肥大,半圆形,基部扩大成鞘。花序柄从块茎生出,圆柱形,内侧稍扁平,绿色,带紫色纵条斑点;佛焰苞先端渐尖,下部管状;肉穗花序,雄花在上部,雌花在下部,间距约2.5厘米。浆果红色,花期6~7月,果期8~9月。

性味归经 辛、甘,温,有毒。归胃、肝经。

采集加工 秋季采挖,除去残茎、须根及外皮,用白矾、生姜制后切片,晒干。

功效主治 祛风止痛，祛痰解痉。用于风痰滞络，口眼歪斜，偏正头痛，头晕，抽搐，中风，破伤风等证。

药理偏方

① **雀斑**：将白附子研末，加白蜜调匀，涂纸上。每晚睡前洗净面，贴于斑处。

② **黄褐斑**：白附子、白及、白芷各6克，白薇、白术各4.5克，密佗僧3克，上药共研为细末，每次用少许药末放入鸡蛋清调成稀膏，临睡前先用温水浴面，然后将药膏涂于有斑处，晨起洗净。

③ **面瘫**：白附子、川芎、当归、钩藤、浙贝母、防风各10克，全蝎、羌活、蝉蜕、甘草、地龙各6克，天麻12克，蜈蚣5条。将上药研成细末，每次5克，每日3次，开水冲服。

养生秘方

白附子酒

原料 白附子、僵蚕各6克，全蝎3克，酒适量。

做法 上药研为细末，热酒调服，每次3克。

功效 主治面神经炎，偏头痛，三叉神经痛。

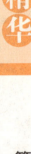

紫菀 Zi Wan

【别　名】青菀、还魂草、夜牵牛、紫菀草。

【源　属】为菊科多年生草本植物紫菀的根及根茎。

【地域分布】主产河北、安徽、黑龙江、吉林、辽宁、山西、陕西、甘肃等地。

形态特征 多年生草本。茎直立，通常不分枝，有疏糙毛。根茎短，密生多数须根。基生叶花期枯萎、脱落，长圆状或椭圆状匙形，基部下延；茎生叶互生，无柄，叶片长椭圆形或披针形，长18~35厘米，宽5~10厘米，中脉粗壮。头状花序多数，排列成复伞房状；总苞半球形，总苞片3层，先端尖或圆形，边缘宽膜质,紫红色;花序边缘为舌状花,雌性,蓝紫色;中央有多数两性花,黄色;雄蕊5。瘦果紫褐色,冠毛白色或淡褐色。花期7~9月,果期9~10月。

性味归经 辛、苦,微温。归肺经。

采集加工 10月下旬至次年早春待地上部分枯萎后采挖,除去枯叶,将须根编成小辫状晒干(或直接晒干)。

功效主治 化痰止咳。用于咳嗽气逆,痰吐不利,肺虚久咳,痰中带血。

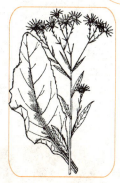

药理偏方

① **治疗咳嗽痰稠**:紫菀、桔梗、白前、百部各9克,陈皮、荆芥各6克,甘草4.5克,切碎,研匀为末。每次服9克,每日3次,温开水送服。

② **治疗肺癌**:紫菀、蚤休、芙蓉花、枇杷叶、百部、昆布、海藻、生牡蛎各15克,浙贝母、橘核、橘红各9克,生地黄、玄参各12克,白花蛇舌草、白茅根、地锦草、薏苡仁、夏枯草各30克,切碎,水煎,分3次服。

养生秘方

冬花紫菀茶

原料 紫菀、款冬花各3克,茶叶6克。

做法 将上3味共放入热水瓶中,以沸水冲泡至大半瓶,盖闷10多分钟,即可当茶饮用。

功效 润肺下气,止咳化痰。对于外感风寒所致的咳嗽痰多、喘逆气急、恶寒发热等证有疗效。

天冬紫菀酒

原料 紫菀、饴糖各10克,天门冬200克,白酒3000毫升。

做法 将药洗净捣碎,装入纱布袋内,与饴糖一起放入净器中,倒入白酒浸泡,密封;10天后开启,去掉药袋,过滤装瓶备用。每次20毫升,每天2次。

功效 润肺化痰,止咳。对于肺痿咳嗽,吐涎沫,咽燥而不渴有疗效。

紫菀汤

原料 紫菀、车前草、杭白芍、

桑白皮、知母、贝母、炙牛蒡各9克，射干、远志肉各4.5克，杏仁12克，甘草3克，枇杷叶（去毛包煎）3片。

【做法】水煎服，早、晚各1次。

【功效】润肺下气，化痰宣肺，止咳。对于急性气管炎有疗效。

紫苏子 Zi Su Zi

【别　名】苏子、铁苏子、黑苏子、香苏子。

【源　属】为唇形科植物紫苏的干燥成熟果实。

【地域分布】全国各地广泛栽培。

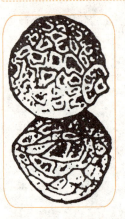

【形态特征】为卵圆形或类圆形，直径约1.5毫米。表面灰棕色或灰褐色，有微隆起的暗紫色网状纹理。基部稍尖，有灰白色点状果梗痕；果皮薄而脆，易压碎。种子黄白色，种皮膜质，子叶2片，类白色，有油性。

【性味归经】辛，温。归肺经。

【采集加工】秋季果实成熟时采收，晒干。生用或微炒，用时捣碎。

【功效主治】降气消痰，平喘，润肠。用于痰壅气逆，咳嗽气喘，肠燥便秘。

药理偏方

❶ 脚气，风寒湿痹：紫苏子60克，杵碎，水适量，研取汁，以汁煮粳米作粥，和葱、豉、椒、姜食之。

❷ 消渴：紫苏子（炒）、莱菔子（炒）各90克。为末，每服6克，桑根白皮煎汤服，每日2次。服此令水从小便出，以治疗消渴变水。

❸ 支气管哮喘：紫苏子、白芥子、莱菔子、葶苈子、细辛、麻黄、天竺黄、胆南星、陈皮、丹参、甘草等配伍应用，水煎服。

养生秘方

紫苏陈皮酒

原料 紫苏叶15克,陈皮10克,白酒适量。

做法 紫苏叶、陈皮洗净,以水酒各半煎汤,除去渣,留汁。分3次温服。

功效 行气和胃,解表散寒。对风寒感冒,胃寒呕吐等证均有疗效。

紫苏生姜汤

原料 紫苏叶30克,生姜9克。

做法 加水适量,煎汤服。

功效 解表散寒。适用于风寒外感的轻证。加服红糖,效果更佳。

紫苏子粥

原料 紫苏子25克,粳米100克,红糖适量。

做法 将紫苏子研细以水提取汁。粳米淘洗干净。铝锅内加水适量,放入粳米煮成粥,加入紫苏子汁煮沸一会,加入红糖搅匀即成。

功效 具有下气,消痰,润肺,宽肠的功效。适用于老人因肺气较虚,易受寒邪而引起的胸膈满闷、咳喘痰多、食少,以及心血管病患者食用。

紫苏子汤圆

原料 紫苏子300克,糯米粉1千克,白糖、猪油各适量。

做法 将紫苏子洗净,沥干,炒熟后晾凉研碎,放入猪油、白糖拌匀成馅。将糯米粉用沸水和匀,做成一个个粉圆,包入馅即成生汤圆,入沸水锅煮熟,出锅即成。

功效 具有宽中开胃,理气利肺的功效。适用于咳喘痰多,胸膈满闷,食欲不佳,消化不良,便秘等病证。

马兜铃 Ma Dou Ling

【别 名】葫芦罐、臭铃铛。

【源 属】为马兜铃科多年生落叶藤本植物北马兜铃或马兜铃的干燥成熟果实。

【地域分布】主产于江苏、安徽、浙江等地。

形态特征 多年生缠绕草本,全株无毛,有香气。茎细长,扭曲,有棱。叶三角状狭卵形、卵状披针形或卵形，长3~8厘米，宽2~4厘米，中部以上渐狭窄，先端钝圆或微凹，基部心形，两侧具圆形耳片。花单生于叶腋，花被斜喇叭状，长3~4厘米，基部膨大成球形，中间收缩成管状，缘部卵状披直形，全缘，上部暗紫色，下部绿色。蒴果近球形，成熟时自基部沿腹缝线开裂成6瓣，果柄也随之开裂。种子有翅。花期7~8月，果期10月。

性味归经 味苦，性寒。归肺经。

采集加工 秋季果实由绿变黄时采收，干燥。

功效主治 清肺化痰，止咳平喘。用于肺热痰壅，咳嗽气喘，肺热阴虚，久咳，咯血等。

药理偏方

❶ **肺热喘咳**：马兜铃、浙贝母、桔梗、玉竹、天花粉、麦冬、玄参各6克，牛蒡子4.5克，甘草3克，荆芥1.5克，水煎，分3次温服。

❷ **肺癌**：马兜铃、翻白草各9克，山豆根15克，白菜、白花蛇舌草各30克，水煎服，每日1剂。

❸ **高血压，头痛**：马兜铃500克，捣碎，加20%乙醇溶液3000毫升，置于密闭瓦罐中，浸泡7天，并不时振摇，再连罐炖煮2个小时，加压过滤，得溶液1升，加适量95%的乙醇，摇匀，每毫升约含生药0.5克，每服4~6毫升，每日3次，饭后服。

养生秘方

马兜铃糯米粥

原料 阿胶（烊化）15克，糯米30克，苦杏仁、马兜铃各10克，冰糖适量。

做法 先煎煮苦杏仁、马兜铃，取汁同糯米煮成粥，对阿胶汁，加冰糖服，每天3次。

功效 有助于老年体弱性咳喘。

第十五章

平肝熄风药

石决明 Shi Jue Ming

【别　名】九孔石决明、真海决、鲍鱼壳。

【源　属】为鲍科动物杂色鲍（光底石决明）、皱纹盘鲍（毛底石决明）等的贝壳。

【地域分布】主产于福建、广东、山东、辽宁等地。

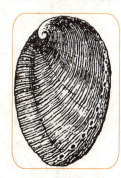

形态特征 呈椭圆形或耳形，长3~8厘米，宽2.5~5.5厘米。呈右螺旋形。壳外表面灰棕色，略平滑，具有多层半弧形肋状条纹。壳顶端略凸出。由壳顶向下自第二螺层开始至边缘有30余个逐渐增大的椭圆形突起，末端8~9个呈孔状，孔口与壳平，壳内表面有珍珠样彩色光泽。质坚实，火煅易碎。

性味归经 咸，寒。归肝经。

采集加工 夏、秋二季捕捉，去肉洗净，除去杂质，晒干。打碎生用或煅用。

功效主治 平肝潜阳，明目退翳。用于头目眩晕，惊风抽搐，两目昏暗，青盲内障，羞明肿痛。

药理偏方

1. 甲亢：石决明、夏枯草、牡蛎、柴胡各25克，龟版20克，玄参、牡丹皮、白芍各15克，黄柏、龙胆草、决明子各10克，五味子5克。加水煎沸15分钟，滤出药液，再加水煎20分钟，去渣，两煎药液调兑均匀，分服，每天1剂。

❷ **突眼症**：石决明、黄芩、葶苈子、浙贝母、柴胡各15克，生石膏80克，白花蛇舌草、夏枯草各50克，牡蛎30克，泽泻、车前草各20克。加水煎沸15分钟，滤出药液，再加水煎20分钟，去渣，两煎药液调兑均匀，分服，每天1剂。

❸ **慢性骨髓性白血病**：石决明、党参、地骨皮、龟板、生地黄、阿胶各15克，黄芪22克，牡丹皮、当归、苏木各10克。加水煎沸15分钟，滤出药液，再加水煎20分钟，去渣，两煎药液调兑均匀，分服，每天1剂。

养生秘方

石决明粥

原料 石决明30克，粳米200克。

做法 先以水煎石决明30分钟，去渣留汁，再放入粳米熬为粥。

功效 可时常服用，任意量，对高血压有平抑作用。

珍珠母 Zhen Zhu Mu

【别　名】珠牡、珠母、真珠母、明珠母。

【源　属】为蚌科动物三角帆蚌褶纹冠蚌的蚌壳或珍珠贝科动物马氏珍珠贝等贝类动物贝壳的珍珠层。

【地域分布】全国江河湖沼均产。

形态特征 贝壳2片，壳坚厚，略呈圆形；左右两壳不等，左壳大于右壳。壳的长度与高度几乎相等，通常长约10～15厘米，大者可达20厘米。壳顶向前弯，壳顶前后有两耳，后耳较大。壳表面黑褐色。左壳稍凸，右壳较平，壳顶光滑，绿色。壳内面珍珠层厚，有虹光色彩，边缘黄褐色。铰合线直，在壳顶下有1或2个主齿，韧带细长，紫褐色。闭壳肌痕大，略呈葫芦状。外套痕简单，足舌状，具足丝。

性味归经 咸，寒。归肝、心经。

采集加工 全年均可采收。捞取贝壳后，除去肉质、泥土，洗净，放入碱水中煮然后放入淡水中浸洗，取出刮去外层黑皮，晒干或烘干。

功效主治 平肝潜阳，镇惊安神，清肝明目。用于高血压病，神经衰弱，癫痫，结膜炎，角膜炎，白内障等。

药理偏方

① 三叉神经痛：珍珠母20克，羚羊角、钩藤各18克，全蝎6克，蜈蚣3条，僵蚕15克，川芎、天麻各12克，羌活9克，石决明、毛冬青各30克，水煎服。

② 颈椎病：珍珠母、紫丹参、葛根各30克，三棱、莪术、桂枝各6克，炮山甲、片姜黄、川芎、白芍、枸杞子、淫羊藿、防风各10克，全虫3克，水煎服，每日1剂。

养生秘方

蜜糖珍珠粥

【原料】珍珠母1克，蜜糖1匙。

【做法】拌入小米粥内，与小米同煮粥。

【功效】主治心悸。

罗布麻 Luo Bu Ma

【别　名】红麻、茶叶花、红柳子、野麻、泽漆麻。

【源　属】为夹竹桃科植物罗布麻的干燥叶。

【地域分布】分布于辽宁、吉林、内蒙古、甘肃、新疆、陕西、山西、山东、河南、河北、江苏及安徽北部。

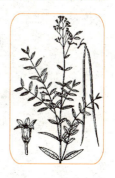

【形态特征】叶多皱缩卷曲，有的破碎，完全展平后，呈椭圆状披针形或卵圆状披针形，长2～5厘米，宽0.5～3厘米。淡绿色或灰绿色，先端钝，具小芒尖，基部钝圆或楔形，边缘具细齿，常反卷，两面无毛，下面叶脉突起，叶柄细，长约4毫米。质脆。气微味淡。

【性味归经】甘、苦，凉。归肝经。

第十五章 平肝熄风药

采集加工 每年夏、秋两季采收,晒干。

功效主治 平肝安神,清热利水。用于肝阳眩晕,心悸失眠,浮肿尿少,高血压病,神经衰弱,肾炎浮肿。

药理偏方

❶ 肝炎腹胀:罗布麻、延胡索各10克,甜瓜蒂7.5克,公丁香5克,木香15克。共研细末,每次2.5克,每日2次,开水送服。

❷ 神经衰弱,眩晕,心悸,失眠:罗布麻5~10克,开水冲泡代茶喝,不可煎煮。

❸ 高血压,冠心病:罗布麻6克,山楂15克,五味子5克,冰糖适量。取上述3药加冰糖2~3块,热开水泡茶饮,饮至味淡再换1杯。不拘量,代茶饮。

养生秘方

罗布麻炖仔鸡

原料 罗布麻叶15克,仔鸡1只(约500克),葱花、姜末、料酒、精盐、味精、香油各适量。

做法 仔鸡宰杀后洗净,切成小块,待用;紫砂汽锅洗净,以洗净的罗布麻叶填底,鸡块放其上。加上清水适量及其余配料(香油除外),放入蒸笼蒸至鸡肉烂熟,出笼,淋入香油即成。隔日1剂,分次佐餐食用。

功效 具有平肝降压、补虚强心等功效。适用于各型高血压病。

罗布麻菊花粥

原料 干罗布麻叶10克,菊花3克,粳米100克,白砂糖30克。

做法 将前2味药洗净,水煎取汁,放入粳米煮成稀稠粥,放入白砂糖调味即成。每日1剂,分早、晚2次服食。

功效 具有平肝清火,利尿降压等功效。适用于肝火上炎、肝阳上亢型高血压病等。

罗布大枣蜜饮

原料 干罗布麻叶10克,大枣15枚,蜂蜜30克。

做法 将罗布麻叶洗净、切碎、放入纱布口袋中扎好口,与大枣一起入锅,加水浓煎2次,每次煎20分钟,合并2次汁液及大枣,入杯中。稍凉后趁温热调入蜂蜜,拌匀即成。每日1剂,分早、晚2次服用。

功效 具有清凉泻火、补虚降压等功效。适用于各型高血压病。

罗布麻绿茶

原料 干罗布麻叶15克,绿茶3克。

做法 将2种配料一起放入杯中,用沸水冲泡,加盖闷15分钟即可。每日1剂,代茶饮用,冲淡为止。

功效 具有平肝清火,强心利尿等功效。适用于肝火上炎、肝阳上亢型高血压病等。

牡蛎
Mu Li

【别 名】牡蛤、蛎蛤、古贲。

【源 属】为牡蛎科软体动物长牡蛎、大连湾牡蛎或近江牡蛎等的贝壳。

【地域分布】我国沿海都有生长。

形态特征 长牡蛎:贝壳呈长片状,背腹缘几平行,长10~50厘米。右壳较小,鳞片坚厚,层状或层纹状排列,壳外面平坦或具数个凹陷,淡黄色、灰白色或黄褐色,内面瓷白色,壳顶两侧无小齿。左壳凹下很深,鳞片较右壳粗大,壳顶附着面较小。质硬,断面层状,洁白。气微,味微咸。

大连湾牡蛎:贝壳呈类三角表,背腹缘呈八字形。右壳外面淡黄色,具疏松的同心鳞片,鳞片起伏成波浪状,内面白色。左壳同心鳞片坚厚,自壳顶部放射肋数个,明显,内面凹下呈盒状,铰合面小。

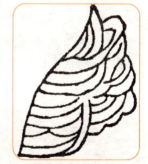

近江牡蛎:贝壳呈圆形、卵圆形、三角形等。左壳凹陷,大而厚,右壳平坦,稍小。右壳外表面稍不平,有灰、紫、棕、黄等色,环生同心鳞片,幼体者鳞片薄而脆,多年生长者鳞片厚而坚,内表面白色,边缘有时淡紫色。

性味归经 咸,微寒。归肝、胆、肾经。

采集加工 全年都可采收,去肉、洗净,晒干后使用。

功效主治 潜阳补阴,重镇安神,软坚散结。用于惊悸冬眠、瘰疬痰核、眩晕耳鸣、癥瘕痞块。煅牡蛎收敛固涩,用于遗精崩带,自汗,胃痛吞酸。

药理偏方

❶ 肝硬化：牡蛎、桑葚、鳖甲各50克，生地黄40克，鸡内金20克，龟板胶、党参、郁金、穿山甲珠、三棱、莪术各15克，地鳖虫10克，水蛭5克。加水煎沸15分钟，滤出药液，再加水煎20分钟，去渣，两煎药液调兑均匀，分服，每日1剂。

❷ 上消化道出血：党参、三七、牡蛎各20克，茜草、海螵蛸、地榆、白及、白芍各15克，桂枝、甘草各6克。加水煎沸15分钟，滤出药液，再加水煎20分钟，去渣，两煎药液调兑均匀，分服，每天1剂。

养生秘方

干姜牡蛎炖雄鸡

原料 牡蛎粉、干姜各15克，雄鸡1只（1000克），料酒10毫升，精盐4克，味精、胡椒粉各3克，姜5克，葱10克，上汤2800毫升。

做法 将干姜洗净，切片；牡蛎煅后，研成粉；鸡宰杀后，去毛、内脏及爪；姜切片，葱切段。将干姜、牡蛎粉、鸡、姜葱、料酒、上汤同放炖锅内，置武火上烧沸，再用文火炖45分钟，加入精盐、味精、胡椒粉即成。

功效 补肾壮阳。适用于阳虚，阳痿、精冷、阴冷等证。

天麻 Tian Ma

【别　名】明天麻、赤麻、定风草、赤箭、水洋芋。

【源　属】为兰科植物天麻的干燥块茎。

【地域分布】主产于贵州、云南、四川、湖北、陕西等地。

【形态特征】多年生草本植物。茎单一，高30～150厘米，黄褐色。叶鳞片状，膜质，下部鞘状抱茎。总状花序顶生，长5～30厘米；苞片披针形；花淡绿黄色或橙红色，萼片与花瓣合生成壶状，口部偏斜，顶端5裂，唇瓣白色，先端3裂；子房倒卵形。蒴果长圆形或倒卵形。种子粉末状。花期6～7月，果期7～8月。

性味归经 甘，平。归肝经。

采集加工 在立冬后至次年清明前，选择晴天采收，除去苗茎及泥土，洗净，刮去外皮或用谷壳搓去外皮，用清水或白矾水微浸泡后置沸水中煮（或蒸）20~30分钟（以透心无白色小点为度），取出切片，置通风处晾干，晒干或低温烘干。

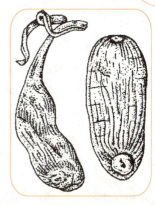

功效主治 平肝熄风，止痉。用于头痛眩晕，肢体麻木，癫痫抽搐，小儿惊风，破伤风。

药理偏方

❶ **颈椎病，颈椎骨质增生，颈项强直疼痛，头痛眩晕，失眠**：天麻6克（研，冲），白芍30克，秦艽、葛根、威灵仙、当归各20克，川乌头、延胡索、独活各10克，蜈蚣3条。加水煎沸15分钟，滤出药液，再加水煎20分钟，去渣，两煎药液调兑均匀，分服，每天1剂。偏热加板蓝根、金银花、连翘各10克；偏湿酌加薏苡仁30克，茯苓、苍术各10克；偏寒加桂枝、细辛、制附子、白芥子、淫羊藿各10克；气虚血瘀加黄芪、党参、丹参各10克；肾虚加枸杞子、巴戟天各10克。

❷ **颈椎病，肝阳上亢型，颈项强直，头晕目眩，腰膝酸软**：天麻、黄芩、钩藤、夜交藤、栀子、茯神各8克，石决明、牛膝、代赭石、杜仲各12克，三七粉2克。加水煎沸15分钟，滤出药液，再加水煎20分钟，去渣，两煎药液调兑均匀，分服，每天1剂；并以药渣外敷患处，每天4次，每次30分钟，2日换1袋。

❸ **风湿性关节炎**：天麻、穿山甲、半夏各10克，干生地黄90克，当归30克。加水煎沸15分钟，滤出药液，再加水煎20分钟，去渣，两煎药液调兑均匀，分服，每天1剂。

养生秘方

天麻炖鸡

原料 天麻15克，鸡1只，精盐适量。

做法 鸡宰杀后去毛以及内脏，然后洗净；天麻洗净，切成小片后放入鸡腹中；鸡入锅，加水清炖到烂熟，加精盐调味后食用。

功效 行气，熄风，活血。适用于产后血虚头昏，身体虚弱等证。

天麻肉片汤

原料 天麻15克，猪肉500克。

做法 天麻浸软，切薄片；猪肉切片做汤。药和汤都是滋补佳品。

功效 平肝熄风，滋阴潜阳。适用于肝阳上亢或风痰上扰之眩晕、头痛等证。现多用于耳源性眩晕，高血压等。

天麻炖鸡蛋

原料 天麻粉2克，鸡蛋1个。

做法 鸡蛋去壳，调入天麻粉，搅匀蒸熟后食用。每日2次。

功效 平肝熄风，养心安神。适用于肝风眩晕，或失眠健忘，心神失养，神经衰弱等。

羚羊角 Ling Yang Jiao

【别　名】高鼻羚羊、羚羊、羚角。

【源　属】为牛科动物赛加羚羊的角。

【地域分布】产于新疆、甘肃、青海、内蒙古等地。

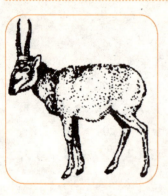

形态特征 角呈长圆锥形，略呈弓形弯曲，长15~33厘米，类白色或黄白色，基部稍呈于灰色。嫩枝对光透视有"血丝"或紫黑色斑纹，光滑如玉，无裂纹，老枝则有细纵裂纹。除尖端部分外，有10~16个隆起环纹，中部以上多呈半环，间距约2厘米，用手握之，四指正好嵌入凹处。角的基部横截面圆形，直径3~4厘米，内有坚硬质重的角柱，习称"骨塞"，骨塞长约占全角的1/3或1/2，表面有突起的纵棱与其外面角鞘内的凹沟紧密嵌合，从横断面观察，其结合部呈锯齿状。除去骨塞后，角的下半段成空洞，全角呈半透明，对光透视，上半段中央有一条隐约可辨的细孔道直通角尖，习称"通天眼"。

性味归经 咸，寒。归肝、心经。

采集加工 全年均可捕捉，但以秋季猎取最佳。捕得后锯取其角，同时锉末或用镑刀镑为薄片。亦可磨汁服，或打成细粉。

功效主治 清热镇惊，平肝熄风，明目退翳，凉血解毒。用于高热神昏谵语，肝阳上亢，惊风癫痫、手足抽搐，目赤内障。

药理偏方

❶ **急性扁桃体炎**：羚羊角粉1克，斑蝥20克，麝香0.1克。一同研磨成极细末，加放凡士林适量调制药膏。用上膏药一贴（胶布也行）慢火烤干，取上药膏少量，搓成黄豆粒大药丸，放置膏药中心，贴于肿侧的外颈部（对准扁桃体）约4个小时除掉。

❷ **血热型血小板减少性紫癜**：羚羊角3克，生石膏100克，生地黄60克，丹参、白芍、牡丹皮、玄参、知母各10克，黄芩、甘草各10克。加水煎沸15分钟，滤出药液，再加水煎20分钟，去渣，两煎药液调匀均匀，分服，每日1剂。

❸ **急性期再障**：羚羊角（冲）1克，生地黄、茜草各22克，苍耳子12克，板蓝根、牡丹皮、辛夷、黄芩各10克，三七末（冲）、琥珀末（冲）各2克。加水煎沸15分钟，滤出药液，再加水煎20分钟，去渣，两煎药液调兑均匀，分服，每日2剂。

养生秘方

苁蓉羊肾粥

原料 羊肾50克，肉苁蓉、羚羊角（磨碎）各15克，磁石、薏苡仁各20克，酒适量。

做法 肉苁蓉用酒洗去土，再与羚羊角屑、磁石一起加水煎，去渣取汁。羊肾去脂膜切细后与薏苡仁一起放入煎好的药汁中煮为粥。

功效 滋肾平肝，强壮补虚。适用于肝肾不足，身体羸弱，面色黄黑，鬓发干焦，头晕耳鸣等。

羚羊角丝煲鱼汤

原料 钱包鱼150克，陈皮5克，羚羊角4克，精盐3克。

做法 将鲍鱼壳、肉分离。鲍鱼壳用水擦洗，鲍鱼肉去掉污秽部分，用水洗净，切成片状。羚羊角切丝用纱布袋盛载。陈皮用水洗净，浸透，加水入瓦煲内，煲至水滚放入全部材料（精盐除外），用中火煲3个小时。加入精盐调味，即可饮用。

功效 此汤可清热养阴，平肝熄风，益眼明目。日常用此汤佐膳，可以清热气，预防高血压，头痛不适等证。如患肝风内动，风热痰盛，目斜视，烦躁，失眠，心情郁结，高血压头痛，都可用此汤佐膳作食疗。

地龙 Di Long

【别　　名】蚯蚓、土龙、地龙子、虫蟮、曲蟮。

【源　　属】为钜蚓科动物参环毛蚓、通俗环毛蚓、威廉环毛蚓或栉盲毛蚓的干燥虫体。

【地域分布】广东、广西、海南、福建、台湾等地有出产。

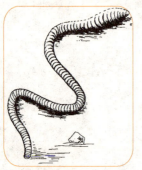

形态特征 全身分泌黏液，体长11~38厘米，圆柱形，宽5~12毫米，由100多个环节组成。自第2节起，每节有刚毛，成环状排列。头部退化。口在体前端。雌雄同体。雌性生殖孔1个在第14节腹面正中；雄性生殖孔1对，在第18节腹面两侧。体背灰紫色，腹部淡黄棕色。

性味归经 咸，寒。归肝、肾、肺经。

采集加工 广地龙在春、秋季为捕捉的最佳时节，沪地龙夏季捕捉较好。捕捉后及时剖开腹部，除去内脏及泥沙，洗净，然后晒干或者低温干燥处理。

功效主治 通络，清热定惊，利尿，平喘。用于高热神昏，关节痹痛，惊痫抽搐，肺热喘咳，肢体麻木，半身不遂，尿少水肿，高血压。

药理偏方

① **精神分裂症**：地龙30克，白糖10克，水煎，分早、晚2次服用，每周服6剂，10周为1个疗程。

② **半身不遂**：地龙、当归、赤芍各10克，黄芪30克，川芎5克，红花3克，水煎服。每日1剂。

③ **高热抽搐**：地龙6克，金银花、钩藤各15克，连翘10克，全蝎3克，水煎服。

④**高血压**：地龙10克，水煎服；或将地龙烘干，研成细粉，每次3克，每日2次，用温开水送服；或将鲜地龙100条（干品亦可）洗净，水煎，去渣，加白糖收膏，每次5毫升，每日2次，用温开水送服。

养生秘方

地龙麻油蜜

原料 地龙、蜂蜜各50克，麻油500毫升。

做法 锅中加入麻油，烧热后放入地龙炸焦，弃地龙渣取油；趁油锅正热时，倒入蜂蜜搅匀，待凉装瓶，每次服10毫升，1日服2次。

功效 益肺补肾、平喘纳气、润肠通便，适用于过敏性哮喘的治疗。

地龙膏

原料 鲜地龙90克，白糖45克。

做法 地龙水煎去渣，加糖收膏。

功效 清热定惊，通络，平喘。适用于肺热咳嗽、喘促、小儿百日咳等。风寒咳嗽不宜服用。

钩藤
Gou Teng

【别　名】钩藤钩子、嫩钩钩、全钩藤、挂钩藤、倒挂金钩、双钩藤。

【源　属】为茜草科木质藤本植物钩藤、大叶钩藤、华钩藤、毛钩藤或无柄果钩藤的干燥带钩茎枝。

【地域分布】主产于云南、广西、广东等地。

形态特征 木质藤本。枝条四棱状或圆柱状，光滑无毛。常在叶腋处着生钩状向下弯曲的变态枝，钩对生，淡褐色至褐色。叶对生，卵状披针形或椭圆形，托叶1对，2深裂，线形。头状花序，球形，顶生或腋生；花萼管状；花冠黄色，漏斗形。蒴果有宿存花萼。花期5~7月，果期10~11月。

性味归经 甘，凉。归肝、心包经。

采集加工 秋、冬两季采收，去除枝叶，切成

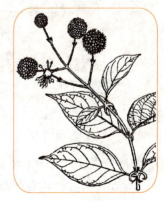

第十五章　平肝熄风药

段，晒干后使用。

【功效主治】味甘，性微寒。归肝经。

药理偏方

① **偏头痛**：钩藤、紫河车各20克，全蝎18克，共研成粉末混匀，每次服2克，日服3次。症状减轻后可减量至每日或隔日服1克，每日1次。

② **高血压眼病**：取钩藤10克，夏枯草花蕾、白菊花各6克，白芍、麦冬各15克，上五味加水适量，煮沸10分钟左右即可服用，每日饮用3~5次。

③ **眩晕**：钩藤、白术各20克，仙鹤草50克，泽泻25克，煎服，1日1剂，连服3~5剂。本方能使阴浊去而阳亢平，气血和而眩晕消。

④ **小儿夜啼**：钩藤、蝉蜕各3克，薄荷1克。煎服，每日1剂，连服2~3日。

养生秘方

天麻钩藤藕粉汤

【原料】钩藤12克，天麻8克，石决明15克，藕粉20克，白糖适量。

【做法】钩藤、天麻、石决明布包煎水去渣，趁热冲熟藕粉，白糖10克调味，顿服，每天1剂，连服6剂。

【功效】滋肾养肝，平肝潜阳。适用于美尼尔综合征属肝风眩晕者。

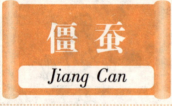

僵蚕
Jiang Can

【别名】白僵蚕、天虫、僵虫、白僵虫。

【源属】为蚕蛾科昆虫家蚕蛾的幼虫，在吐丝前因感染白僵菌而发病致死的干燥体。

【地域分布】主产于浙江、江苏、四川等地。

【形态特征】家蚕圆筒形，灰白色，有暗色斑纹，头小而坚硬；除头部外，由13个环节组成，前3个环节为胸部，后10个环节为腹部；胸足3对，腹足4对，尾足1对。体内有丝腺，能分泌丝质，吐丝作茧。

性味归经 甘、微苦，平。归脾、肺、心经。

采集加工 多于春、秋生产，将感染白僵菌病死的蚕干燥。

功效主治 清热平肝，熄风定惊。用于头痛眩晕，感冒夹惊，惊痫抽搐，妊娠子痫等。

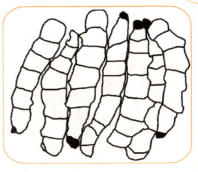

药理偏方

① 风湿性关节炎：僵蚕、地鳖虫、黄柏、蜣螂、鸡血藤、防风、石楠藤、姜黄、苍术、天仙藤、木瓜各12克，薏苡仁、秦艽各22克，忍冬藤15克，甘草5克，白花蛇1条，蜈蚣3条。加水煎沸15分钟，滤出药液，再加水煎20分钟，去渣，两煎药液调兑均匀，分服，每日1剂。

② 类风湿性关节炎：僵蚕、鹿角胶各10克，熟地黄、鬼箭羽各15克，白芥子、麻黄、桂枝、穿山甲珠、制草乌各5克，甘草3克。加水煎沸15分钟，滤出药液，再加水煎20分钟，去渣，两煎药液调兑均匀，分服，每日1剂。

养生秘方

桂花僵蚕红糖粥

原料 桂花、土茯苓各30克，白僵蚕5克，红糖40克。

做法 将3味药同入锅中，加水700毫升，煎取汁500毫升，加入红糖，搅匀。每日1剂，凉服。

功效 疏风，清热，止痒。适用于丘疹性荨麻疹。

僵蚕全蝎酒

原料 僵蚕、全蝎、白附子各30克，白酒250毫升。

做法 将前3味捣碎，置容器中，加入白酒，密封。浸泡3～7日，过滤去渣即成。

功效 祛风通络，化痰止痉。适用于中风后口眼歪斜及风湿等证。

全蝎

Quan Xie

【别　名】	全虫、蝎子。
【源　属】	为钳蝎科动物东亚钳蝎的干燥体。
【地域分布】	主产于河南、山东、河北、辽宁、安徽、湖北等地。

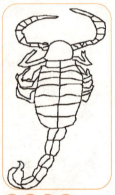

形态特征 全蝎头胸部与前腹部呈扁平长椭圆形，后腹部呈尾状，皱缩弯曲，完整者体长约6厘米。头胸部绿褐色，前面有1对短小的螯肢及1对较长大的状脚须，形似蟹螯，背面覆有梯形背甲，腹面有足4对，均为7节，末端备具2爪钩，前腹部由7节组成，第7节色深，背甲上有5条隆脊线，背面绿褐色，后腹部棕黄色，6节，节上均有纵沟，末节有锐钩状毒刺，毒刺下方无距。

性味归经 辛，平，有毒。归肝经。

采集加工 4~9月捕捉，放入清水或淡盐水中呛死，然后入沸水或沸盐水锅中煮3~4个小时捞出，置通风处阴干。

功效主治 熄风镇痉，攻毒散结，通络止痛。用于小儿惊风，抽搐痉挛，中风口歪，半身不遂，破伤风，风湿顽痹，偏正头痛，疮疡，瘰疬。

药理偏方

❶ **化脓性中耳炎**：全蝎、枯矾各等份，研细备用。用时将患耳洗擦干净，然后撒入药粉少许，每日1次，连用3~5日。

❷ **乳腺炎**：全蝎2只，包入馒头中，饭前服食。

❸ **慢性荨麻疹**：全蝎1枚，洗净纳入鸡蛋内蒸熟，弃蝎食蛋，1日2次，5日为1个疗程。

❹ **外伤瘀肿**：取全蝎1~3只，研粉，用膏药固定于患处。对外伤所致局部瘀肿或有红肿热痛、功能障碍者均有良效。

养生秘方

茯苓杏仁炸全蝎

【原料】茯苓30克，杏仁15克，面粉、生粉各50克，全蝎30只，鸡蛋1个，植物油1000克（实耗50克）。

【做法】分别将茯苓、杏仁打成粉，全蝎洗净，除去盐分，沥干水分，待用。将茯苓粉、面粉、杏仁粉、生粉倒入盆内，盆内加适量水，打1个鸡蛋拌匀，裹全蝎。锅中倒入植物油，烧热后将全蝎逐个放入锅中炸黄，熟透食。1次食3只即可。

【功效】通经络、降血压、除瘀血，适用于高血压风痰上逆型患者食用。

蜂房全蝎酒

【原料】露蜂房、全蝎各20克，小慈姑、白僵蚕各25克，蟾蜍皮15克，白酒450毫升。

【做法】先将药材捣碎，放在容器中。往盛有药材的容器中加入白酒，密封后浸泡7天即饮。每次空腹饮15毫升，1日3次。酒喝完后继续添酒，喝至药材味尽为止。

【功效】有攻毒，杀虫的作用。

蜈蚣
Wu Gong

【别　名】金头蜈蚣、百足虫、天龙。

【源　属】为蜈蚣科动物少棘巨蜈蚣的干燥体。

【地域分布】全国大部分地区有分布。

【形态特征】体形扁平而长，全体由22个同形环节组成，体长6~16厘米，宽5~11毫米。头部红褐色，生触角及毒钩各1对，触角长17节，基部6节少毛；每个体节各有足1对，足端黑色，尖端爪状；背部有2条突起的棱线。

【性味归经】辛，温，有毒。归肝经。

【采集加工】春、夏季捕捉，用两端削尖的竹片，一头插入颚下，另一头插入尾部上端撑起，使全体伸直，晒干或小火烘干备用或鲜用。

【功效主治】祛风镇痉，散结攻毒。用于小儿惊风，抽搐痉挛，脐风口噤，角弓反张，丹毒瘰疬，外疡痈疽，恶疮蛇咬。

补益中药养生精华

第十五章　平肝熄风药

药理偏方

❶ 胃癌：蜈蚣5条，三棱、莪术、枳实各12克，海藻、昆布各15克，水蛭24克，金银花90克，切碎，水煎，分3次服，白糖调服。

❷ 肝癌：蜈蚣、五灵脂各15克，红娘（糯米炒）4.5克，炙狼毒9克，蜂房21克，全蝎、僵蚕、威灵仙各30克，山慈菇50克，共研细末，水和为丸，每服1.5克，每日2次，温开水送服。能使症状缓解，肿块软缩，延长生存期。

❸ 卒中（中风）抽搐及破伤后受风抽搐者：全蜈蚣大者2条，生黄芪30克，当归20克，羌活、独活、全蝎各10克，水煎服。

养生秘方

蜈蚣烧鸡蛋

原料 蜈蚣2条（焙干研末），鸡蛋1个。

做法 将鸡蛋开1个小孔，装入蜈蚣末，用纸将孔封固，放火内烧熟。2～4岁者，每天服1个鸡蛋，5～10岁者，每天服2个鸡蛋。

功效 对腮腺炎有效。

蜈蚣炖泥鳅

原料 泥鳅4条，蜈蚣2条，豆腐干（切块）300克，黄酒、醋、葱末、味精、精盐、姜各适量。

做法 将泥鳅去内脏洗净，切成小段。锅中加入适量水，加入豆腐干、泥鳅、蜈蚣、放入适量精盐、醋、姜片。小炖至泥鳅、蜈蚣熟透，加入黄酒稍煨，下葱末、味精调味食之。

功效 有祛风通络，镇痉解毒，补肾壮阳的作用。

第十六章 利水渗湿药

泽泻 Ze Xie

【别　　名】水泻、芒芋、鹄泻、禹孙。

【源　　属】为泽泻科多年生沼泽植物泽泻的块茎。

【地域分布】产于我国大部分地区，四川、福建有大面积栽培。

形态特征 多年生沼泽草本，高50～100厘米。地下块茎球形，外皮褐色，密生多数须根。叶基生，长椭圆形至广卵形，全缘。花葶从叶丛中生出，花茎高约1米，花集成轮生状圆锥花序；苞片披针形至条形；萼片3，绿色；花瓣3，白色；雄蕊6，雌蕊多数，离生。瘦果倒卵状，扁平。花期6～8月，果期7～9月。

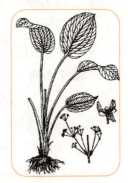

性味归经 甘、淡，寒。归肾、膀胱经。

采集加工 冬季叶枯时采挖，火烤干撞去外皮切片备用。

功效主治 利水渗湿，泄热。用于肾炎水肿，风心病水肿，泌尿道感染，急性肠炎，黄疸型肝炎等。

药理偏方

❶ 急性肠炎，腹痛腹泻，恶寒，发热，恶心呕吐：泽泻、猪苓、苍术、车前草、白术、厚朴、白芍、陈皮各10克，茯苓15克。加水煎沸15分钟，滤出药液，再加水煎20分钟，去渣，两煎药均匀调兑。分服，每天1剂。

②呕吐：泽泻、竹茹、半夏各10克；湿热加葛根15克，黄连、黄芩各9克；寒湿加防风、荆芥、藿香各10克；暑湿加香薷、扁豆花、六一散各10克；食滞加山楂、莱菔子、神曲各10克。

③肠炎：泽泻、神曲、山楂、陈皮、麦芽、茯苓、白术各10克，厚朴、半夏、藿香、苍术、甘草各5克。加水煎沸15分钟，滤出药液，再加水煎20分钟，去渣，两煎药均匀调兑。分服，每天1剂。

④胃肠神经官能症，胸腹部气窜痛，胀满不适：泽泻、半夏、枳实、石菖蒲、茯苓、赤芍各10克，甘草、广木香、胆南星、肉桂、竹茹、生姜各5克。加水煎沸15分钟，滤出药液，再加水煎20分钟，去渣，两煎药液均匀调兑。分服，每日2剂。

养生秘方

泽泻茯苓鸡

【原料】泽泻、茯苓各60克，母鸡1只，黄酒适量。

【做法】将鸡洗净，茯苓、泽泻、黄酒入鸡腹内，鸡背朝下，小火炖2个小时，去浮油，淡食，每次4汤匙鸡汁，鸡油蘸酱油吃。5天吃完。

【功效】利水消肿，补益安神。适用于肝硬化病久虚弱而有腹水者。

泽泻茶

【原料】泽泻15克。

【做法】煎汤。代茶饮。

【功效】适用于阴茎勃起不倒，昼伏夜起，胀痛难眠，肾阴亏损，相火亢盛的病症。

红小豆 Hong Xiao Dou

【别　名】小豆、赤豆、红豆、猪肝赤、朱赤豆、朱小豆、金红小豆、米赤豆。

【源　属】为豆科植物赤豆或红小豆的干燥成熟种子。

【地域分布】广东、广西、湖南、江西、江苏等地有产。

【形态特征】一年生草本，高75厘米。茎直立或半攀援，有长硬毛。叶互生，3出复叶，具长柄，托叶披针形或卵状披针形，小叶卵形或卵状披针形，叶脉上有疏毛，花黄色，蝶形，腋生于短的花梗上。荚果圆柱形或矩圆形，两端圆钝或平截，长5～8毫米，直径3～6毫米，种皮赤褐色。

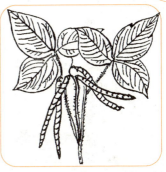

性味归经 甘、酸，微寒。归心、小肠经。

采集加工 秋季果实成熟而未开裂时拔取全株，晒干，打下种子，除去杂质，再晒干。

功效主治 利水消种，解毒排脓。用于水肿胀满，脚气浮肿，黄疸尿赤，风湿热痹，痈肿疮毒，肠痈腹痛。

药理偏方

① **急性出血性小肠炎，突然发热，呕吐，腹胀，腹痛**：红小豆、黄连、葛根、地榆、黄芩、白芍、枳壳、赤茯苓、赤芍、荷叶炭各10克。加水煎沸15分钟，滤出药液，再加水煎20分钟，去渣，两煎药液调兑均匀，分服，每天2剂。

② **血栓闭塞性脉管炎，患处溃烂，疼痛剧烈，久不收口**：红小豆、紫花地丁、忍冬藤各30克，连翘、玄参、当归各15克，牛膝、赤芍、川楝子各10克，红花、生甘草各5克。加水煎沸15分钟，滤出药液，再加水煎20分钟，去渣，两煎药液调兑均匀，分服，每日1剂。

③ **肝硬化腹水**：红小豆30克，冬瓜子15克，玉米须60克。加水煎沸15分钟，滤出药液，再加水煎20分钟，去渣，两煎药液调兑均匀，分服，每日2剂。

养生秘方

红豆桑白皮汤

原料 红小豆60克，桑白皮15克。

做法 将上述配料加水煎煮，去桑白皮，饮汤食豆。

功效 本方用红豆健脾利湿，以桑白皮利尿消肿。用于治疗脾虚水肿或脚气，小便不利。

茅极煮红豆

原料 白茅根250克，红小豆120克。

做法 将上述配料加水煮至水干，除去白茅根，将红小豆分数次嚼食。

【功效】白茅根为凉性利尿药，其味甘甜，用以煮豆，既可增强利尿作用，又较适口，故颇为得法。常用于水肿、小便不利及肾炎或营养不良性水肿的辅助治疗。清热利尿。

苦酒红豆散

【原料】红小豆100克，醋1茶盅，米酒适量。

【做法】用醋煮红小豆至熟，取出晒干，再入适量米酒中浸渍至酒尽，经干燥后研为细末。分3次服，每次3~6克，用米酒送服。

【功效】红小豆等三者均能散血，醋又用止血之效，故本方有散血消肿和止血作用。用于痔疮瘀肿疼痛，大便带血。

红豆粥

【原料】红小豆120克，粳米30克。

【做法】将上述配料加水适量，煮稀粥。分2次食用。

【功效】本方能益脾胃而通乳汁。用于妇女气血不足，乳汁不下。

茯苓 Fu Ling

【别　名】茯菟、云苓、松薯、松苓、松干薯。

【源　属】为多孔菌科真菌茯苓的干燥菌核。

【地域分布】主产于湖北、安徽、河南、云南、贵州、四川等地。

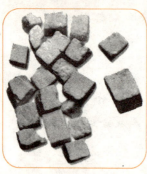

【形态特征】菌核寄生于寄主植物（多为马尾松）根部，鲜时外部形状不一，颇似山芋。外皮淡棕色略皱，内部粉红色；干后坚实，外皮黑色，极皱，内部成白色，近球形或成不规则扁平块状，大小不等，小者250克左右，大的可达10千克。有蜂窝状菌体，附于菌核的外皮部而生，初时白色，渐变为淡棕色，窝孔呈多角形；担子棒状，上生细柄，孢子呈一椭圆形，有时略弯曲。

【性味归经】甘、淡、平。归心、脾、肾经。

【采集加工】茯苓于接种后第二年7~8月间采挖；将鲜茯苓用稻草围盖"发汗"，使水分析出，取出放阴凉处，反复数次至出现皱纹，干燥。

功效主治 利尿渗湿，健脾和中，宁心安神。用于肾炎水肿，心脏性水肿，营养不良性水肿，胃溃疡，慢性胃炎，慢性支气管炎，神经衰弱等。

药理偏方

1. **胃癌**：茯苓、龙葵、半边莲各15克，红参、白术、黄芪各9克，诃子肉6克，干姜、丁香、灸甘草各3克，水煎服，每日1剂。

2. **白血病**：茯苓、喜树根皮各15克，白花丹、白花蛇舌草、马鞭草、葵树子各9克，水煎服。能使症状缓解，延长生存期，宜于急性各型白血病。

3. **虚烦不眠**：茯苓9克，酸枣仁15克，知母6克，川芎4.5克，甘草3克，水煎服。

4. **恍惚健忘**：茯苓60克（去皮）、沉香15克，共研为末，炼蜜为丸，如小豆大，每服30丸，饭后以人参汤送下。

养生秘方

茯苓糕

原料 茯苓粉、芝麻粉、糯米粉、豆浆、白糖粉、植物油各适量。

做法 白糖粉加豆浆、植物油搅拌成糊状，加茯苓粉、糕粉、芝麻粉和匀，搓糕，上盘压糕后蒸熟，冷却，切片烘烤收糕。

功效 健脾益气，安神宁心。对小儿脾失健运，消化不良，大便溏泻，心悸失眠，神志不安等证均有疗效。

茯苓梅花银耳

原料 茯苓20克，鸽蛋20个，银耳50克，奶油、油、鸡汤、鸡油各适量。

做法 茯苓研粉，兑60毫升水，用沙锅煮20分钟，银耳温水发好待用；鸽蛋打入抹好奶油的梅花模子内，银耳镶在鸽蛋上，蒸1~2分钟，取出放盘内待用；锅烧热放油，加鸡汤、茯苓汁，调匀煮沸，勾芡并加入鸡油，淋于盘中呈梅花状之银耳上。佐餐食。

功效 除湿健脾，补心安神。适用于脾虚湿困，心悸失眠的水肿胀满，痰饮咳嗽，食少脘闷，久病体弱，大便溏泻者。

薏苡仁
Yi Yi Ren

【别　　名】薏米、米仁、薏苡、苡仁、玉秣、草珠子、六谷米、药玉米、蓼茶子、益米。

【源　　属】为禾本科植物薏苡的干燥成熟种仁。

【地域分布】分布于全国大部分地区。

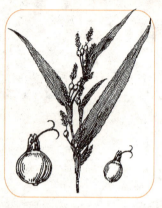

形态特征 多年生草本，秆直立。多分枝，具节，高达1.5米。叶互生，线形至披针形，叶脉明显，中脉于叶背面凸出，叶鞘光滑抱茎。花单性同株，腋生穗状花序；花期6~9月。颖果包藏于球形中空骨质总苞内，果期8~11月。

性味归经 甘、淡、凉。归脾、胃、肺经。

采集加工 秋季果实成熟时采割植株，晒干，打下果实，再晒干，除去黄褐色种皮、外壳以及杂质，收集种仁。

功效主治 利水消肿，健脾补中，祛湿疗痹，消痈排脓。用于肾炎水肿，肾盂肾炎，慢性胃肠炎，肺脓疡，阑尾炎，扁平疣等。

药理偏方

❶ **脾胃虚弱，食少泄泻**：党参、炒山药各12克，茯苓、白术、薏苡仁、莲肉、炒扁豆各9克，陈皮、砂仁、桔梗各5克，甘草3克，水煎服。

❷ **慢性肾炎**：生黄芪10克，薏苡仁、炙龟板各60克，先将龟板捣碎入锅煎1个小时，再入其余2味药文火煎煮1个小时。

养生秘方

薏苡仁粳米粥

【原料】薏苡仁粉30克，粳米50克。

【做法】薏苡仁粉与粳米一起放

入沙锅内，加水煮为稀粥。早、晚餐顿服。8日为1个疗程。

功效 适用于老年性浮肿，脾虚腹泻，筋脉拘挛，风湿痹痛，肺痈，妇女白带过多等证。

玉米须 Yu Mi Xu

【别　名】包谷须、包粟须、玉麦须。

【源　属】为禾本科植物玉蜀黍的花柱和柱头。

【地域分布】全国各地都有栽培。

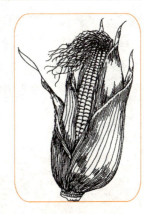

形态特征 一年生草本，高1~3米。秆粗壮，直立，节间有髓，基部各节生有气根。叶片长大，剑形或披针形。雄性圆锥花序顶生，雌花序腋生，为多数鞘状苞片所包，雌小穗孪生，成8~30行排列于粗壮的穗轴上，雌蕊具丝状花柱，长约30厘米，鲜时黄绿色至红褐色。颖果略呈球形。

性味归经 甘，平。归膀胱、肝、胆经。

采集加工 玉米上浆时即可采收，但常在秋后剥取玉米时收集。除去杂质，鲜用或者晒干生用。

功效主治 利尿消肿，清肝利胆。用于水肿、小便不利或小便短赤，以及肝胆湿热引起的肝炎黄疸、胆囊炎、胆结石、高血压、糖尿病等。

药理偏方

❶ **肥胖**：玉米须10~15克，开水冲泡代茶饮，有一定的减肥作用。

❷ **高血压**：玉米须50克，蚌肉200克，料酒、精盐、葱、姜、花椒各适量。将玉米须洗净，葱、姜拍碎，蚌肉洗净去杂。将玉米须、蚌肉、葱、姜、花椒、料酒、精盐同放入锅内，武火烧开，文火炖至蚌肉熟烂，拣去玉米须、葱、姜，调好味即成。

❸ **糖尿病**：玉米须30克，猪瘦肉100克，煮熟饮汤食肉，适用一般糖尿病患者饮食。

养生秘方

玉米须茵陈汤

原料 玉米须 40 克（鲜品加倍），车前草、茵陈各 30 克，白糖适量。

做法 茵陈、玉米须、车前草加水 500 毫升，浓煎去渣，加白糖调服。每服 200 毫升，每日 4 次。

功效 利胆退黄，清热祛湿。适用于湿热黄疸、身目俱黄、发热口渴、黄色鲜明、小便深黄、胆囊炎等所导致的黄疸。急性期宜多服，每日 2000 毫升，分 4 次服。

养血生津玉米须龟

原料 玉米须 100 克，乌龟 1 只，姜、葱、黄酒各适量。

做法 乌龟去头爪、内脏，洗净；玉米须洗净，放入纱布袋，扎口；二者一起放入锅内，加姜、葱、黄酒、清水适量，大火烧沸后，转小火炖熟。食肉饮汤。

功效 滋阴平肝，养血生津。适用于糖尿病，口渴神倦，高血压等证。

金钱草
Jin Qian Cao

【别　名】地蜈蚣、蜈蚣草、过路黄、黄疸草、大金钱草、神仙对坐草。

【源　属】为报春花科植物过路黄的干燥全草。

【地域分布】我国绝大部分省区有分布。

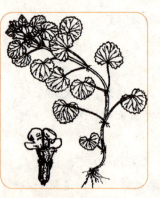

形态特征 多年生匍匐草本。全株近无毛，叶、花萼、花冠均有黑色腺纹。茎匍匐。叶对生，叶片宽卵形或心形，全缘，先端钝尖或钝，基部心形或近圆形，具长柄。花成对，腋生；花萼 5 深裂；花冠黄色，5 裂。蒴果球状，有黑色短腺条纹。花期 5~7 月，果期 9~10 月。

性味归经 甘、淡，微寒。归肝、胆、肾、膀胱经。

采集加工 夏、秋季采收为佳，洗净，除去杂质，晒干备用。

功效主治 清热利湿，通淋，消肿。用于尿道结石，胆囊结石，化脓性炎症，毒蕈中毒，药物中毒，水鼓腹胀，腰痛，乳腺炎初起。

药理偏方

❶ **黄疸性肝炎**：金钱草、茵陈、虎杖根各9克，紫金牛15克，仙鹤草12克，每日1剂，水煎服；或金钱草、蒲公英、板蓝根各30克，水煎服。每日1剂，分3次服。

❷ **尿路结石**：金钱草、车前草、六一散、益母草各30克，海金沙、赤芍、石韦、冬葵子各20克，郁金、鸡内金、王不留行、丹参、三棱、莪术各15克，黄芪25克，肉桂5克。水煎3次，共取汁约600毫升，每日1剂，分3次服。

❸ **膀胱结石**：金钱草30克，车前子（布包）、滑石、萹蓄各15克，海金沙（布包）、鸡内金、大黄（酒制，后下）、赤芍、桃仁、牛膝各10克，桂枝6克。随证加减。每日1剂，水煎，分3次于饭前30分钟服。7日为1个疗程，连用3个疗程。

❹ **肾炎水肿**：金钱草、耳草、接骨木各30克。水煎服，每日1剂。

养生秘方

金钱草粳米粥

原料 新鲜金钱草、北粳米各60克，冰糖适量。

做法 把金钱草洗净，切碎，加水200毫升，煎至100毫升，去渣取汁，放入冰糖、北粳米，加水400毫升，煮为稀粥。稍温服食，每日2次。

功效 适宜于内疸，胁痛，砂淋，石淋，包括输尿管结石、膀胱结石、肾结石、胆道结石和急性黄疸型肝炎等证。长期服用有效。

金钱银花炖瘦肉

原料 金钱草80克（鲜者200克），金银花60克（鲜品150克）。猪瘦肉1000克，黄酒2匙。

做法 金钱草和金银花用纱布包好，用猪肉块一同加水浸没，大火烧开加黄酒，小火炖2个小时，取出药包，挤干。饮汤，每次1碗，每天2次。过夜煮沸，3天服完。

功效 清热解毒，消石。适用于胆囊炎与预防胆结石，胆管炎症。

冬瓜 Dong Gua

【别　名】东瓜、白冬瓜、枕瓜。

【源　属】为葫芦科植物冬瓜的干燥外层果皮。

【地域分布】分布于全国各地。

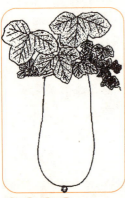

形态特征 一年生攀援草本。茎长大粗壮，密被黄褐色刺毛，卷须分枝。单叶互生；具长柄；叶片阔卵形或近于肾形，花单性，雌雄同株，单生于叶腋；花萼管状，5裂，裂片三角状卵形，花冠黄色，瓣外展，长3~5厘米，瓠果肉质，椭圆形或长方状椭圆形，有时近圆形，果皮淡绿色，表面具一层白色蜡质的粉末，果内白色肥厚；果梗圆柱形，具纵槽。种子多数，白色或黄白色，花期5~6月。果期6~8月。

性味归经 甘，微寒。归肺、小肠经。

采集加工 食用冬瓜的时候，洗净，削取外层果皮，晒干。

功效主治 利尿消肿。用于小便不利，水肿胀满，暑热口渴，小便短赤。

药理偏方

❶ 浮肿喘满：冬瓜1个，切盖去瓤，填满红小豆，然后盖上瓜盖，用泥密封，放在阳光下晒。再将适量糯稻糠倒进冬瓜内填满，煨至火尽，取冬瓜切片，同黑豆焙干为末，用水糊制丸如梧子大。每次70丸，煎冬瓜子汤送服，每日3次，直至小便通畅为止。

❷ 跌打损伤：冬瓜皮适量，炒焦，研为细末，每次3克，用酒冲服（不能饮酒者亦可用温开水送服），每日2~3次。

❸ 急性肾炎：冬瓜皮、蚕豆各60克，加水适量，煎汁饮服，每日3~4次。

❹ 尿路感染：冬瓜皮30克，西瓜皮50~100克。西瓜皮、冬瓜皮洗净，加水1000毫升煮沸，去渣，代茶饮。

⑤肺脓疡：冬瓜子、芦根、薏苡仁各30克，金银花、桔梗各9克，水煎服。

养生秘方

冬瓜粳米粥

[原料] 粳米130克，冬瓜（连皮）100克。

[做法] 新鲜连皮冬瓜洗净，切块，粳米加水煮至瓜烂米熟汤稠为佳。调料适量，每日上、下午，随意食用。

[功效] 止咳平喘，利水消肿。适用于小便不利，慢性肾炎，水肿胀满，肥胖症，肝硬化腹水，肺热咳嗽，痰喘等证。

冬瓜皮蚕豆汤

[原料] 冬瓜皮60克，蚕豆50克。

[做法] 一同煮汤，调味，饮汤食豆。

[功效] 利水消肿，健脾化湿。适用于脾虚水停，按动深陷，全身悉肿，身全重倦，小便不利，胸闷纳呆等证。

冬瓜汤

[原料] 冬瓜（连皮）、精盐各适量。

[做法] 冬瓜洗净，切薄，加水煮熟，放入精盐调味，饮汤食瓜。

[功效] 健脾行水。适用于脾虚，肤色淡黄，少气懒言，皮薄光亮，大便溏薄等证。

车前草
Che Qian Cao

【别　名】车前实、虾蟆衣子、猪耳朵穗子。

【源　属】为车前科植物车前的干燥全草。

【地域分布】车前在我国各地均有分布，平车前主要产于黑龙江、辽宁、河北等省。

[形态特征] 多年生草本。叶簇生地上，卵形成椭圆形，大小不一，有3~7条粗脉。花梗从叶丛中抽出，花极小，白色，成细长花穗。果实成熟时环状裂开。种子细小，黑褐色。4~7月开花。

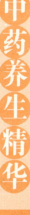

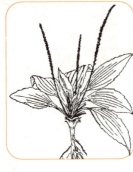

性味归经 甘，寒。归肝、肾、肺经。

采集加工 全草于夏季采挖为佳，洗净，鲜用或晒干备用。种子于夏、秋二季成熟时采收果穗，晒干，搓出种子，除去杂质，备用。

功效主治 清热利尿，祛痰，凉血，解毒。用于水肿尿少，热淋涩痛，暑湿泻痢，痰热咳嗽，吐血，衄血，痈肿疮毒。

药理偏方

❶ **急性肾盂肾炎，尿频尿急**：车前草、熟地黄、生地黄、猪苓、牛膝、知母、泽泻、黄柏各10克，白花蛇舌草120克，绿豆1把，龙胆草5克。加水煎沸15分钟，滤出药液，再加水煎20分钟，去渣，两煎药液兑匀，分服，每日1剂。

❷ **急性肾盂肾炎，恶寒发热，尿急**：车前草、金银花、神曲、生石膏、山楂、白茅根、麦芽各30克，连翘20克，滑石、扁蓄各15克，麦门冬、栀子各10克，甘草5克。加水煎沸15分钟，滤出药液，再加水煎20分钟，去渣，两煎药液兑匀，分服，每日1剂。

❸ **慢性肾炎，并发痈、疮**：车前草、紫花地丁、白花蛇舌草各30克，白茅根60克，七叶一枝花、生地黄、赤芍、牡丹皮、大黄各10克，商陆5克。加水煎沸15分钟，滤出药液，再加水煎20分钟，去渣，两煎药液兑匀，分服，每日1剂。

养生秘方

茵陈车前草茶

原料 茵陈9克，车前草12克。

做法 将茵陈、车前草加适量水煎。代茶饮，每日1剂，每日煎服2次，连服1周。

功效 用于清热利湿，预防传染性肝炎。

车前草茶

原料 车前草3克，茶叶5克。

做法 车前草与茶叶共煎，饮其汁。

功效 清热利尿，祛痰明目。

茵陈 Yin Chen

【别　名】茵陈蒿、石茵陈、绵茵陈、绒蒿。

【源　属】为菊科多年生草本植物茵陈蒿或滨蒿的幼苗。

【地域分布】全国大部分地区均有，主产于陕西、山西、安徽等地。

形态特征 绵茵陈：于春季采收的为绵茵陈。长1.5~2.5厘米，直径1~2毫米，除去表面白色茸毛后可见明显纵纹，质脆，易折断。叶具柄，展平后叶片呈1~3回羽状分裂，小裂片卵形或稍呈倒披针形、条形，先端锐尖。

茵陈蒿：于秋季采收的为茵陈蒿。茎呈圆柱形，多分枝，长30~100厘米，直径2~8毫米，表面淡紫色或紫色，有纵条纹，被短柔毛，体轻，质脆，断面类白色。叶密集，或多脱落；下部叶2~3回羽状深裂，裂片条形或细条形，茎生叶1~2回羽状全裂，裂片细丝状。头状花序卵形，多数集成圆锥状，有短梗，内层两性花2~10个。瘦果长圆形，黄棕色。

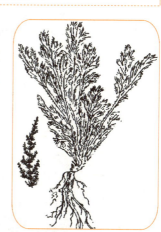

性味归经 苦，微寒。归脾、胃、肝、胆经。

采集加工 春季采集幼苗，晒干。

功效主治 退黄疸，清湿热。用于湿疮瘙痒，黄疸尿少，传染性黄疸型肝炎。

药理偏方

❶ **急性慢肝炎**：茵陈、赤芍、黄芪、白芍各15克，夜交藤30克，藿香、当归、杏仁、远志、佩兰叶、郁金、橘红、石菖蒲各10克，黄连5克，琥珀粉末、羚羊角粉末各1克（冲服）。以水煎沸15分钟，滤出药液，再加水煎20分钟，两煎药液兑匀，分服，每日1剂。

第十六章　利水渗湿药

② 肝硬化腹水，虚实夹杂：茵陈、白芍、当归、杏仁、白术、木瓜、陈皮、藕节、泽兰、香附各20克，黄芪100克，赤芍、丹参、茯苓、车前子各30克，生姜10克。以水煎沸15分钟，滤出药液，再加水煎20分钟。两煎药液兑匀，分服，每日1剂。

养生秘方

茵陈粥

原料 茵陈15克，粳米150克。

做法 将茵陈洗净，切为2厘米长的段，与粳米同放入炖杯内，煎煮25分钟，再用文火煮35分钟即成。

功效 清热利湿，降低血脂。适用于黄疸型肝炎、血脂异常等证。

金钱败酱茵陈茶

原料 金钱草60克，茵陈30克，败酱草20克，白糖适量。

做法 将金钱草、茵陈、败酱草去浮灰，装入纱布袋内，扎口，放入锅内加水适量。用小火煎煮出1000毫升药汁，去袋，取药汁，加白糖调味，代茶服用。

功效 清热解毒，利湿退黄。用于湿热结毒，如黄疸、胸闷痞满、时有恶心呕吐、肝区疼痛、舌红苔黄腻、脉弦滑数等。

瞿 麦
Qu Mai

【别　名】巨句麦、大兰、山瞿麦、瞿麦穗、南天竺草、麦句姜、剪绒花、龙须、四时美、杜老草子

【源　属】为石竹科植物瞿麦或石竹的干燥地上部分。

【地域分布】全国大部分地区均有分布。

形态特征 多年生草本，高40～60厘米。茎直立，无毛，有环状节，上部二叉分枝。叶对生，单叶；叶片条形或条状披针形，8～9月开花，花淡紫色，单朵或成对生于枝顶，或数朵集生成聚伞花序；萼筒粉绿色或常带淡紫色红晕，花萼下有6枚小苞片；花瓣5片，每片的顶端深裂成细线条；雄蕊10枚。9～11月结果，果实长筒形。种子扁圆形，边缘有宽于种子的翅。

性味归经 苦，寒。归心、小肠、膀胱经。

采集加工 夏秋花果期采割，晒干。

功效主治 清热利水，破血通经，通淋。用于小便不利，淋沥涩痛，尿血热痛，经闭不通。

药理偏方

① **宫颈癌**：瞿麦18克，木通3克，大黄、甘草各6克，栀子9克，萹蓄、车前子各15克，滑石、白花蛇舌草各30克，切碎，加灯心草20根，水煎，2次分服。能使白带尿淋缓减，癌肿溃疡消失。

② **淋证**：瞿麦30克，栀子15克，炙甘草3克，研末，每服15克，加连须葱根10个，灯心草50茎，生姜5克，煎水温服，每日2次。

③ **血热妄行**：瞿麦30克，炙甘草15克，灯心草9克，栀子30枚，大枣5枚，生姜3片，水煎服。

养生秘方

瞿麦滑石粳米粥

原料 瞿麦10克，滑石25克，粳米80克。

做法 先把滑石用布包扎好，然后与瞿麦同入沙锅煎汁，去渣、入粳米煮为稀粥。

功效 对于急性尿路感染各型患者有疗效。孕妇禁用。

瞿麦血竭儿茶蜜饮

原料 瞿麦15克，血竭、儿茶各10克，白芷8克，蜂蜜20克。

做法 先将瞿麦、白芷、血竭分别拣杂，洗净，晾干或晒干，白芷切成片，血竭研成粗末，与瞿麦同放入沙锅，加水浸泡片刻，大火煮沸，调入儿茶，拌匀，文火煎煮30分钟，用洁净纱布过滤，去渣，收取滤汁放入容器，待其温热时兑入蜂蜜，拌和均匀即成。分早、晚2次服用。

功效 利尿通淋，活血止痛。对于膀胱癌尿痛有疗效。

利尿黄瓜汤

原料 瞿麦10克，黄瓜1个，味精、精盐、香油各适量。

做法 先煎瞿麦、去渣取汁，再煮沸后加入黄瓜汁，再加调料，待温食用。

功效 有清利水道的功效。

木通 Mu Tong

【别　名】附支、丁翁、通草、活血藤。

【源　属】为马兜铃科藤本植物木通马兜铃或毛茛科常绿攀援性灌木小木通及同属乡球藤的藤茎。

【地域分布】主产于吉林、黑龙江、辽宁等省。

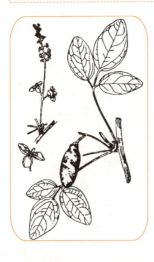

形态特征 常绿攀援性灌木，高达5米。茎红紫色或黄褐色，有条纹。复叶对生；叶柄长3~7厘米；小叶片革质，卵状披针形或卵状长方形，先端长尖，基部圆或心形，全缘。圆锥花序腋生、顶生，基部围以长方形的鳞片；花直径约3厘米；花萼4，白色，花瓣状，长方形或倒卵状长方形，先端钝；瘦果扁卵圆形，长3毫米，有羽状毛，宿存花柱长达5厘米。

性味归经 苦，微寒。归心、小肠、膀胱经。

采集加工 秋季采收。割取较老的茎，截成长段，刮去外皮，阴干。

功效主治 清心火，利尿通淋，通经下乳。对于热淋涩痛，口舌生疮，水肿，经闭，乳少，心烦尿赤有疗效。

药理偏方

❶ **水肿，小便不利**：木通、猪苓、桑白皮、槟榔各9克，赤苓12克，苏叶6克，生姜3片，葱白3寸，水煎服。

❷ **小儿夜啼**：木通、生地各6克，灯心草0.5~1克，栀子9克，水煎服。

❸ **乳汁不通**：木通、漏芦、王不留行各9克，黄芪15克，水煎服。

养生秘方

木通粳米粥

【原料】木通15克,粳米100克,生地黄30克。

【做法】先煎2味药,去渣,放入米煮粥,空腹食用。

【功效】具有清心利尿的功能。适用于血淋,小便赤涩疼痛;也可治心火口疮,口舌干燥。

灯心草
Deng Xin Cao

【别　名】赤须、龙须草、灯心、灯心草。

【源　属】为灯心草科植物灯心草的干燥茎髓。

【地域分布】分布于长江下游以及陕西、四川、福建、贵州等地。四川以及江苏的苏州地区均有栽培。

【形态特征】多年生草本,高0.4~1厘米。根茎横走,具多数须根。茎圆筒状,外具明显条纹,淡绿色。无茎生叶,基部具鞘状叶,长者呈淡赤褐色或黑褐色,短者呈褐色,有光泽。复聚伞花序,假侧生,由多数小花密集聚成簇;花淡绿色,具短柄;花被6,2轮,裂片披针形,背面被柔毛,边缘膜质,纵脉2条;雄蕊3,较花被短;子房3室,花柱不明显,柱头3枚。蒴果卵状三棱形或椭圆形,先端钝,淡黄褐色。种子多数,斜卵形。花期5~6月。果期7~8月。

【性味归经】甘、淡,微寒。归心、肺、小肠经。

【采集加工】秋季采收。割取茎部晒干,或将茎皮纵向剖开,去皮取髓,晒干。

【功效主治】清心火,利小便。用于心烦失眠,尿少涩痛,口舌生疮。

药理偏方

1. **带状疱疹**:用灯心草先蘸上食油,点燃后轻触身柱穴可听见"噗"的一声响,说明已点到所要穴位,一般点灸1~2次显效。

第十六章　利水渗湿药

❷ 呃逆：用一张白纸将一撮灯心草（约1~2克）卷成"雪茄烟"样柱状物，点燃一端后凑近患者鼻孔（切勿太近以免灼伤皮肤），嘱患者尽量吸入灯心草燃烧产后的烟雾，然后屏气片刻，呼气后再次吸入。屏气及呼气时可移开"烟卷"，吸气时再凑近。重复进行至"烟卷"燃尽。

养生秘方

灯心草茶

原料 灯心草、淡竹叶各3克。

做法 洗净，开水冲泡。代茶饮。

功效 适用于心烦口渴，失眠。

灯心草苦瓜汤

原料 灯心草4~6扎，鲜苦瓜150~200克。

做法 将灯心草、鲜苦瓜（切开去瓤和核）煎汤饮。

功效 利尿通淋，清心降火。适用于小便短赤，暑日烦渴，伤暑身热，风热目赤等。

石韦 Shi Wei

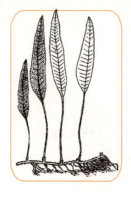

【别　名】石皮、石苇、石兰、石剑、石背柳。

【源　属】为水龙骨科多年生草本植物庐山石韦和石韦或有柄石苇的叶片。

【地域分布】全国各地均产，以浙江、江苏、湖北、河南等省为主。

形态特征 多年生草本，高达30厘米。根茎沿地面横走，密生许多深褐色披针形小鳞片。叶疏生在根茎上，叶片披针形或卵状披针形，长8~20厘米，宽2~5厘米，叶面绿色，有少数星状毛，有散在的多数小凹点，叶背密生灰棕色星状毛，叶基部楔形；叶柄与叶片近等长或短于叶片。夏季在叶背面生有许多颗粒状小点，即孢子囊群，秋季成熟时孢子囊群开裂即露出，无囊群盖。

性味归经 苦、甘，微寒。归肺、膀胱经。

采集加工 全年均可采收。除去根茎及根，拣去杂质，洗去泥沙，晒干或阴干，切段，生用。

功效主治 利尿通淋，清热止血。用于泌尿系感染，泌尿系结石，功能性子宫出血，肾炎，肾盂肾炎，慢性气管炎等。

药理偏方

① **泌尿系统结石，肾盂积水**：石韦、补骨脂、王不留行各15克，海金沙、金钱草、车前草各30克，锁阳、熟地黄、狗脊、川续断、当归、赤芍各8克。加水煎沸15分钟，滤出药液，再加水煎20分钟，去渣，两煎药液调兑均匀，分服，每日1剂。

② **泌尿系统结石**：石韦、枳实、鸡内金各10克，金钱草40克，车前草、穿破石、生地黄、泽泻、白茅根各15克。加水煎沸15分钟，滤出药液，再加水煎20分钟，去渣，两煎药液调兑均匀，分服，每日1剂。

③ **气热咳嗽**：石韦、槟榔各等份，研为末，用姜汤送服，每日10克。

④ **小便淋痛**：石韦、滑石各适量，研为末，每次取8克，以水送服。

养生秘方

石韦核桃肉

原料 核桃1000克，黄芪60克，石韦、鸡内金各30克，金钱草、蜂蜜、白砂糖各250克，精盐500克。

做法 核桃去壳取肉，备用。将精盐倒入铁锅内。先将精盐炒热，再倒入核桃肉，要不断翻炒，至核桃肉皮呈嫩黄色，大约炒至10分钟时离火。离火后，也要翻炒，以防止烧焦；待稍凉后，用铁筛筛去精盐；冷却后，再脱出一部分核桃衣，备用。将黄芪、石韦、鸡内金、金钱草快速洗净，倒入沙锅内，加冷水将药物浸没。中火煎40～60分钟，至药液浓成大半碗时，滤出头汁。再加水2大碗，至药液煎成大半碗时，滤出二汁，弃渣。先将药汁、蜂蜜、白砂糖倒入大瓷盆内，然后倒入核桃肉，浸拌均匀，瓷盆加盖，

第十六章 利水渗湿药

用旺火隔水蒸3个小时后,离火。以后,每隔两三天蒸1次,每次约蒸半小时,蒸的次数愈多愈好。每日1次,每次饮药汁1匙,吃核桃肉1匙,药汁用温开水送服,核桃肉要嚼至极细再咽下。

功效 此方补肾化石,扶正祛邪,能加强泌尿器官的代谢功能。对久病体弱及年老无力排石者尤为适宜,对久患肾结石及输尿管结石者也适用。

石韦冬葵茶

原料 石韦、冬葵子、金钱草各30克。

做法 将以上3味药加水煎服。

功效 可排结石。

海金沙
Hai Jin Sha

【别　名】左转藤、打鼓藤、金沙藤。

【源　属】为海金沙科多年生攀援蕨类植物海金沙的成熟孢子。

【地域分布】我国中部和南部、西南部及陕西、河南出产。

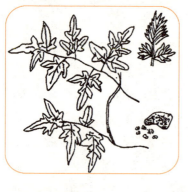

形态特征 多年生攀援草本,长1~4米。生于低山林边杂草灌丛中。根茎横走,黑褐色或栗褐色,密生细鳞片。茎细,质硬有光泽,能缠绕它物。叶革质,2~3回羽状复叶;叶有2种,分别为营养叶和孢子叶,二者外形大体相同,但孢子叶小。夏末,孢子囊在叶背面生出,含细黄棕色沙粒状孢子,故名海金沙。

性味归经 甘、咸,寒。归膀胱、小肠经。

采集加工 孢子(海金沙)需在寒露后采割孢子叶晒干,打出孢子,筛净泥屑杂质,备用。全草(金沙藤)夏秋季采,洗净,鲜用或扎成把晒干备用。

功效主治 清热利水,通淋。用于小便热赤,石淋,茎痛,湿热水肿。

药理偏方

❶ **带状疱疹**：鲜海金沙茎叶30～60克，用凉开水洗净后捣烂，加适量烧酒，调敷患处，用纱布包好，每天1次。一般用药1～2天疼痛消失，3～5天疱疹干燥结痂脱落，5～6天痊愈，不留后遗症。

❷ **扁桃腺炎、乳腺炎、丹毒**：将海金沙全草制成灭菌水溶液肌注，每日2次，每次4毫升（每毫升相当生药1克）。

❸ **泌尿系结石**：海金沙15克，冬葵子、王不留行子、牛膝、泽泻、石苇、金钱草各9克，水煎服。

养生秘方

海金沙竹叶茶

【原料】茶叶、甘草各5克，海金沙、竹叶各15克，生姜2片。

【做法】水煎，代茶饮，每日1剂。

【功效】清热利湿，抗菌消炎。

通草 Tong Cao

【别名】寇脱、离南、通脱木、葱草、白通草、通花、通大海、五加风、大木通。

【源属】为五加科灌木植物通脱木的茎髓。

【地域分布】主产于贵州、云南、福建、台湾等地。

【形态特征】灌木或小乔木，高1～3.5米。茎粗壮，不分枝，木质部松脆，中央有宽大白色茎髓。叶大型，互生，集生于茎顶，叶柄粗壮，托叶膜质，叶片5～11，掌状浅裂至半裂，全缘或有粗锯齿。大型复圆锥状伞形花序，顶生或近顶生，花4，外面被毛，白色或绿白色。核果状浆果，扁球形，成熟时紫黑色。花期10～12月。

【性味归经】甘、淡，微寒。归肺、胃经。

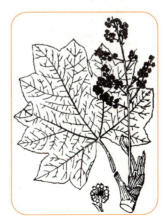

第十六章 利水渗湿药

补益中药养生精华

第十六章 利水渗湿药

`采集加工` 秋季割取茎，截成段，趁鲜取出髓部，理直，晒干后可使用。

`功效主治` 清热利水，通气下乳。用于小便不利，乳汁不通，淋闭尿血，热病烦渴。

药理偏方

❶ **水肿，小便不通**：通草及酒曲适量。取通草煎汁，按常未能酿酒。口服，随量饮之，不醉为度。

❷ **产妇乳汁少**：通草常配合王不留行、穿山甲使用，水煎服。

❸ **产后乳汁不下**：通草5克，猪蹄2个，漏芦15克，粳米100克，葱白2节。先把猪蹄煎取浓汤，再煎通草、漏芦取汁，然后用猪蹄汤和药汁同粳米煮粥，待粥将熟时，放入葱白稍煮即可。每日2次，温热食用。

养生秘方

通乳猪蹄羹

`原料` 通草8克，净猪蹄2只，姜、葱、精盐各适量。

`做法` 猪蹄治净，和通草同清炖到烂熟，加姜、葱、精盐调味。吃肉喝汤。

`功效` 具有补虚通乳的功能。适用于产后乳汁不下证。

通草猪蹄汤

`原料` 通草15克，猪蹄1个，党参20克。

`做法` 猪蹄洗净。先煮2药取汁，和猪蹄一同炖到烂熟。食肉饮汤。

`功效` 补虚通乳。适用于产后乳汁不下证。

通草糯米粥

`原料` 通草、橘皮、生芦根各15克，糯米80克。

`做法` 前3味水煎取汁，和糯米煮粥。随意食用。

`功效` 调中和胃。适用于伤寒瘥后呕哕证。

第十七章 收涩药

五味子 Wu Wei Zi

【别　　名】五梅子、辽五味、山花椒、香苏、红铃子。

【源　　属】为木兰科植物五味子、中华五味子的干燥成熟果实，前者习称北五味子，后者称南五味子。

【地域分布】分布于东北、华北及河南等地。

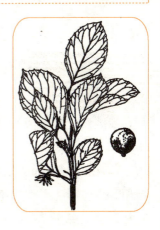

形态特征 多年生落叶木质藤本，除嫩叶背面和芽鳞片边缘有毛外，余均无毛。老茎皮灰褐色，小枝褐色，有点状皮孔，嫩枝红棕色。叶互生，单叶，叶片宽椭圆形、卵形、倒卵形或宽倒卵形，叶边缘上部有稀疏小齿。雌雄花异株，5～7月开花，花乳白色或粉红色。7～10月结果，果为聚合果，由小浆果聚生成长穗状，下垂，小浆果近球形，成熟时红色，嚼之有酸、甜、苦、辣、咸的味道，故名五味子。

性味归经 酸、甘，温。归肺、心、肾经。

采集加工 秋季果实成熟时采摘，除去杂质，晒干或蒸后晒干备用。

功效主治 收敛固涩，益气生津，补肾宁心。用于久嗽虚喘，梦遗滑精，遗尿尿频，久泻不止，自汗，盗汗，津伤口渴，气短脉虚，内热消渴，心悸失眠。

药理偏方

❶ 慢性结肠炎：五味子、党参、白术、补骨脂各20克，白扁豆、白芍、地榆、槐花、陈皮各15克，干姜、甘草各10克。加水煎沸15分钟，滤出药液，再加水煎20分钟，去渣，两煎药液调兑均匀，分服，每日2剂。

❷ 慢性结肠炎：五味子、吴茱萸、木香、甘草、炮姜各5克，山药20克，白术、白芍、茯苓各15克，罂粟壳、砂仁、肉豆蔻、半夏、厚朴、栀子、人参各10克。加水煎沸15分钟，滤出药液，再加水煎20分钟，去渣，两煎药液调兑均匀，分服，每日1剂。

❸ 自汗浸衣湿被，多梦，气短脉虚：五味子、白芍、麦门冬各12克，浮小麦30克，龙骨、牡蛎各15克，白术、黄葡萄、防风各8克，桂枝、甘草各5克，人参、生姜各2克，大枣3枚。加水煎沸15分钟，滤出药液，再加水煎20分钟，去渣，两煎药液调兑均匀，分服，每日1剂。

养生秘方

五味子桂圆粥

原料 粳米50克，山药1000克，桂圆肉、荔枝肉各10克，五味子5克，白砂糖20克。

做法 将粳米淘洗干净，泡好备用。山药刮洗干净，切成小薄片。将桂圆肉、荔枝肉、五味子均洗净备用。锅中加入约1000毫升冷水，将粳米、山药片、桂圆肉、荔枝肉、五味子一起放入，用小火煎煮。待米烂粥稠时，用白砂糖调好味，稍焖片刻即可。

功效 益气敛阴固涩。

五味大枣蜜露

原料 五味子60克，大枣（干）150克，蜂蜜200克。

做法 将五味子、大枣洗净。把五味子、大枣放入锅内，加清水3000毫升，文火煮至500毫升，去药渣，将药汁倒入瓷盆内，加入蜂蜜，文火隔开水炖1个小时，冷却即成。

功效 滋阴生津，凝心安神。主治慢性肝炎，肝功能反复异常，湿热内蕴，外感发热者不宜食用本品。

鲈鱼五味子汤

【原料】鲈鱼 750 克，五味子 50 克，料酒 10 毫升，精盐 2 克，葱段、姜片各 10 克，胡椒粉 1 克，猪油（炼制）15 克。

【做法】将五味子浸泡洗净。将鲈鱼去鳞、鳃、内脏，洗净。葱切段，姜切片。将鲈鱼放入锅内，再放入五味子、料酒、精盐、葱段、姜片、猪油，加入适量清水，煮至鱼肉熟烂，拣去葱、姜，用胡椒粉调味即成。

【功效】五味子益气生津，补肾养心，收敛固涩。鲈鱼补五脏，益筋骨，和肠胃，治水气。对心脾两虚，慢性腹泻，慢性肝炎，肺结核等病均有疗效。

乌梅 Wu Mei

【别　名】梅实、山梅、精盐梅、杏梅、熏梅、橘梅肉、酸梅。

【源　属】为蔷薇科植物梅的干燥近成熟果实。

【地域分布】全国各地均有栽培。主产于浙江、福建、湖南、贵州、四川等省。

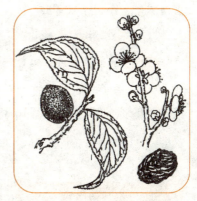

【形态特征】落叶小乔木，高可达 10 米。单叶互生。叶片椭圆状宽卵形，边缘密生细锯齿。春季先于叶开花，花瓣 5 片，白色或淡红色，有香气。核果球形，熟后黄色。

【性味归经】酸，平。归肝、脾、肺、大肠经。

【采集加工】5 月立夏前后采将熟的青梅，烘焖使之变黑，即为乌梅。1～2 月采花蕾，晒干或烘干。

【功效主治】敛肺，涩肠，生津，安蛔。用于肺虚久咳，久痢滑肠，虚热消渴，蛔厥呕吐腹痛，胆道蛔虫证。

第十七章　收涩药

药理偏方

❶ 胆道蛔虫作痛：乌梅、使君子各15克，干姜6克，槟榔、苦楝皮各12克，木香、党参、大黄各10克，细辛3克，川椒2克，水煎服。

❷ 久咳不已：乌梅肉（微炒）、罂粟壳（去筋膜）蜜炙，二者等份为末。每服6克，睡时蜜汤调下。

养生秘方

乌梅红枣汤

【原料】乌梅8枚，蚕茧壳1个，红枣（大枣）6枚。

【做法】将以上诸药洗净水煎服。每日1剂，代茶饮。

【功效】温肾缩泉。适用于小儿肾阳不足，肢冷畏寒，夜间遗尿或出而不禁，小便清长等证。

乌梅清暑饮

【原料】乌梅15克，石斛、冰糖各10克，莲子心6克，竹叶卷心30根，西瓜翠衣30克，冰糖10克。

【做法】将以上各味洗净，石斛入沙锅先煎，后下将各味一起煎取汁，调入冰糖。代茶多次饮用。

【功效】清热祛暑，生津止渴。适用于感受暑热，身热息高，心烦溺黄，口渴汗出等证。

乌梅白糖汤

【原料】乌梅8枚，白糖80克。

【做法】煎汤，代茶饮。

【功效】生津止渴，养阴敛汗。适用于温病口渴，及夏季烦热，汗出，口渴等证。

山茱萸

Shan Zhu Yu

【别　名】山萸肉、蜀枣、枣肉、药枣、红枣皮。

【源　属】为山茱萸科植物山茱萸的干燥成熟果肉。

【地域分布】主产于我国河南、山西、陕西、甘肃、山东等地。

【形态特征】落叶灌木或小乔木，高约4米。树皮淡褐色，成薄片剥裂。叶对生，具短柄；叶片椭圆形或长椭圆形，先端渐尖，基部圆或楔形，全缘，侧脉6~8对，脉腋有黄褐色毛丛。伞形花序，簇生于小枝顶端，其下有数片芽鳞状苞片；花小，先于叶开放；花瓣4，黄色。核果长椭圆状，无毛，成熟后红色。种子长椭圆状，两端钝圆。花期5~6月，果期8~9月。

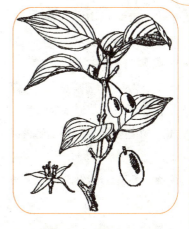

性味归经 酸，微温。归肝、肾经。

采集加工 每逢秋、冬两季采摘，炮制后入药。

功效主治 补益肝肾，涩精固脱。用于眩晕耳鸣，腰膝酸痛，遗尿尿频，阳痿遗精，崩漏带下，大汗虚脱，内热消渴。

药理偏方

❶ **更年期综合征**：山茱萸12克，熟地黄、山药、附片各20克，牡丹皮15克，茯苓、泽泻各10克，肉桂3克（研末冲服）。加水煎沸15分钟，过滤取液，渣再加水煎20分钟，滤过去渣，两煎药液调兑均匀，分服，每日1剂。

❷ **更年期综合征，头晕耳鸣、心慌、自汗、阴虚火旺**：山茱萸肉、茯神、远志、莲子心、牡丹皮、知母、黄柏、石斛、泽泻各6克，山药30克，熟地黄、白术各12克，桔梗4克。加水煎沸15分钟，过滤取液，渣再加水煎20分钟，滤过去渣，两煎药液调兑均匀，分服，每日1剂。

❸ **更年期综合征，脾肾阳虚**：山茱萸、白术各12克，山药、熟地黄、党参、淫羊藿各30克，仙茅20克，肉桂5克。加水煎沸15分钟，过滤取液，渣再加水煎20分钟，滤过去渣，两煎药液调兑均匀，分服，每日1剂。

养生秘方

山茱萸炒鳜鱼片

原料 山茱萸20克，鳜鱼1尾（700克），淀粉25克，鸡蛋清1个，精盐、姜各5克，味精4克，葱10克，酱油、料酒、植物油各10毫升。

补益中药养生精华

做法 将山茱萸洗净，去杂质；鲩鱼宰杀后，去鳞、鳃、肠杂和骨，切成薄片后用芡粉、酱油、精盐、味精、鸡蛋清抓匀，挂上浆；姜切片，葱切段。将炒锅置武火上烧热，加入植物油，烧至六成热时，下入姜、葱爆香，随即下入鲩鱼片、山茱萸、精盐、味精，炒匀即成。

功效 补益肝肾，收敛固涩。适用于高血压、耳鸣眩晕，自汗盗汗，小便频数，遗精，月经过多，腰膝酸软等证。

山茱萸蒸子鸭

原料 山茱萸25克，鸭子1只，葱、酱油各10克，味精、胡椒粉各3克，精盐、姜各5克，料酒10毫升。

做法 将山茱萸洗净，沥干水分；子鸭宰杀后，去毛、内脏及爪；姜切粒，葱切花。将鸭放入蒸盆内，抹上精盐、味精、酱油、料酒、姜、葱、胡椒粉，腌渍1个小时。将山茱萸放入鸭腹内，置武火大气蒸笼内，蒸55分钟即成。

功效 补益肝肾，收敛固涩。适用于耳鸣眩晕、自汗盗汗、小便频数、遗精、月经过多、腰膝酸软、更年期综合征等证。

第十七章 收涩药

肉豆蔻 Rou Dou Kou

【别　名】肉蔻、肉果、顶头肉。

【源　属】为肉豆蔻科植物肉豆蔻的干燥种仁。

【地域分布】主产于马来西亚、印度尼西亚。我国广东、广西、云南亦有栽培。

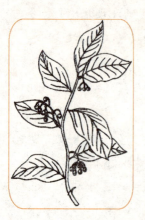

形态特征 种仁卵圆形或椭圆形，长2～3.5厘米，宽1.5～2.5厘米。表面灰棕色至暗棕色，有网状沟纹，常被有白色石灰粉，宽端有浅色圆形隆起（种脐部位），狭端有暗色下陷处（合点部位），两端间有明显纵沟（种脊部位）。质坚硬，难破碎，断面可见棕黄或暗棕色外胚乳向内伸入，与类白色内胚乳交错，形成大理石样纹理，纵切时可见宽端有小腔隙，内藏干缩的胚，子叶卷曲。气香浓烈，味辛。

性味归经 辛，温。归脾、胃、大肠经。

采集加工 采摘成熟果实,除去果皮,剥去假种皮,使种仁在45℃环境中慢干,经常翻动,当种仁摇晃有声响时即可。如果高于45℃,脂即溶解,失去香味,质量下降。

功效主治 补肾阳,益精血,润肠通便。用于阳痿,不孕,腰膝酸软,筋骨无力,肠燥便秘。

药理偏方

① 水湿所致的臌胀: 肉豆蔻、槟榔、轻粉各0.3克,牵牛子(取头末)45克。将以上药材共研为细末,面糊为丸,如绿豆大。每次10丸,连翘煎汤送服,饭后服,每日3次。

② 脾虚泄泻,肠鸣不食: 肉豆蔻1枚,乳香3小块,面裹煨熟,去面,碾为细末。每次3克,米汤送服,小儿每次1.5克。

③ 呕吐不止: 肉豆蔻(去壳)、人参(去芦头)、厚朴(去粗皮,涂生姜汁,炙令香熟)各30克。将以上药材捣碎,粗罗为散,每次15克。另用水1盏,入生姜2.5克,粟米2撮,煎汁,去渣,不拘时温服。

④ 脾虚胃热: 石莲肉20克,肉豆蔻末3克。石莲肉研成细末,加入肉豆蔻末,混匀,用米汤调服。

⑤ 腹泻: 肉豆蔻、桂枝各20克,水煎,用药液浸洗双足,每次15~30分钟,至微汗为佳,每日2次。

养生秘方

砂蔻蒸鱼

原料 草鱼500克,砂仁、肉豆蔻、党参、白术各10克,姜、葱各5克,料酒3毫升,味精2克,精盐适量。

做法 将砂仁、肉豆蔻、党参和白术烘干粉末;葱切葱花,姜切片。将草鱼宰杀洗净,用刀在鱼身划几刀,用精盐、料酒、味精和药粉均匀地涂抹鱼身内外,将姜片、葱、段段放入鱼腹内,上笼蒸约40分钟即可。

功效 此菜具有温中散寒,行气止痛的作用。

肉豆蔻陈皮烧鲫鱼

原料 鲫鱼400克,肉豆蔻、陈皮、延胡索各6克,生姜10克,葱白、白砂糖、淀粉、酱油各5克,料酒5毫升,精盐3克,猪油(炼制)15克,味精2克,鸡清汤适量。

做法 鲫鱼去鳞、鳃、内脏后洗净，再入沸水锅中略焯，以去腥味，捞出。将葱白、生姜洗净，葱白切段，姜切片。将肉豆蔻、延胡索、陈皮放入鱼腹内。锅烧热后，倒入鸡清汤，加入葱、姜、精盐、鲫鱼、酱油、料酒、白砂糖、猪油煮沸，用小火煮出香味时，加入味精，用湿淀粉勾薄芡即成。

功效 行气，化瘀，止痛。

芡实 Qian Shi

【别　名】雁头、鸡头、卵菱、黄实、苏黄、刺莲藕、水鸡头、鸡头实、鸡头果、雁喙实。

【源　属】为睡莲科水生草本植物芡的种子。

【地域分布】分布于我国中南、西南、华东、东北等地。

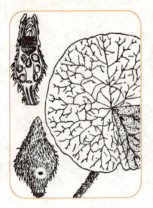

形态特征 一年生水生草本。有白色须根及不明显的茎。初生叶沉水，箭形；后生叶浮于水面，圆形，直径65~130厘米。正面多皱纹，反面紫色，两面均有刺；叶柄生叶底中央。花鲜紫红色，在水面平放，日开夜合。浆果鸡头状。种子球形，黑色，坚硬，内含白色粉质胚乳。

性味归经 甘、涩，平。归脾、肾经。

采集加工 秋季割取成熟果实，除去外果皮，取出种子，压碎硬壳，取仁晒干用。

功效主治 治风湿性关节炎、腰背膝痛。补中益气，提神强志，令人耳目聪明。还能开胃助气补肾，治小便频繁、遗精、带下。

药理偏方

❶尿崩症：芡实、山茱萸各10克，五味子、益智仁各5克。加水煎沸15分钟，滤出药液，再加水煎20分钟，去渣，两煎所得药液调兑均匀，分服，每日1剂。

❷ 尿崩症，小便次数增多，夜间严重，尿量大。身体消瘦，口干渴，舌淡：芡实、山药、黄芪各30克，陈皮、党参、当归各15克，益智仁、升麻、补骨脂、金樱子、白蒺藜各10克。加水煎沸15分钟，滤出药液，再加水煎20分钟，去渣，两煎所得药液调兑均匀，分服，每日1剂。

❸ 糖尿病：芡实15克，生石膏60克，黄芪、山药各20克，人参、知母、麦门冬、天花粉、葛根、金银花、玄参各10克，乌梅、五味子各5克。加水煎沸15分钟，滤出药液，再加水煎20分钟，去渣，两煎所得药液调兑均匀，分服，每日1剂。

养生秘方

芡实枸杞煲鸭汤

原料 芡实50克，枸杞子20克，金樱子10克，鸭子1只，精盐少许。

做法 将鸭子去毛及内脏，洗净切为小块，加诸药及精盐炖煮1~2个小时至熟，食肉喝汤。

功效 健脾养胃，益肾固精。

怀山芡实粳米粥

原料 怀山药50克，芡实30克，粳米100克，胡椒粉6克，精盐3克。

做法 将怀山药切片，洗净，芡实去杂质，洗净，粳米淘洗干净。将粳米、怀山药、芡实放入锅内，加水适量，置武火上烧沸，再用文火煮40分钟，加入胡椒粉、精盐搅匀即成。

功效 暖脾胃，止泄泻。对肠炎泄泻患者尤佳。

芡实蜜饮

原料 白果仁、大枣、莲藕各40克，芡实30克，桂圆肉10克，冰糖、蜂蜜各2匙。

做法 以上材料分别稍冲洗。莲藕洗净，去皮，切小块备用。锅内入白果、芡实、莲藕及水200毫升，以大火煮开，改小火煮至熟烂（约1个小时），再入大枣、桂圆续煮约30分钟，加冰糖煮溶，熄火待凉，最后调入蜂蜜即可。

功效 治疗女性带下，对男性有强精壮阳作用。

龙眼酸枣仁饮

原料 龙眼肉、炒枣仁各10克，芡实12克，白糖适量。

做法 炒枣仁捣碎,用纱布袋装。芡实加水500毫升,煮半小时后,加入龙眼肉和炒枣仁,再煮半小时。取出枣仁,加适量白糖,滤出汁液。不拘时饮,并吃龙眼肉及芡实。

功效 养血安神,益肾固精。

五倍子 Wu Bei Zi

【别　名】百仓虫、文蛤、木附子、漆倍子、红叶桃、旱倍子、乌盐泡。

【源　属】为漆树科植物盐肤木、青麸杨或红麸杨叶上的虫瘿,主要由五倍子蚜寄生形成。

【地域分布】主产于四川。

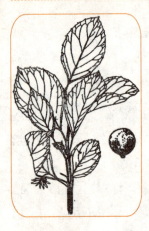

形态特征 角倍呈菱形、卵圆形或纺锤形,长3~8厘米,直径2~5厘米,具有不规则角状分支。表面灰黄色或淡黄棕色,被灰白色软滑短柔毛。质硬脆,破碎后中空,断面角质状,有光泽,壁厚1~2毫米,内壁平滑,有多数黑褐色死蚜虫、黑色粉状蚜虫卵及排泄物附着于内壁上,并时有1~2对游离于角倍中的白色丝团,丝团表面又附有多数蚜虫尸体,内壁上附有白色粉霜状或结晶状的蜡样物。气特异,味涩。

性味归经 酸、涩,寒。归肺、大肠、肾经。

采集加工 于9~10月间采摘,将虫瘿浸入沸水内煮,杀死其中的寄生虫,干燥。生用或煅用。

功效主治 敛肺止咳,涩肠止泻。用于久痢久泻,肺虚久咳,消渴,盗汗,下血脱肛,遗溺泄精;外用敷疮毒湿烂。

药理偏方

① 带状疱疹:五倍子、雄黄(烧存性)、枯矾、胡黄连各等份研末,用浓茶或香油调涂患处,每日1~2次,如水疱破溃流水,可将药粉撒敷,用药1~2天水疱停止蔓延,2~3天后肿消痛除,结痂痊愈。

❷ **脂溢性皮炎**：五倍子、杏仁各9克，研末，用适量白酒浸泡2天，外涂患处，每日3～5次。

❸ **毛囊炎**：将五倍子用文火炒至黑色，待凉脆后研末，加食醋调成糊状，装瓶备用。用时将局部毛发剪去，常规消毒，据疮面大小，取无菌敷料摊平药糊敷患处，每日换药1次。5～10天可愈。

❹ **痔疮**：五倍子9克，荆芥、莲房、桑寄生、朴硝各30克，鳖甲24克，加水5000毫升煎至3000毫升，先熏后洗患处，每日1剂，每剂反复用2次，每次20分钟左右，2剂可止血，缓解疼痛。

❺ **小儿脱肛**：五倍子30克，石榴皮90克，明矾15克，文火煎熬，趁热熏洗，将脱出部分轻轻托回，早、晚各1次。

❻ **痢后脱肛**：鳖头灰，五倍子、估龙肝，生白矾、赤石脂、诃子肉各15克。上药均晒干，共研为极细末，葱汤洗净，掺于肠头上，多次更换，以愈为止。

养生秘方

丸子回春汤

原料 五味子、蛇床子、破故纸各8克，菟丝子、覆盆子、枸杞子、淫羊藿各25克，金樱子、韭菜子、石莲子各15克，熟地黄、淮山药各50克。

做法 上述药材以水煎服，每天1剂，分3次服用。

功效 有补益、敛肺降火的功效。主治性欲低下，阳痿、遗精。对于耳鸣、耳聋、头目眩晕、盗汗、腰膝酸软，或久病气衰神疲、畏寒肢冷等证也有疗效。

五倍子绿茶

原料 五倍子500克，绿茶30克，酵糟120克。

做法 五倍子捣碎，研末，与余药同拌匀，做成10克重的块饼，待发酵至表面长白霜时晒干，贮于干燥处。用开水冲泡代茶饮。

功效 适用于久咳痰多。

五倍子乌梅汤

原料 五倍子、射干、炮山甲、火麻仁、乌梅各10克，苦参15克，煅牡蛎30克。

做法 上药加水煎服，每天1剂，分2次服。

功效 补益涩肠，敛肺降火。清热解毒，润肠通便，适用于痔疮。

覆盆子 Fu Pen Zi

【别　名】茥、缺盆、西国草、大麦莓。

【源　属】为蔷薇科植物华东覆盆子的未充分成熟的果实。

【地域分布】分布于安徽、江苏、福建、浙江、江西、广西等地。

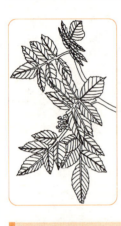

形态特征 味酸甜，外形像荔枝，大小如樱桃，软红可爱。果期4~5月，过于成熟时，就会在枝条上腐烂、生蛆。

性味归经 甘、酸，温。归肝、肾经。

采集加工 以夏初采收的绿黄色果实入药。入沸水中略浸，晒干用。

功效主治 益肾，固精，缩尿。用于肾虚遗尿，小便频数，阳痿早泄，遗精滑精。

药理偏方

❶ **外阴白斑**：覆盆子、地骨皮、麦门冬、牡丹皮、红花各10克，益母草、女贞子、桑寄生、墨旱莲各30克，续断、枸杞子各20克，何首乌15克，菟丝子12克。加水煎沸15分钟，过滤取液，渣再加水煎20分钟，滤过去渣，煎药液调兑均匀，分早、晚2次服，每日1剂。

❷ **白带腰痛、肾虚遗尿**：覆盆子90克，菟丝子120克，韭菜子15克，研成细末，炼蜜制成药丸，每丸重8克，每日3次，1次1丸。

❸ **服避孕药后引起的闭经**：覆盆子、黄精、熟地黄、菟丝子、淫羊藿、仙茅、紫石英、川续断各12克，党参、当归、香附、何首乌、白术、白芍、枸杞子、川楝子各8克。加水煎沸15分钟，过滤取液，渣再加水煎20分钟，滤过去渣，两次滤液调兑均匀，分早、晚2次服，每日1剂。

养生秘方

覆盆子炖牛肉

[原料] 覆盆子30克，牛腩1000克，精盐适量。

[做法] 牛腩切后，各物共入锅中，加水没过各物。慢火炖至肉烂。随意吃肉饮汤。

[功效] 可以补虚固精，缩尿止带。对肾虚阳痿，小便清长，遗精，或妇女白带清稀，身倦腰酸有效。

白果覆盆子煲猪肚

[原料] 白果（鲜）100克，覆盆子（干）10克，猪肚150克。

[做法] 将白果、覆盆子、猪肝洗净。将白果炒熟去壳，猪肝切成小块。将白果、覆盆子、猪肚放入锅内，加入清水500克煮熟即成。

[功效] 适用于小儿尿床。

芡实覆盆子汤

[原料] 覆盆子20克，芡实50克，白糖适量。

[做法] 先将覆盆子加水煮汁，取汁去渣，加入芡实，放白糖少许煮成粥食用。

[功效] 有收敛补肾作用，适用于肾虚遗尿小儿。

金樱子 Jin Ying Zi

【别　名】糖罐子、刺头、倒挂金钩、黄茶瓶。

【源　属】为蔷薇科植物金樱子的干燥成熟果实。

【地域分布】主产于广东、四川、云南、湖北、贵州等地，长江以南地区亦出产。

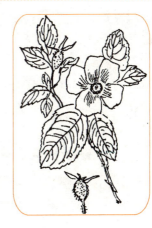

[形态特征] 野生于丘陵及山坡。常绿攀援灌木，枝条棕红色，常弯曲，有短粗、坚韧的钩刺。叶革质，羽状复叶，通常有小叶3片，顶端一片最大，叶柄及叶背中脉常有小刺；花单朵，生于侧枝端，春末夏初开放，白色，果夏、秋季成熟，橙黄色，近球形或梨形，全年采根，秋、冬季采果。

[性味归经] 酸、甘、涩、平。归肾、膀胱、大肠经。

[采集加工] 10～11月间，果实红熟的时候采摘，

第十七章 收涩药

晾晒后放到桶中搅拌,擦去毛刺,再晒到全干。

功效主治 固精缩尿,涩肠止泻。用于遗精滑精,遗尿尿频,崩漏带下,久泻久痢。

药理偏方

1. **虚寒带下,月经不调**:金樱子根、五月艾各15克,水煎取汁,打入鸡蛋1个,稍煮即可。每日1剂。
2. **前列腺炎**:金樱子、野菊花、冬瓜皮、水三七、火炭母、乌桕树叶各15克,水煎服,每日1剂,连用7日。
3. **小便频数,遗尿**:金樱子20克,山药12克,莲须、桑螵蛸各10克,水煎服。每日1剂。
4. **腰背酸痛**:金樱根50克,杜仲10克,猪蹄1只,加水适量,炖至猪蹄熟烂,调味即可。
5. **子宫下垂**:金樱子、川续断、枳壳、乌梅、黄芪、党参、甘草、升麻、柴胡、白术、当归各适量,水煎服。每日1剂。

养生秘方

金樱子蜜

原料 金樱子200克,蜂蜜200克。

做法 金樱子剖开去核,然后洗净,用水煮2次,合并滤液。浓缩到稀流膏状,加入滤净的蜂蜜,然用煮沸。每服12克,每天2次,温开水冲服。

功效 补肾益髓,涩肠止泻,固精缩尿。适用于肾气亏虚,梦遗滑精,淋浊,小便不禁,带下,失眠,盗汗等证。

金樱子粳米粥

原料 金樱子15克,桑螵蛸12克,粳米100克。

做法 将金樱子、桑螵蛸去净灰渣,入沙锅,加水煎取汁,去渣。粳米淘净,加药汁煮成稀粥。

功效 补肾固涩。适用于肾气虚弱,遗精,滑泄,小便频数或小便失禁等证。

金樱子炖鲤鱼

原料 金樱子30克,鲤鱼250克,精盐、油各适量。

做法 将鲤鱼留鳞去内脏,与金樱子同加水炖汤,精盐、油调味,食鱼饮汤。

功效 补肾益髓,涩肠止泻,固精缩尿。适用于肾虚遗精。

莲子 Lian Zi

【别　名】藕实、水芝丹、莲实、莲蓬子。

【源　属】为睡莲科植物莲的果实或种子。

【地域分布】全国大部分地区均有出产。

形态特征 多年生水生草本。根茎肥厚横走，外皮黄白色，节部缢缩，生有鳞叶与不定根，节间膨大，内白色，中空而有多条纵行的管。叶片圆盾形，上面暗绿色，下面淡绿色；叶柄着生于叶背中央，圆柱形，中空，表面散生刺毛。花期7~8月，花大，单一，顶生，粉红色或白色，芳香；萼片4个或5个，绿色，早落；花瓣多数，长椭圆形至倒卵形，雄蕊多数，花药线形，黄色。果期9~10月，坚果椭圆形或卵形，果皮坚硬，革质，内有种子1枚，称莲子。

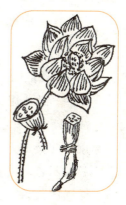

性味归经 甘、涩，平。归脾、肾、心经。

采集加工 秋季果实成熟时采割莲房，取出果实，除去果皮，干燥。

功效主治 补脾止泻，养心益肾。用于心肾不足之遗精，也用于白带过多，以及脾虚之久痢、久泻。

药理偏方

❶ 体虚多梦，遗精：莲子肉100克，放入沙锅内，焖煨3个小时至熟烂；加入冰糖100克，香油10毫升。午睡后食用。

❷ 慢性萎缩性胃炎：莲子50克，糯米50克，红糖1匙。莲子用开水泡胀，削皮去心，入锅，加水适量，用文火煎半小时备用。糯米洗净，入锅，加水适量，用武火煮10分钟后，加入莲肉及药汁，加糖，改用文火炖30分钟即可。早餐食用。

❸ 早泄：生龙骨、生牡蛎、生莲子、生芡实各30克，知母15克，麦冬18克，五味子10克，水煎服。每日1剂。

④ **小儿缺铁性贫血**：莲子、粳米各30克，党参15克，红枣20克。党参切片，红枣洗净，去核，莲子打碎。粳米洗净，与党参、红枣、莲子一起放入锅中，加清水适量，煮至粥熟即可。每日1剂，早、晚分2次服。

养生秘方

银耳莲子汤

原料 银耳、莲子、大枣、枸杞子、冰糖各适量。

做法 银耳用清水泡开，将底部泛黄的硬结剔出，然后撕碎备用。一般用三四朵即可。莲子需要中间无心的，不苦，放置多少随个人喜好。汤锅内放入清水，水要一次放够，要留出蒸发的余地，煮的过程中间不可加水。将银耳、冰糖（150克左右）、大枣、枸杞子放入冷水中，开火，加热，煮沸，一定要不断搅锅，防止银耳胶质粘锅，煮开后，关小火熬煮，也要不断搅锅。莲子易熟稍后放入。开锅后继续熬煮，直到银耳胶化，汤黏稠即可食用。

功效 滋阴润肺，补脾安神。适用于心烦失眠，干咳痰少，口干咽干，食少乏力等证。健康人食之能消除疲劳，促进食欲、增强体质。

第十八章
活血化瘀药

郁金 Yu Jin

【别　名】马蒁、玉金、温郁金、广郁金、桂郁金、黄丝郁金、绿丝郁金、白丝郁金。

【源　属】为姜科植物温郁金、姜黄、广西莪术或蓬莪术的干燥块块。

【地域分布】主产于我国广西、四川、浙江、江西等地。

形态特征 块根呈卵圆形和长卵圆形，长1.5～3厘米，直径约0.8～1.3厘米。外表土黄色，有细密的皱纹，略光滑，两端稍尖，中部肥粗。质坚实，不易折断，横断面平滑，有角质样光泽，略透明，周边深黄色，内心金黄色，内皮层环纹明显。

性味归经 辛、苦，寒。归肝、胆、心经。

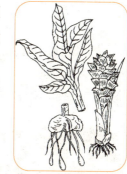

采集加工 冬季茎叶枯萎后采挖，除去泥沙及细根，蒸或煮至透心，干燥。

功效主治 清心解郁，行气化瘀，利胆退黄。对于经闭痛经，胸腹刺痛、胀痛，癫痫发狂，热病神昏，黄疸尿赤有疗效。

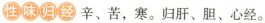

药理偏方

❶ **胃脘痛**：郁金、百合、柴胡、乌药、川楝子、黄芩、丹参各10克，甘草6克，水煎服。

❷ **痛经**：郁金、延胡索、香附、厚朴、赤芍各适量，水煎服，连服5剂。

❸ 胁痛：郁金、鸡内金、海金沙、甲、皂角刺各适量，水煎服。金钱草、茵陈、枳壳、莪术、炮山

养生秘方

郁金荷叶粥

原料 荷叶20克，郁金15克，桂枝30克，粳米100克，冰糖5克。

做法 将粳米、桂枝、荷叶洗净；把一整张荷叶撕成小块，放入开水中煎煮；放入郁金，搅拌一下，使它们彻底浸泡在水中，用大火煮10分钟左右；把煮透的荷叶和郁金捞出来；把桂枝、粳米和冰糖放进用荷叶和郁金熬出的汤汁里，大火煮20分钟，再换小火煮10分钟。

功效 理气活血。

郁金鸭

原料 嫩鸭半只，郁金、山楂、金针菜各10克，胡椒、精盐各适量。

做法 嫩鸭洗净后剁成5~6块，用胡椒适量涂搽，然后静置2个小时。郁金浸软，洗净，把鸭入锅，放入郁金、山楂、金针菜，并加少量精盐及清水，用小火煮90分钟即可食用。

功效 清热，利湿，调经。主治肝炎，月经不调。

延胡索 Yan Hu Suo

【别　名】	延胡、玄胡索、玄胡、醋元胡、元胡。
【源　属】	为罂粟科植物延胡索的干燥块茎。
【地域分布】	分布于浙江、江苏、湖南、湖北等地。

形态特征 多年生草本，高12~20厘米。块茎球形。地上茎短，纤细，稍带肉质，在基部之上生1鳞片。基生叶和茎生叶同形，有柄；茎生叶为互生；叶片长椭圆形、长卵圆形或线形，先端钝或锐尖，全缘。总状花序，顶生或对叶生；苞片阔披针形；花红紫色，横着于纤细的小花梗上；花萼早落；花瓣4，边缘粉红色，中央青紫色，子房扁柱形，花柱细短，柱头3个，似小蝴蝶状。果为蒴果，花期4月，果期5~6月。

性味归经 辛、苦、温。归心、肝、脾经。

采集加工 5~6月间当茎叶枯萎时采挖。挖取后，搓掉外面浮皮，洗净，放入开水中烫煮，至内部无白心呈黄色时，捞出晒干。

功效主治 活血行气，散瘀止痛。用于各种内脏疾病所致疼痛，神经痛，月经痛，脑震荡头痛，外伤疼痛，冠心病，胃及十二指肠溃疡，慢性睾丸炎，睾丸结核等。

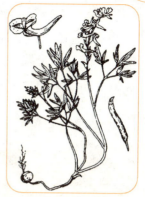

药理偏方

❶ **乳腺癌**：延胡索、七叶一枝花、蛇毒、楝果、王不留行、蜀羊泉各15克，蒲公英、龙葵各30克，水煎服，每日1剂，分3次服。

❷ **白血病**：延胡索、山慈菇各12克，当归、五灵脂、桃仁、红花、甘草、赤芍、川芎、乌药、牡丹皮各9克，香附、枳壳各3克，酒、水各半，煎服。

❸ **痛经**：延胡索、当归、赤芍、炒蒲黄、肉桂各15克，姜黄、乳香、没药、木香各9克，甘草6克，共为细末，每服6克，每日2次，温开水送服。

养生秘方

佛手猪肚汤

原料 延胡索10克，鲜猪肚1个，鲜佛手15克，生姜3片。

做法 上述食材一起煲汤。

功效 胃气滞者可食用。

三藤饮

原料 延胡索、络石藤各15克，红藤18克，忍冬藤30克，生地20克，红糖10克。

做法 上诸药一起用水泡1个小时，放入沙锅煎取汁，去渣，放入红糖调味。每日1剂，分服。

功效 清热解毒，通络止痛。对于毒型带状疱疹及其疼痛有疗效。

延胡索调经酒

原料 延胡索20克，炒白芍、白茯苓、陈皮、丹皮各18克，当归、吴茱萸、川芎各24克，香附（醋炒）、熟地黄各36克，茴香、砂仁各12克，白酒2500毫升。

【做法】将前12味捣碎,放入布袋,置容器中,加入白酒密封,隔水蒸煮2个小时,静置24小时后,过滤去渣。每次服20毫升,每天服2次。

【功效】活血调经,开郁行气。对于月经不调、腹内疼痛,伴有胀、满、痛等证有疗效。

没药 Mo Yao

【别　名】末药、明没药。

【源　属】为橄榄科植物没药树或其它同属植物茎干皮部渗出的油胶树脂。

【地域分布】分布热带非洲和亚洲西部。

【形态特征】低矮灌木或乔木,高3米。树干粗,具多数不规则尖刺状的粗枝。树皮薄,光滑,小片状剥落,淡橙棕色,后来灰色。叶散生或丛生,单叶或3出复叶,柄短,小叶倒长卵形或倒披针形,中央一片长7~18毫米,宽4~8毫米,远较两侧一对为大,钝头,全缘或于末端稍具锯齿。花小,丛生短枝上;萼杯状,宿存,上具4钝齿;花冠白色,4瓣,长圆形或线状长圆形,直立;雄蕊8,自短杯状花盘边缘伸出,直立,不等长,花粉囊卵形;子房3室,每室各具胚球2枚,花柱短粗,柱头头状。核果卵形,尖头,光滑,棕色,外果皮为革质或肉质。种子1~3枚,但仅1枚成熟,其余均萎缩。花期夏季。

【性味归经】苦,平。归心、肝、脾经。

【采集加工】11月至次年2月采集,由树皮裂缝外渗出的汁液,在空气中变成红色综色坚块的油胶树脂。

【功效主治】活血祛瘀,消肿止痛。用于跌打损伤,痈疽疮疡,心腹诸痛,寒湿痹痛,经闭经痛。

药理偏方

❶疮痛红肿:没药(去油)、乳香各30克,雄黄1.5克,麝香5克,共研为末,用黄米饭30克捣和为丸,每服9克,陈酒送服。

② 宫颈癌：没药、儿茶、乳香、冰片、硼砂、硇砂各10克，血竭8克，蛇床子4克，麝香1克，雄黄、钟乳石各13克，铅丹46克，白矾535克，共研为末，外涂宫颈，3日1次。

③ 痛经：没药、当归各9克，红花、延胡索各6克，共研为末，每服9克，温开水送服。

④ 痈疽肿痛：没药、乳香各等份，研为细末，外撒患处，以膏敷贴。

养生秘方

没药酒

原料 没药20克，高粱酒3杯。

做法 用高粱酒将没药磨尽。每次服用1杯，煎沸温服。

功效 适用于腹疼、产后血晕。

川芎 Chuan Xiong

【别　名】胡䓖、台芎、西芎、杜芎。

【源　属】为伞形科植物川芎的干燥根茎。

【地域分布】主产于四川、贵州、湖北、陕西、云南等地。

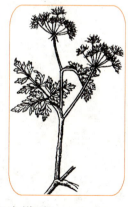

形态特征 多年生草本，高40~70厘米，全株有香气。根茎呈不整齐结节状拳形团块，下端具多数须根。茎丛生，直立，表面有纵沟，茎片膨大成盘状。2~3回羽状复叶，互生，小叶3~4对，边缘成不整齐羽状全裂或深裂，裂片细小。复伞形花序，顶生。花白色。双悬果卵形。花期7~8月，果期9月。

性味归经 辛，温。归肝、胆、心包经。

采集加工 夏季茎上的节盘显著突出并略带紫色时采挖，除去泥沙，晒后烘干，再去须根（不宜日光曝晒或急火烘干）。

功效主治 祛风止痛，活血行气。用于经闭痛经，月经不调，胸胁刺痛，癥瘕疼痛，头痛，跌扑肿痛，风湿痹痛。

药理偏方

① **妇女经血不止**：用川芎50克，酒1盏，煎至一半，徐缓服下。

② **跌伤致胎死腹中**：将川芎捣碎，研末，每次用酒服5克。服1~2剂，可将死胎引出。

③ **产后急性乳腺炎**：川芎、当归各500克，和匀后，取其中的250克锉散，置于瓦罐中加水浓煎，每次服用的量不拘多少，频繁服用即可。另外250克锉成块状，于患者床前烧烟，患者口鼻吸入，如果未愈，可重复1次。同时取蓖麻子1粒，研细后，涂搽在头顶心。

④ **颈椎病**：川芎、桃仁、红花、赤芍各10克，当归、葛根、川牛膝各20克，鸡血藤30克，地龙、威灵仙各12克，全蝎、桂枝各8克，水煎服。

⑤ **黄褐斑**：川芎、柴胡、茯苓、郁金各10克，当归、白芍、丹参、牡丹皮各15克，生地黄30克，水煎服。

养生秘方

川芎芥穗露

原料 川芎100克，荆芥穗200克。

做法 上2味一起研磨成粗末，加水共煮，蒸馏，收集煮的芳香水1000毫升，每次服20毫升，每日3次。

功效 解表散风。对外感风寒，偏头痛等有疗效。

川芎煮鸡蛋

原料 川芎8克，鸡蛋2个，大葱5根。

做法 同入沙锅中水煮，鸡蛋熟后剥壳，再煮片刻。吃蛋饮汤。每日1次，连用数日。

功效 疏风散寒止痛。对于外感风寒之头痛，有疗效。

川芎白芷炖鱼头

原料 川芎9克，白芷8克，花鲢鱼头或鲸鱼头1个，葱、姜、黄酒、精盐各适量。

做法 鱼头去鳃洗净；药洗净装纱布袋中，扎口。同置锅内，加适量水及姜、葱、黄酒、精盐、烧沸后转用小火炖至熟，早、晚餐温热服食。

功效 行气活血，祛风止痛。对于男女头风，头痛，四肢拘挛等证有效。阴虚火旺及肝阳上亢者不宜用。

姜黄 Jiang Huang

【别　名】宝鼎香、黄姜、毛姜黄、川姜黄、广姜黄。

【源　属】为姜科植物姜黄的干燥根茎。

【地域分布】主产于四川、广东、广西、福建、江西等地。

形态特征 多年生草本。叶2列，长椭圆形，长20～50厘米，宽15～18厘米，先端渐尖，基部渐狭成柄。花茎由叶鞘内抽出，穗状花序圆柱状；上部苞片粉红色，下部绿色内含数花；花萼绿白色，具3钝齿；花冠漏斗形，喉部密生柔毛，裂片3，上面1片较大，长圆形，略成兜状；唇瓣长圆形，3浅圆裂，黄色；药室基部具2角状的距。蒴果膜质，球形。花期8月。

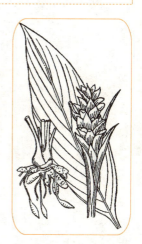

性味归经 辛、苦，温。归肝、脾经。

采集加工 冬季或早春采挖，洗净，除去细根，煮（或蒸）至透心，晒干。

功效主治 行气破瘀，通经止痛。用于胸胁刺痛，经闭，癥瘕，风湿肩臂疼痛，跌扑肿痛。

药理偏方

❶胃脘痛：姜黄、海螵蛸、郁金各30克。为末。每次冲服8克，每日4次。

❷急性阑尾炎：姜黄、乳香、吴茱萸、没药各5克，白术、党参、川楝子、延胡索、槟榔、荔枝核、菊花、龟版、牡丹皮各10克，大黄15克，甘草、木香各2克，冬瓜子30克。加水煎沸15分钟，滤出药液，再加水煎20分钟，去渣，两煎药液调兑均匀，分服，每日1剂。

❸哮喘：姜黄、僵蚕、黄芩、桑白皮、麦门冬、五味子、桔梗、桔仁各10克，甘草、生大黄后下，蝉蜕、炙麻黄各6克，鱼腥草、太子参各15克，水煎服。

养生秘方

姜黄鸡蛋

原料 姜黄25克,鸡蛋2个,米酒300毫升。

做法 鸡蛋水煮后去壳,和姜黄同煮,取鸡蛋和米酒同服。在行经期服3次。

功效 理气、活血、止痛。适用于气滞血瘀,经前或经期少腹疼痛,血色紫黑挟块,月经淋漓不断,胸胁作胀等证。

乳香 Ru Xiang

【别 名】熏陆香、西香、浴香。

【源 属】为橄榄科植物乳香树的油胶树脂。

【地域分布】红海沿岸至利比亚、土耳其、苏丹等地有分布,主产于埃塞俄比亚、索马里以及阿拉伯半岛南部。

形态特征 矮小灌木。树干粗壮,树皮光滑,淡棕黄色。叶互生,密集或于上部疏生,单数羽状复叶,叶柄被白毛;小叶7~10对,对生,无柄,基部者最小,向上渐大。花小,排列成稀疏的总状花序;花瓣5片,淡黄色,卵形,长约为萼片的2倍。核果倒卵形,有三棱,钝头,果皮肉质,肥厚,每室具种子1枚。

性味归经 辛、苦,温。归心、肝、脾经。

采集加工 春、夏两季采收。将树干的皮部由下向上顺序切伤,使树脂渗出,多天后凝成固体,即可采收。

功效主治 调气活血,消肿止痛。用于痈疮肿毒,跌打瘀痛,行经腹痛,冠心病,心绞痛,脑血管意外,及各种血瘀气滞所致的疼痛。

药理偏方

❶ 产后瘀滞不清,心腹作痛:乳香、没药各9克,五灵脂、延胡索、牡丹皮、桂枝各15克,黑豆30克。共研为末,每次服9克,生姜泡汤送服。

❷ 疮疡肿痛:乳香、没药各6克,冰片0.3克,石膏(煅)、滑石各12克,共研为细末,搽患处。

养生秘方

皂荚乳香酒方

原料 乳香、皂荚各6克,如鸡头实大。

做法 皂荚刺制作十余片,用乳香银石器内炒令烟起,放入皂荚刺一起炒,候香缠在刺上,便放入醇酒1盏,同煎令沸,滤去滓。1次服完,肿未成者便消,已成者则脓毒自破。

功效 消肿生肌,活血行气止痛。主治发背痈疽,一切恶疮,肿毒。

益母草

Yi Mu Cao

【别　名】益母、茺、益母蒿、月母草、地母草。

【源　属】为唇形科益母草的地上部分。

【地域分布】我国大部分地区均有分布。

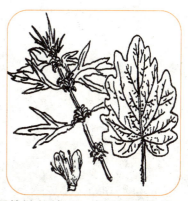

形态特征 一年或二年生草本。茎直立,方形,单一或分枝,被微毛。叶对生;叶形多种,一年根生叶有长柄,叶片略呈圆形,基部心形;最上部的叶不分裂,线形,近无柄,上面绿色,下面浅绿色,两面均被短柔毛。6~8月开花,花多数,生于叶腋,呈轮伞状;苞片针刺状;花萼钟形,花冠唇形,淡红色或紫红色,上下唇几等长,上唇长圆形,全缘,下唇3裂,中央裂片较大,倒心脏形,花冠外被长绒毛,尤以上唇为甚;7~9月结果。小坚果褐色,三棱状(茺蔚子),长约2毫米。

性味归经 苦、辛,微寒。归肾、肝、心包经。

采集加工 夏季旺长,花未开时,割取地上部分,晒干。

功效主治 活血祛瘀,利水消肿,消肿解毒。用于月经不调,子宫脱垂,急性肾炎水肿,高血压病等。

药理偏方

① **崩漏**：益母草 30 克，香附 15 克，鸡蛋 2 个，加水适量同煮，鸡蛋熟后去蛋壳，再煮片刻，去药渣，吃蛋饮汤。每日 1 次，连服 4~5 天。

② **疮疡肿毒**：大黄、黄柏、姜黄、白芷各 10 克，苍术 5 克，研末。鲜益母草 100 克（捣烂），用武火煮沸后，改用文火煎 2 个小时，呈糊状，冷却后，放入其他药物，搅拌成膏。常规消毒患处后，将益母草膏直接涂搽，厚度为 3 毫米，敷药范围略大于疮面，用消毒敷料覆盖并包扎，每日换药 1 次。

④ **痛经**：益母草 30 克，延胡索 20 克，鸡蛋 2 个，加水同煮，鸡蛋熟后去壳，再煮片刻，去药渣，吃蛋饮汤。月经前每日 1 次，连服 5~7 日。

养生秘方

益母草粥

【原料】益母草汁 10 克，生地黄汁、鲜藕汁各 40 毫升，生姜汁 2 克，大米 100 克，蜂蜜适量。

【做法】将大米淘净，加水适量，煮粥。粥熟时，加入上述药汁和适量蜂蜜，稍煮即成。温热服食。

【功效】活血通经。适用于月经不调。

益母草炖鸡

【原料】益母草 20 克，鸡肉 250 克，酱油 6 克，料酒 6 毫升，精盐、味精各 2 克，葱段、姜片各 6 克。

【做法】炖至鸡肉熟烂即可。佐餐食用。

【功效】活血化瘀，通血止痛。

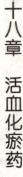

红花 Hong Hua

【别　名】草红花、刺红花。

【源　属】为菊科植物红花的干燥花。

【地域分布】全国各地均有栽培。

【形态特征】一年生草本，高 40~90 厘米，全体光滑无毛。茎直立，基部木质化，上部多分枝。叶互生，质硬，近于无柄而抱茎；卵形或卵状披针形，基部渐狭，先端尖锐，边缘具刺齿；上部叶逐渐变小，成苞片状，围绕头状花序。花序大，顶生，总苞片多列，外面1~3列呈叶状，披针形，边缘有针刺；内列呈卵形，边缘无刺而呈白色膜质；花托扁平；管状花多数，通常两性，橘红色。果期8~9月。瘦果椭圆形或倒卵形，基部稍歪斜，白色。

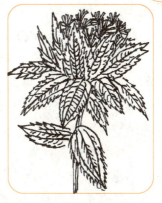

性味归经 辛，温。归肝、心经。

采集加工 5~6月当花瓣由黄变红时采摘，晒干、阴干或烘干。

功效主治 散瘀止痛，活血通经。用于痛经，经闭，癥瘕痞块，恶露不尽，跌打损伤，疮疡肿痛。孕妇慎用。

药理偏方

❶ **精神病**：红花、当归、牡丹皮、犀角、丹参各8克，木通5克，生地黄30克，赤芍、黄芩各12克。加水煎沸15分钟，滤出药液，再加水煎20分钟，去渣，两煎药液兑匀，分服，每日1剂。

❷ **脬胝**：红花、地骨皮各40克，甘油100克。先将红花、地骨皮研磨成末，再和甘油调匀，慢慢敷于患处，并包扎，每日2次。

❸ **扭伤**：红花、乳香、桂枝、没药各15克，川芎、栀子各30克，大黄20克。一同研磨成细粉，加适量凡士林，调成糊状，敷于患处，外加绷带包扎，每日1剂。

❹ **跌伤后肿胀**：红花3克，生山栀子30克，姜黄15克，黄柏、生大黄各12克。以上各味药一同研磨成极细末，用食油调成稠糊，贴敷在患处，每5日换1次药。

养生秘方

红葵酒

原料 红花2000克，龙葵果4500千克，白酒（65度）7500毫升，白糖2000克。

做法 龙葵果浸入酒中，放入一个容器，红花浸入1500毫升酒中，放入另一个容器，1个月后，压榨，过滤，取上2种浸酒的澄清液合并在一起，加2000克白糖，装瓶密封。每次15毫升，每日3次，或每晚1次服用。不习惯饮酒者，用开水稀释后使用。

功效 服药后20分钟，喉胸初有热感，以后气喘渐平稳，痰容易咳出，渐有舒适感，寒喘型的支气管哮喘，在易发作季节来临之前，服用此酒，可防止或减轻发作。

红花荠菜汤

原料 红花、荠菜各30克。

做法 洗净，煎汤。每日服2次。

功效 具有清肺解毒的功效。适用于咽喉肿痛，肺热咳嗽等。

桃仁 Tao Ren

别名 白桃仁、核桃仁、红桃仁、毛桃仁。

源属 为蔷薇科植物桃或山桃的干燥成熟种子。

地域分布 桃在全国各地均栽培。山桃主要分布在辽宁、河北、河南、山东、山西、四川、云南、贵州、陕西等地。

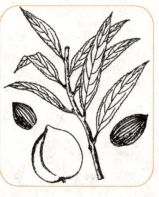

形态特征 为落叶小乔木，高达8米。小枝绿色或半边红褐色，无毛，冬芽有细柔毛。叶互生，在短枝上呈簇生状；叶片椭圆状披针形，中部最阔，先端长尖，基部阔楔形，边缘具细锯齿，两面无毛；叶柄长7～12毫米，具腺点。花通常单生，具短梗；萼片5个，基部合生成短萼筒，红色，外面有绒毛；花瓣5片，倒卵形，粉红色；雄蕊多数，着生于萼筒边缘；子房1室，花柱细长，柱头小，圆头状。核果近球形，有短绒毛；果肉白色或黄色；核极硬，有棱及深沟。种子1枚，扁卵状心形。花期3～4月，先叶开放。果熟期6～7月。

性味归经 苦、甘，平，有小毒。归心、肝、大肠经。

采集加工 6～7月果实成熟时采摘，除去果肉及核壳，取出种子，晒干。放阴凉干燥处，防虫蛀，走油。

功效主治 破血行瘀，润燥滑肠。用于月经不调，行经腹痛，软组织扭伤，肺脓疡，阑尾炎，体虚便秘等。

药理偏方

① **便秘**：桃仁、当归、杏仁各9克，枳壳6克，生地黄、火麻仁各12克，水煎服。

② **荨麻疹**：鲜桃仁500克，置于1000毫升酒精中，冬、春季浸15日，夏秋季浸7日，过滤，瓶装密封备用。荨麻疹发作时，用棉签蘸桃仁浸出液涂搽于患处，风疹块即可消失。

③ **哮喘**：桃仁、杏仁、白胡椒各6克，生糯米10粒，共研为细末，用鸡蛋调匀，外敷于双脚心和手心。

④ **前列腺增生**：桃仁、红花各10克，丹参、牛膝、鳖甲、牡蛎、瞿麦各15克，当归、薏苡仁各12克。随证加减。水煎服，每日1剂。

⑤ **风湿性关节炎**：桃仁、红花、秦艽、川芎、地龙、五灵脂、香附各10克，炙没药6克，怀牛膝、当归各15克，羌活10克，甘草5克。水煎服。伴湿热者加土茯苓30克，萆薢、连翘各10克；疼痛剧烈者加乌梢蛇、延胡索各10克；皮下有结节者加僵蚕、白芥子各10克。每日1剂，每日3次，7～14日为1个疗程。

养生秘方

桃仁炒猪腰

原料 桃仁30克，枸杞子20克，猪腰2副，姜、葱、植物油、精盐、胡椒粉、料酒、淀粉、香油各适量。

做法 将桃仁用植物油炸熟；枸杞子泡透；猪腰洗净后切成丁；姜去皮洗净后切成小片；葱洗净后切成小段。锅内烧适量植物油，油热后放入姜片、猪腰丁、料酒，以中火炒至猪腰发硬。加入桃仁、枸杞子、胡椒粉炒透，然后以淀粉勾芡，淋入香油，放精盐，炒匀即可入味。

功效 活血化瘀，润肠通便。

桃参煮鲫鱼

原料 桃仁、丹参各6克，鲫鱼30克，料酒10毫升，精盐、胡椒粉、醋各3克，味精2克，姜4克，葱8克，鸡油25克，酱油5克。

第十八章 活血化瘀药

做法 将桃仁去皮、尖,洗净;丹参润透,切成薄片;鲫鱼宰杀后,去鳃、鳞、肠杂,洗净;姜切片,葱切段。将桃仁、丹参放入锅内,加清水 300 毫升,用中火煮 25 分钟,停火,去药渣,留药液。将药液倒入锅内,加入鲫鱼、料酒、精盐、味精、鸡油、醋、酱油、胡椒粉,煮熟即成。

功效 化瘀阻,补气血。

桃仁蜂蜜茶

原料 桃仁 10 克,蜂蜜 15 毫升,决明子 12 克。

做法 先把蜂蜜倒入杯中备用,然后将 2 味药物放入药锅中煎取汁液,然后用药汤冲调蜂蜜即可饮用。

功效 润肠通便。

牛膝
Niu Xi

【别　名】脚斯蹬、铁牛膝、怀牛膝、红牛膝、淮牛膝、牛磕膝、接骨丹。

【源　属】为苋科植物牛膝的干燥根。

【地域分布】主产于河南。

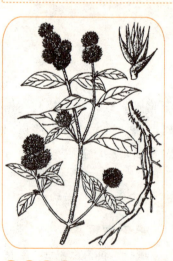

形态特征 多年生草本,高 30~110 厘米。茎直立,方形,有疏柔毛,茎节膨大。叶对生,椭圆形或阔披针形,顶端锐尖,基部锐尖,基部楔形,全缘;幼时密生毛,成长后 2 段有疏毛。穗状花序顶生和腋生,每花有 1 苞片,膜质,上部突出成刺;小苞片 2,坚刺状,略向外曲;花被片 5,绿色,披针形;雄蕊 5;花丝带状,基部连合成筒。胞果长圆形。花期 8~9 月,果期 10~11 月。

性味归经 苦、甘、酸,平。归肝、肾经。

采集加工 于立冬至小雪间茎叶枯萎时采挖,除去地上茎、须根及泥沙,捆成小把,晒干,用硫黄熏 2 次,将顶端切齐,晒干。

功效主治 生食可散瘀血,消痈肿;熟食可补肝肾,强筋骨。牛膝具有降血压作用，还有止痛及轻度的利尿作用，而中医认为它具有引导其他药材药性往下发挥药效的作用。

药理偏方

1. **高血压**：党参、牛膝各15克，水煎服。
2. **扁桃体炎**：牛膝、百两金各12克，冰片6克。为极轻末，喷喉。
3. **感冒**：鲜牛膝（全草）、狗肝菜、鬼针草各15克，水煎服（小儿酌减）。
4. **前列腺炎**：牛膝18克，熟地黄12克，当归、白芍各9克，川芎6克。为粗末，每次15克，水煎服。

养生秘方

牛膝羚羊酒

原料 牛膝（去苗）、虎胫骨（酥炙黄）、羚羊角（镑屑）、枳壳（去瓤麸炒）各40克，酒3500毫升。

做法 上4味，锉如麻豆般大小，用酒瓶中密封，重汤煮3个时辰，取出稍放，温服1杯，不限时，常令酒力相续。

功效 对风冷伤腰，筋骨疼痛不可屈伸有疗效。

牛膝酒

原料 牛膝（去苗）、虎胫骨（酥炙黄）各适量，酒5000毫升

做法 上药锉如麻豆般大小，用酒5000毫升，瓶中密封，重汤煮3小时，取出放冷，随即温服1杯，不限时，常令酒力相续。

功效 强筋骨，补肝肾。适用于风冷伤腰，筋骨疼痛、不可屈伸。

王不留行
Wang Bu Liu Xing

【别　名】王不留、奶米、不留行。

【源　属】为石竹科一年生或越年生草本植物麦蓝菜的干燥成熟种子。

【地域分布】除华南外，全国各地区都有分布。

形态特征 一年生或二年生草本。茎直立，高30～70厘米，圆柱形，节处

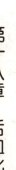

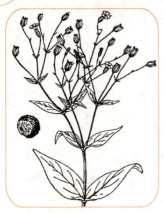

略膨大，上部呈二叉状分枝。叶对生，无柄，卵状披针形或线状披针形，先端渐尖，基部圆形或近心脏形，全缘。顶端聚伞花序疏生，花柄细长，下有鳞片状小苞2枚，花后萼筒中下部膨大，呈棱状球形；花瓣5，分离，淡红色，倒卵形，先端有不整齐的小齿牙；雄蕊10，不等长；雌蕊1，子房椭圆形，1室，花柱2，细长。蒴果广卵形，包在萼筒内。花期4~5月。果期6月。

性味归经 苦，平。归肝、胃经。

采集加工 6~7月种子成熟时割取全草晒干，果壳自然裂开，收集种子，干燥贮存。

功效主治 活血通经，下乳，消痈，利尿通淋，散瘀止痛。用于血瘀引起的痛经、闭经、女性产后乳汁不下、乳痈肿痛、血淋等证。

药理偏方

❶ **带状疱疹**：王不留行适量，研成粉末，择其极细之品，用麻油调敷。每日换药1次，连用7日。治疗期间，勿食辛辣之品，少活动，切勿碰触患处。

❷ **乳腺小叶增生**：王不留行、柴胡、川楝子、郁金、陈皮、白芍、生赭石、浙贝母各10克，当归、丹参、橘核、夏枯草各15克，淫羊藿30克。随证加减：乳房肿块明显者加鳖甲、山慈菇各10克；疼痛明显者加延胡索、乳香、没药各10克；乳头溢液者加山楂10克、麦芽25克。每日1剂，分3次服，每次100毫升。

❸ **慢性前列腺炎**：王不留行、败酱草各30克，穿山甲（代）、桃仁、半边莲、红花各10克，白花蛇舌草、赤芍、川芎各15克，丹参、黄柏、泽兰各20克，甘草6克。随证加减。水煎服。每日1剂，14日为1个疗程。

❹ **乳腺癌**：王不留行、金银花、猫眼草各30克，紫金锭12克，冰片0.5克。将前3味切碎，水煎3次，合并煎液，制成浸膏干粉，加后2味，研匀，每次1.5~3克，用温开水送服，每日4次。同时配合手术或化疗。

养生秘方

王不留行炖猪蹄

原料 王不留行30克,怀牛膝、茜草各15克,猪蹄250克。

做法 以上药味与猪蹄共炖,到猪蹄烂熟。饮汤食肉,每日2次,6天为1个疗程。

功效 理气行滞,活血化瘀。适用于气滞,月经数月不行,血瘀型闭经,并见精神抑郁,胸胁胀满不舒,烦躁易怒等证。

王不留行炖猪蹄

原料 王不留行30克,猪蹄400克。

做法 加水共炖,至猪蹄烂熟。饮汤食肉。

功效 具有温经化瘀、通经下乳的功效。适用于寒凝气滞型痛经,经前少腹冷痛,得热痛减,恶寒肢冷,经行量少,及产后乳汁不通等证。

王不行留散

原料 王不留行子50克,黄酒适量。

做法 焙干研磨成粉。每次服用10克,温黄酒或猪蹄汤送下,每日3次。

功效 通经下乳。适用于肝郁气滞,产后乳房胀痛,乳汁不通等证。

第十八章 活血化瘀药

鸡血藤 Ji Xue Teng

【别　名】血藤、马鹿藤、紫梗藤。

【源　属】鸡血藤为豆科植物密花豆或香花崖豆藤的藤茎。

【地域分布】福建、广东、云南、广西等地多有分布。

形态特征 木质大藤本,长达数十米。老茎扁圆柱形,稍扭转,砍断后有红色汁液流出,横断面呈数圈偏心环。3出复叶互生;小叶宽卵形,长10~20厘米,宽7~15厘米,先端短尾尖,基部圆形或浅心形,背脉腋间常有黄色簇色;小托叶针状。大型圆锥花序生枝顶叶腋,花近无柄,单生或2~3朵簇生于序轴的节上成穗状;花萼肉质筒状,被白毛;蝶形花冠白色,肉质。荚果

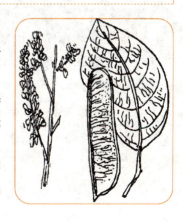

扁平，被绒毛，种子1粒。花期6~7月，果期8~12月。

性味归经 苦、甘，温。归肝、肾经。

采集加工 秋、冬季采收，除去枝叶，切段或切片、晒干。

功效主治 活血，舒筋。用于月经不调，风湿性关节炎，血虚证等。

药理偏方

❶ **牛皮癣**：鸡血藤、白茅根、生地黄、槐花各50克，紫草、丹参、赤芍各25克，牡丹皮、乌蛇各20克，全蝎1.5克，蜈蚣3条。加水煎沸15分钟，滤出药液，再加水煎20分钟，去渣，两煎药液调兑均匀，分服，每日1剂。

❷ **慢性支气管炎**：鸡血藤、柴胡、木香、黑木耳各5克，木通、杏仁、桃仁各10克，白胡椒25个，炒白扁豆30个，木鳖子15克，巴豆、沉香、甘草、陈皮各2克。研磨成细末。用蛋清调敷双侧足心，每次用5克，每日换1次。

养生秘方

鸡血藤炖螃蟹

原料 鸡血藤30克，螃蟹250克，米酒适量。

做法 加清水适量，置于瓦罐中，文火炖沸后，调入米酒适量，炖至螃蟹熟后，趁热饮服，每日1剂，连续5~7天。

功效 活血化瘀，通经止痛。适用于经前或经行小腹胀痛、按压痛甚或伴胸胁乳胀者。

骨脂血藤牛筋汤

原料 牛蹄筋30克，补骨脂15克，鸡血藤60克。

做法 把牛蹄筋洗净，补骨脂、鸡血藤分别用清水洗净，与牛蹄筋一齐放入沙煲内，加清水适量，武火煮沸后，改用文火煲至牛蹄筋熟烂，去渣调味。

功效 健脾，补肾，益精。用于脾肾亏虚之贫血，证见面色、皮肤、黏膜、指甲苍白，头晕无力，易倦，活动后心悸、气短，食欲减退，腹胀，畏寒肢冷，腰膝酸痛，自汗，舌淡苔白等。

二乌当归汤

原料 乌骨鸡300克，鸡血藤40克，黄精20克，当归10克，乌贼鱼肉150克，生姜、料酒、葱白、精盐各适量。

【做法】先将乌鸡去内脏后连同诸药一同入锅中，加水适量，用大火烧至欲沸，除去浮沫。将乌贼鱼、生姜等调料加入，改用文火煨炖，至鸡熟烂。1日服完。

【功效】养血祛风，润燥止痒。

丹参
Dan Shen

【别 名】赤参、红参、山参、壬参、血参根、活血根、紫丹参、紫党参、夏丹参。

【源 属】为唇形科多年生草本植物丹参的根和根茎。

【地域分布】全国大部分地区均有出产。

【形态特征】多年生草本，茎高40～80厘米。根砖红色。叶常为单数羽状复叶；小叶3～7枚，卵形或椭圆状卵形，边缘有锯齿。轮伞花序组成顶生或腋生总状花序，密生腺毛或长柔毛；苞片披针形；花萼紫色，2唇形；花冠蓝紫色，筒内有毛环，上唇镰刀形，下唇短于上唇，3裂，中间裂片最大。小坚果4，黑色。花期5～8月，果期8～9月。

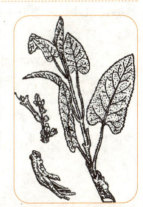

【性味归经】苦，微寒。归心、肝经。

【采集加工】秋季采挖，除去茎叶，洗净泥土，润透后切片，晒干。生用或酒炒用。

【功效主治】活血通经，祛瘀止痛，清心除烦。用于月经不调，经闭痛经，胸腹刺痛，癥瘕积聚，疮疡肿痛，肝脾肿大，心烦不眠，心绞痛。

药理偏方

❶ **月经不调**：丹参、益母草各30克，水煎服。

❷ **神经衰弱，失眠，健忘，心烦**：丹参30克，生酸枣仁10克，水煎服。

❸ **宫外孕（包块型）**：丹参10～15克，赤芍、乳香、没药、桃仁各6～10克，莪术3～6克，水煎服。

❹ **血瘀气滞之心胃诸痛**：丹参30克，檀香、砂仁各4.5克，水煎服。

养生秘方

丹参糯米粥

原料 丹参 30 克，红枣 6 枚，糯米 60 克，红糖 20 克。

做法 丹参加水煎汤，去渣后入红枣、糯米、红糖煮粥。温热食，每日 2 次，10 日为 1 个疗程，隔 3 日再服。

功效 适用于月经不调，血滞闭经，产后恶露不尽，瘀滞腹痛，胸胁疼痛及温病热入营血等证。用于高血压病、冠心病等证，要长期服食。

丹参鸡蛋

原料 丹参 30 克，鸡蛋 2 枚。

做法 同煮蛋熟后去皮再入丹参汤内煮 1 个小时，吃蛋喝汤。每日 1 次，连续服用数天。

功效 理气行滞，活血化瘀。适用于气滞血瘀，月经数月不行，甚至经年不至，烦躁易怒，精神抑郁，胸胁胀满不舒，小腹胀痛等证。

丹参蜜饮

原料 丹参 15 克，炙甘草 3 克，檀香 9 克，蜂蜜 30 克。

做法 丹参、檀香、炙甘草加水煎煮后，去渣取汁，调入蜂蜜，再煎几沸。顿饮。

功效 行气活血，补益脾胃。适用于胃脘隐痛，胃及十二指肠溃疡等证。

泽兰
Ze Lan

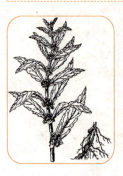

【别　名】小泽兰、地瓜儿苗、虎蒲、甘露秧。

【源　属】为唇形科植物毛叶地瓜苗的干燥地上部分。

【地域分布】我国南北各地均产。

形态特征 多年生草本，高 40~100 厘米。地下根茎横走，肉质，白色，节上长须根。茎方形，中空，节上有毛丛。叶对生，披针形，先端渐尖，边缘有粗锐齿，下面密生腺点。花腋生成轮，每轮 6 至数十朵，白色。小坚果扁平，深褐色。

性味归经 苦、辛，微温。归肝、脾经。

采集加工 夏、秋间茎叶茂盛时割取,除去杂草泥沙,喷淋清水,稍润,切段或片,及时干燥。

功效主治 活血化瘀,通经利水。用于月经不调,经闭,痛经,产后瘀血腹痛,水肿。

药理偏方

❶ **急性阑尾炎剧烈疼痛**:泽兰叶、红花各10克,白花蛇舌草100克,蒲公英、生甘草各30克,红藤25克,芒硝、火硝各20克。加水煎沸15分钟,滤出药液,再加水煎20分钟,去渣,两煎药液调兑均匀。分数次服。每日1剂。

❷ **肝郁型缺乳**:泽兰、王不留行、鹿角片、路路通各10克,蒲公英、丹参各30克,当归、赤芍各12克,穿山甲5克,细辛1克。加水煎沸15分钟,滤出药液,再加水煎20分钟,去渣,两煎药液调兑均匀。分数次服。每日1剂。

❸ **急性牙周炎**:泽兰、没药、乳香、白芷、连翘各8克,黄芪、金银花各22克,丹参、白芍、天花粉各12克,生甘草5克,京三棱4克。加水煎沸15分钟,滤出药液,再加水煎20分钟,去渣,两煎药液调兑均匀。分早、晚2次服,每日1剂。

❹ **血瘀型月经不调,周期延长**:泽兰、赤芍、当归、卷柏、熟地黄、牛膝、柏子仁、桃仁、丹参各8克,川芎、香附各5克,红花2克。加水煎沸15分钟,滤出药液,再加水煎20分钟,去渣,两煎药液调兑均匀。分早、晚2次服,每日1剂。

养生秘方

泽兰米酒

原料 泽兰30克,米酒300毫升。

做法 水煎泽兰,饮时再加少量米酒。视酒量大小,以不醉为度。

功效 具有活血化瘀的功效。适用于拒按,产后少腹疼痛,恶露量少滞涩,舌有紫点或瘀斑,面色青紫,脉弦涩。

泽兰蒸团鱼

原料 泽兰叶10克,团鱼1只,米酒适量。

做法 将团鱼杀死,去除内脏。将泽兰叶纳入团鱼腹腔中,加清水适量，放入沙锅中，隔水清蒸，肉熟烂后加放少许米酒服食。隔天1次，连用6次。

功效 软坚散结，滋阴凉血。

适用于妇女经闭，肝脾肿大，骨结核，肺结核，以及疟疾体虚的患者。孕妇不宜食用。

苏木 Su Mu

【别　名】苏方木、赤木、红柴。

【源　属】为豆科植物苏木的干燥心材。

【地域分布】主产于广东、广西、台湾。

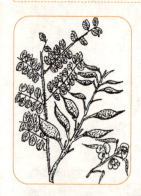

形态特征 常绿小乔木，高5~10米。树干有小刺，小枝灰绿色，具圆形凸出的皮孔，新枝被微柔毛。叶为二回双数羽状复叶，全长30厘米或更长；圆锥花序，顶生，宽大多花，与叶等长，被短柔毛；花黄色，花瓣5，其中4片圆形，等大，最下1片较小，上部长方倒卵形，基部约1/2处缩窄成爪状；雄蕊10，花丝下部被棉状毛；子房1室。荚果长圆形，偏斜，扁平，厚革质，无刺，无刚毛，顶端一侧有尖喙，成熟后暗红色，具短茸毛，不开裂，含种子4~5。花期5~6月，果期9~10月。

性味归经 甘、咸、辛，平。归心、肝经。

采集加工 秋季采伐，除去白色边材，锯成段，劈成小块入药。

功效主治 行血祛瘀，消肿止痛。用于跌打损伤，瘀肿疼痛，血滞经闭，产后瘀痛。

药理偏方

1. 踝关节扭伤：苏木30克，桃仁、没药各10克，自然铜20克，血竭各12克，红花、䗪虫、乳香、水煎滤液。趁热洗足。

❷ **外伤出血**：苏木30克，焙干，研末，撒于患处。

❸ **黄褐斑**：紫草、茜草、白芷、赤芍、苏木、红花、厚朴、丝瓜络、木通各15克，加水1500毫升，煎汁，局部擦洗并湿敷。每日1次。

❹ **消化道肿瘤**：苏木与七叶一枝花、三棱、莪术、赤芍等配伍，水煎服。同时配合手术或化疗。

❺ **宫颈癌**：苏木与土茯苓、莪术、苦参等配伍，水煎服。同时配合手术或化疗。

养生秘方

苏木煲鸭蛋

原料 苏木10克，青壳鸭蛋2个。

做法 鸭蛋洗净，煮熟，去壳，放入锅内，加苏木同煮30分钟。饮汤吃蛋。

功效 消肿止痛，活血祛瘀。适用于血瘀经闭腹痛、产后流血过多或产后血瘀腹痛、恶露淋沥不尽等证。

苏木行瘀酒

原料 苏木60克，酒500毫升。

做法 将苏木捣碎成细末，用水、酒各500毫升煎取药汁500毫升，每服适量。早、午、晚、临睡前各服1次。

功效 具有活血化瘀的功效。适用于跌打损伤，肿痛。孕妇忌服。

月季花 Yue Ji Hua

【别　名】月月开、月月红、斗雪红、长春花。

【源　属】为蔷薇科植物月季的花。

【地域分布】主产于山东、河北等地，全国大部分地区均有分布。

形态特征 常绿灌木，高1~2米。茎有短刺或近无刺；小枝近无毛，有刺或近无刺。叶互生，单数羽状复叶，小叶3~5片；小叶片宽卵形或卵状长圆形，边缘有锯齿，两面近无毛；总叶柄有刺和腺毛。4~9月开花，花红色、粉红色，少数白色。边缘常有羽状裂片，外面无毛，花瓣5片或多为重瓣；雄蕊和雌蕊均为多数；花柱离生。6~11月结果，果卵球形或梨形，长1~2厘

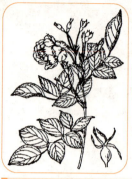

米，成熟时红色，萼片脱落。

性味归经 甘，温。入肝经。

采集加工 夏、秋二季采收，在花微开时采摘，阴干或低温烘干。根秋季采收为佳，洗净，趁鲜切片晒干备用。叶多为鲜用，随用随采。

功效主治 具有活血调经，消肿散毒的功效。主治月经不调，痛经，闭经，跌打损伤，瘰疬，痈肿疮疡。

药理偏方

❶**闭经**：鲜月季花、鲜大红花（朱槿花）各30克，香附10克，水煎服。

❷**淋巴结核**：月季花根30克，水煎服；另取鲜月季花嫩枝叶适量，捣烂敷患处。

❸**疮疡**：月季花根、木芙蓉根皮各适量，加生精盐少许，共捣烂敷患处。

❹**不孕症，肝郁气滞者**：月季花、柴胡、白术、当归、香附各5克，白芍12克，蒲公英、茯苓、石斛、旱莲草各10克，甘草2克。加水煎沸15分钟，滤出药液，再加水煎20分钟，去渣，两药液混合均匀，分服，每天1剂。

养生秘方

月季花粥

原料 粳米30克，桂圆肉、蜂蜜各15克，月季花9克。

做法 粳米淘洗干净，用冷水浸泡半小时，捞出，沥干水分；桂圆肉切成末；锅中加适量冷水，将粳米、桂圆肉末放入，用大火烧沸，然后改用小火熬煮成粥，放入蜂蜜、月季花，搅拌均匀。

功效 活血，消肿。

月季花雪梨汤

原料 月季花3朵，贝母5克，雪梨2个，银耳50克，冰糖100克，醋适量。

做法 月季花洗净，贝母用醋浸，雪梨切片，银耳泡软时去掉硬根。锅内加水，放入梨、银耳、贝母、冰糖，煮半小时，加入月季花稍煮片刻，随意饮食。

功效 益气滋阴。

凌宵花
Ling Xiao Hua

【别　名】紫葳花、陵霄花、堕胎花、藤萝花、吊墙花、杜灵霄花。

【源　属】为紫葳科植物凌霄花或美洲凌霄的干燥花。

【地域分布】全国大部分地区均有分布。

形态特征 落叶木质藤本，茎秆可达10米以上，单数羽状复叶对生，小叶7~9片，卵形至卵状披针形，先端渐尖，基部不对称，边缘有锯齿。花序圆锥状，顶生，花橙红色，漏斗状钟形，上部裂成5片，花下面的绿色萼有突起的纵棱。蒴果长形如豆荚。

性味归经 甘、酸，寒。归心、肝经。

采集加工 夏、秋两季花盛开时采收，干燥。

功效主治 行血祛瘀，凉血祛风。用于经闭癥瘕，产后乳肿，风疹发红，皮肤瘙痒，痤疮。

药理偏方

❶ **化脓性睾丸炎**：凌霄花、山栀子、柴胡各5克，蒲公英30克，生地黄12克，黄芩、龙胆草、车前子、川楝子各8克。加水煎沸15分钟，滤出药液，再加水煎20分钟，去渣，两煎经液调兑均匀，分服，每天1剂。

❷ **酒渣鼻**：凌霄花、丹皮各15克，茵陈40克，山楂30克，丹参、野菊花、乌梅各25克，黄芩、栀子各10克，大黄8克。加水煎沸15分钟，滤出药液，再加水煎20分钟，去渣，两煎经液调兑均匀，分服，每天1剂。10天为1个疗程。

养生秘方

凌霄花阿胶糯米粥

【原料】凌霄花15克，阿胶10克，糯米60克，红糖适量。

【做法】先将凌霄花加水煎汁，去渣取汁，加入阿胶、糯米同煮成粥。每日2次，温热服。

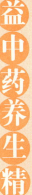

【功效】适用于血虚之经闭，面色萎黄。

双花茶

【原料】凌霄花、生槐花、绿茶各15克。

【做法】先将槐花、凌霄花用温水略泡，洗净去掉根蒂，同绿茶一道以沸水冲泡，即可饮用。

【功效】主治皮肤瘙痒。

慈姑凌霄粉

【原料】凌霄花20克，山慈姑花30克。

【做法】将山慈菇花、凌霄花共研为细末。每次取6克，白开水送服，每天3次。

【功效】对前列腺炎有疗效。

四季茶

【原料】凌霄花、月季花、玫瑰花、桂花各2克，红糖5克。

【做法】上药一同放入保温杯，加沸水冲泡，盖紧茶杯盖闷5分钟。代茶饮。

【功效】主治跌打损伤。

刘寄奴 Liu Ji Nu

【别　名】鸭脚菜、白花蒿、四季菜、鸭脚艾。

【源　属】为菊科多年生草本植物奇蒿的全草。

【地域分布】全国大部分省区均有分布。

【形态特征】多年生草本，高40~90厘米，揉碎有香气。茎直立，嫩时有稀疏柔毛，后脱落无毛。叶互生，基生叶叶片羽状分裂，裂片卵形、长卵形或椭圆形，边缘有锯齿，两面均无毛；茎生叶，叶片通常掌状3深裂，侧裂1~3对。8~9月开花，花白色，组成头状花序长圆形，直径约3毫米，无梗，基部无小苞片，排成圆锥花序生于枝顶，或在分枝上排成复穗状花序；总苞片半膜质或膜质，背面无毛；管状。8~10月结果，果实倒卵形，细小，顶端无冠毛。

【性味归经】苦，温。归心、脾经。

【采集加工】夏、秋季花开时采收，连根拔起，洗净，鲜用或者晒干，防夜露雨淋变黑。

功效主治 破血通经，散瘀止痛。用于血滞经闭，产后瘀阻腹痛，折跌损伤，以及创伤出血等证。

药理偏方

❶ **闭经**：刘寄奴12克，山楂（生）40克，党参、鸡内金、白术、当归、陈皮、白芍、制半夏、茯苓、甘草各8克。加水煎沸15分钟，滤出药液，再加水煎20分钟，去渣，两煎药液调兑均匀，分服，每日1剂。

❷ **闭经，神疲乏力，头晕腰酸**：刘寄奴12克，生山楂40克，紫石英15克，石楠叶10克，肉苁蓉、枸杞子、淫羊藿、续断、菟丝子、巴戟天、黄芪各8克，鸡内金6克，肉桂3克。加水煎沸15分钟，滤出药液，再加水煎20分钟，去渣，两煎药液调兑均匀，分服，每日1剂。

❸ **闭经，急躁多梦，心烦，苔少舌红，脉细数**：刘寄奴、生地黄、石斛、牛膝、瞿麦、益母草各12克，生山楂40克，全栝楼15克，麦门冬、玄参、车前子各8克，鸡内金6克，黄连3克。加水煎沸15分钟，滤出药液，再加水煎20分钟，去渣，两煎药液调兑均匀，分服，每日1剂。

❹ **血滞型闭经**：刘寄奴、桃仁各12克，生山楂40克，赤芍、当归、川芎、生地黄各8克，鸡内金6克，红花5克。加水煎沸15分钟，滤出药液，再加水煎20分钟，去渣，两煎药液调兑均匀，分服，每日1剂。

养生秘方

刘寄奴茶

原料 刘寄奴40克。

做法 水煎浓汁，代茶饮用，每次2碗。服多次有效。

功效 适用于乳腺炎。

刘寄奴酒

原料 刘寄奴、甘草各40克，酒适量。

做法 共碎细，每份使用10克，先以水2杯，入药煎到1杯，再放入酒1杯，再煎到1杯，去渣。1次温服。

功效 活血化瘀。适用于女子产后胞宫瘀阻，血滞难出。